Depressionen im Alter

Mit freundlichen Empfehlungen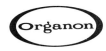

Manfred Bergener (Hrsg.)

Depressionen im Alter

Unter Mitarbeit von

E. U. Kranzhoff und J. Husser

Steinkopff Verlag Darmstadt

Prof. Dr. M. Bergener
Rheinische Landesklinik Köln
Wilhelm-Griesinger-Straße 23
5000 Köln 91

CIP-Kurztitelaufnahme der Deutschen Bibliothek

Depressionen im Alter / Manfred Bergener (Hrsg.).
Unter Mitarb. von E.U. Kranzhoff u. J. Husser. –
Darmstadt: Steinkopff, 1986.
  ISBN 3-7985-0692-2
NE: Bergener, Manfred [Hrsg.]

Alle Rechte vorbehalten
(insbesondere des Nachdruckes und der Übersetzung)

Kein Teil dieses Buches darf in irgendeiner Form (durch Photokopie, Xerographie, Mikrofilm, unter Verwendung elektronischer Systeme oder anderer Reproduktionsverfahren) ohne schriftliche Genehmigung des Verlages reproduziert werden.

© 1986 by Dr. Dietrich Steinkopff Verlag, GmbH & Co. KG, Darmstadt
Verlagsredaktion: Juliane K. Weller – Herstellung: Heinz J. Schäfer

Printed in Germany

Die Wiedergabe von Gebrauchsnamen, Handelsnamen, Warenbezeichnungen usw. in dieser Veröffentlichung berechtigt auch ohne besondere Kennzeichnung nicht zu der Annahme, daß solche Namen im Sinne der Warenzeichen- und Markenschutz-Gesetzgebung als frei zu betrachten wären und daher von jedermann benutzt werden dürften.

Gesamtherstellung: betz-druck gmbh, 6100 Darmstadt 12

Vorwort

Depressionen gehören zu den häufigsten psychischen Erkrankungen im Alter. Die Kenntnis ihrer Symptomatik ist daher für jeden Arzt unentbehrlich. So unerläßlich aber die genaue Kenntnis der verschiedenen Krankheitsbilder der Depressionen ist, so schwierig ist nach wie vor die Diagnose. Depressionen haben viele Gesichter; oft tragen sie Masken, hinter denen sie ihr eigentliches Gesicht verbergen. Sie erscheinen als Sucht oder auch in der Maskierung einer vielfältigen und vielfach wechselnden körperlichen Symptomatik. Körperliche Beschwerden und Symptome können so weitgehend das Krankheitsbild beherrschen, daß eine psychiatrische Diagnose differentialdiagnostisch erst gar nicht in Betracht gezogen wird. In anderen Fällen treten psychologische und soziale Faktoren ins Spiel, wobei die im einzelnen wirksamen Faktoren nicht immer leicht zu erfassen sind, sich auch gegenseitig beeinflussen, so daß nicht ein bestimmter Faktor allein ausschlaggebend ist. Den untersuchenden Arzt kann dies vor große Schwierigkeiten stellen. Noch komplizierter wird es, wenn die depressive Symptomatik mit den Symptomen einer akuten zerebralen Dekompensation oder eines organischen Psychosyndroms einhergeht. Nach wie vor stellt daher die rechtzeitige Erkennung, d.h. die Frühdiagnostik einer Depression im Alter ein besonderes Problem dar. Einerseits ist das für eine Frühdiagnostik erforderliche diagnostische Instrumentarium erst unvollkommen entwickelt, andererseits wird das vorhandene vielfach unzweckmäßig eingesetzt. Entsprechendes gilt für die Therapie: Sie sollte sich weder auf die ausschließliche Anwendung von Arzneimitteln beschränken, noch weniger auf bloße Polypragmasie; im Gegenteil: In der multifaktoriellen Genese einer Depression im Alter werden in vielen Fällen gesundheitliche Probleme offenkundig, die häufig mit medizinischen Mitteln allein nicht lösbar sind, wenngleich auch dann den behandelnden Ärzten eine besondere Verantwortung zugewiesen ist. Erfolge in der Depressionstherapie lassen sich nur auf dem Wege fachübergreifender Strategien erzielen, d.h. im Rahmen eines psychosomatischen Krankheitskonzepts, das von einer Integration der Psychiatrie in die Allgemeinmedizin ausgeht. Dies aber setzt einen Paradigmenwechsel voraus, zu dem auch die vorliegende Veröffentlichung einen Beitrag leisten möchte, indem sie einen umfassenden Überblick über den derzeitigen Stand der Forschung, Diagnostik und Therapie depressiver Störungen im Alter vermittelt.

Herausgeber und Autoren widmen diesen Band Herrn Professor Dr. Paul Kielholz, Basel, einem der Pioniere der klinischen Depressionsforschung.

Köln, im Mai 1986 M. Bergener

Inhaltsverzeichnis

Vorwort V

Interdisziplinäre Aspekte

**Der Mensch zwischen gesellschaftlichen Plausibilitäten und Glaubensgewißheit.
Ein theologischer Beitrag zur Frage von Depression im Alter**
Hoffmann, J. 1

Konsequenzen psychologischer Alternstheorien für die Psychogeriatrie
Shanan, J. 9

Epidemiologie – Klinik – Differentialdiagnostik

**Depressionen im Alter: Entstehungsbedingungen, Symptomatologie,
Diagnostik und Differentialdiagnostik**
Bergener, M. 23

Depressive geriatrische Patienten: Umfang und Qualität ihrer sozialen Bezüge
Kranzhoff, E.U., Husser, J. 35

Hirnorganisches Psychosyndrom und Depression im Alter
Lechner, H., Bertha, G. 45

Schlaganfall und Depression im Alter
Beck, R. 51

Die Herzschrittmacherimplantation – Eine Ursache der Depression im Alter?
Blöink, M., Saborowski, F. 59

Biologische Grundlagen

**Biochemische Aspekte der Depression im Alter – Untersuchungen
an postmortalem Gewebe und zukünftige Forschungsstrategien –**
Fowler, C.J., Hardy, J., Nyberg, P., O'Carroll, A.M., Wester, P., Winblad, B. . . 65

**Biochemische und pharmakologische Grundlagen der Psychopharmakatherapie
der Depression im Alter**
Hesse, C. 79

Schlaf und Schlafstörungen bei Depressionen im Alter
Ebeling, H.W., Schrebb, U. 89

Therapie

Pharmakotherapie der Altersdepression
Gastpar, M. 103

Zur psychoanalytisch orientierten Psychotherapie depressiver Syndrome im Alter
Haag, A. 111

Familiendynamische Aspekte der Therapie depressiver Alterspatienten
Bruder, J. 119

Zur Psychodiagnostik von Depressionen im Alter: Ergebnisse und Probleme der Messung psychosozialer Stützfaktoren
Blöschl, L. 127

Psychologische Therapieansätze bei Depressionen im Alter
Hautzinger, M. 133

Autogenes Training und ältere Menschen
Hirsch, R.D. 149

Anschriften der Autoren 159

Interdisziplinäre Aspekte

Der Mensch zwischen gesellschaftlichen Plausibilitäten und Glaubensgewißheit.
Ein theologischer Beitrag zur Frage von Depression im Alter

J. Hoffmann

1. Zum Paradigma wissenschaftlich-technischer Wirklichkeitsdeutung

Die fortschreitende Aufgliederung der Wissenschaften in immer engere Spezialbereiche und die damit einhergehenden großen Erfolge in den Naturwissenschaften und der Medizin, haben uns allen den Blick für das Ganze und in der Medizin für den ganzen Menschen verstellt, der im Mittelaler der Ärztin und Theologin Hildegard von Bingen (1098–1179) selbstverständlich war. Ihre Auffassung vom Menschen als „Leib ganz und gar", als „homo corpus ubique" (1), ist weitgehend aus unserem Bewußtsein geschwunden. Ebenso scheint vielen der Kampf für eine ganzheitliche Sicht der Medizin antiquiert, den Paracelsus (1493–1541) in der Zeit der Entdeckungen leidenschaftlich geführt hat (2), seit Descartes (1596–1650) – übrigens in Anlehnung an Vertreter der spanischen Spätscholastik – jene für die abendländische Wissenschaftsentwicklung folgenreiche Unterscheidung zwischen der Res extensa, der raumerfüllenden, der körperlichen Substanz, der Materie, einerseits und der Res cogitans, der denkenden Substanz andererseits machte. Für Descartes ergab sich diese Unterscheidung, weil die Körperwelt in physikalischen Zusammenhängen auf reine Ausdehnung reduzierbar ist. Natur wurde aber damit auf den Begriff der Ausdehnung reduziert. In der Folge dieses Denkansatzes konnte der Mensch selbst in eine Res cogitans und eine Res extensa dividiert werden und, soweit er Natur, Res extensa, ist, zum Forschungs- und Handlungsobjekt gemacht werden (3).

Im weiteren führte dieser Denkansatz zu unserem naturwissenschaftlichen Entscheidungsmodell, einem Modell, das nicht nur das Vorgehen in den Naturwissenschaften und in der Medizin kennzeichnet. Es hat auch das Bewußtsein und das Handeln eines jeden nachhaltig geprägt. Wir haben uns auf dem Hintergrund dieser Subjekt-Objektspaltung und der wissenschaftlich-technischen Evolution daran gewöhnt, alle Dinge unserer Umgebung methodisch zu erkunden. Wir suchen, die Dinge und den Menschen um uns ins Experiment zu nehmen, sie physikalisch zu kontrollieren, ihre Strukturen aufzuspüren, um sie so in den Griff zu bekommen. Wir versuchen unsere Umwelt und auch unsere Mitmenschen mit Hilfe von Wenn-Dann-Konstuktionen zu erkunden und zu beherrschen.

Diesen Beitrag widme ich Herrn Dr. med. Bendix Kark zum 60. Geburtstag, den er in diesem Jahr gefeiert hat. Mit Herrn Kark habe ich im Zuge unserer gemeinsamen Mitarbeit in der Universität des Dritten Lebensalters viele Gespräche geführt, die mein heutiges Thema betreffen.

Dabei blenden wir eine Fülle von möglichen Informationen aus, die die umgebende Wirklichkeit von sich aus gibt oder die von einem konkreten Menschen in einer konkreten Situation auf uns hin ausgehen können. Wenn auch bei diesem Vorgang eine Fülle von Informationen einfach unberücksichtigt bleibt, so bieten die Abblendung und Ausblendung der Fülle von Einzelheiten auf der anderen Seite auch Vorteile. Will ich nicht in der Fülle der auf mich einwirkenden Einzelheiten ersticken und die Übersicht verlieren, so ist es notwendig, für Gegenstände, Individuen, Situationen gemeinsame Merkmale herauszuarbeiten, die mir eine Einordnung der Phänomene und Menschen gestatten. Durch Abstrahieren von den vielen Teilmomenten und durch die Zuordnung und Zusammenfassung zu Merkmalen, die einen gemeinsamen Nenner zur Einordnung der Phänomene und Menschen der Umgebung bieten, gewinne ich erst die Möglichkeit, in diese Wirklichkeit hinein aktiv und gezielt einzugreifen, zu handeln (4).

Im Grunde beruhen auf dieser Vorgehensweise die Erfolge gerade auch in der Medizin. Sie sollen auch nicht geschmälert werden. „Wir leben von den Spezialisten" (5), wie dies Max-Paul Engelmeier 1965 auf dem Studententag in Göttingen erläuterte. Aber wir müssen uns bewußt bleiben, daß es ein partikulares Denken ist, das nicht verabsolutiert werden darf, sonst könnte es passieren, daß wir an den Monologen der Spezialisten zugrunde gehen. Das heißt, einerseits wird den Spezialisten zugemutet, „sich in seine Partikularität zu geben", andererseits diese Partikularität „in Offenheit für ein Ganzes zu ertragen" (6). Noch einmal anders ausgedrückt: Der Spezialist, der more physico Wirklichkeit im Experiment zu erschließen versucht, muß sich bewußt bleiben, daß er im Experiment Wirklichkeit präpariert. Er darf sich nicht damit begnügen, das Ergebnis bzw. den damit erhaltenen Erkenntnisgewinn zu verallgemeinern, ohne die mit dem Experiment einhergehende Manipulation der Wirklichkeit zu berücksichtigen. Vernunft, die den Gehalt an Erkenntnis nutzt, ohne sich des Gehaltes der damit gegebenen Manipulation der Wirklichkeit zu vergewissern, verfällt in den Fehler, die Maximierung solcher Erkenntnis schon als Fortschritt zu betrachten und zu betreiben. In Wirklichkeit aber werden angesichts der ausschließlichen Inblicknahme des Nutzens und der Ausblendung des Gehaltes der Wirklichkeitsmanipulation die negativen Folgen nicht gesehen, obwohl sich diese unausweichlich einstellen, weil jede wissenschaftlich-technische Errungenschaft ambivalent, janusköpfig ist, zwei Gesichter hat. Man braucht sich nur die Nebenwirkungen von Arzneimitteln vergegenwärtigen und bekommt einen Eindruck von diesem Sachverhalt. Erkennbar wird er auch dadurch, daß wir uns in der Gesellschaft zunehmend Aporien, Ausweglosigkeiten und Paradoxien gegenüber sehen, die wir mit den Mitteln und Methoden naturwissenschaftlich-technischer Wirklichkeitspräparierung allein nicht mehr lösen können. Daher folgert der Physiker A.M. Klaus Müller mit Recht: „Humanität in der naturwissenschaftlich-technischen Welt steht und fällt mit dem Gelingen einer optimalen Balance im Kräftefeld antinomischer Tendenzen" (7). Eine ausschließlich an den technisch-wissenschaftlichen Möglichkeiten orientierte Wirklichkeitsdeutung und ihre Maximierung bewirkt den progressiven Verschleiß der Natur und die Verdinglichung des Menschen, und sie erschwert immer mehr eine humane Kommunikation der Individuen in der Gesellschaft. Letztlich beruht der Mangel an ethischem Gehalt dieser Rationalität darin, daß die mit ihr einhergehende defizitäre Wirklichkeits- und Zeitwahrnehmung verabsolutiert wird, dadurch die Paradoxien technisch-wissenschaftlicher Entwicklung zunehmen und schließlich der Steuerung durch den einzelnen Menschen und auch der Kontrolle durch die Gesellschaft entwachsen. Die Katastrophenmedizin vermag uns auch darüber zu belehren (8, 8a).

Der Limburger Bischof Franz Kamphaus hat dies 1984 in einem Hirtenbrief so geschildert: „Wer immer sich mit dem tödlichen Kreislauf von Hochrüstung, Umweltzerstörung, Wachstumswirtschaft und Verelendung der Dritten Welt beschäftigt, kennt die Gefühle der Ohnmacht und der Ratlosigkeit, die uns angesichts dieser Frage befallen: Nicht einmal unser guter Wille scheint noch etwas wert zu sein, weil jeder Anlauf zur Umkehr durch die schädlichen Folgen gestoppt wird, die er in einem anderen Bereich des unüberschaubar gewordenen Ganzen auslöst. Darum breitet sich Hoffnungslosigkeit aus, Apathie (d.h. Unfähigkeit, an dem zu leiden, was uns krank macht). Wir wissen, daß alles falsch läuft, und wir sind doch ständig dabei zu erklären, warum es gar nicht anders laufen könne, als es läuft" (9).

2. Folgen der defizitären Wirklichkeitsdeutung für den Menschen

Damit bin ich bei meiner Darlegung bei der Frage angelangt, was dem Menschen heute plausibel ist und welche Probleme das besonders für den Menschen im Alter aufwirft. Zunächst: Die soeben geschilderte Wirklichkeitsdeutung naturwissenschaftlich-technischer Rationalität betrifft natürlich nicht nur die Humanwissenschaften und die Medizin, sondern jeden Menschen in der Gesellschaft. Wir haben in unserem Bewußtsein diese Form der Wirklichkeitsdeutung internalisiert. Das heißt: In unserem eigenen Leben, in unserem Lebensstil hat diese Wirklichkeitsdeutung ihren Niederschlag gefunden mit allen positiven und negativen Folgen. Einige Konsequenzen, die m. E. für den Menschen im Alter zum Problem werden können, will ich kurz andeuten.
Solange der Mensch mitten im Leben steht, findet er es gut, methodisch und aktiv an die Wirklichkeit heranzugehen. Er gewinnt dadurch Überblick, und er erfährt die Wirklichkeit als durch ihn bewältigbar, beherrschbar. Auf der anderen Seite übersieht er den systematischen Fehler, den er begeht. In seiner Euphorie nimmt er nicht wahr, daß es ein partikulares Deuten der Wirklichkeit darstellt und – ausschließlich zum Denkraster gemacht – bewirkt, daß die Perspektive für das Ganze auch ihm verlorengeht, daß unausdrückliche Wahrnehmung, Betroffenheit, Zeugnis und Biographie in seiner Wirklichkeitsbewältigung keine Bedeutung haben.
Daraus resultiert:
2.1 Er verliert den Blick für eine ganzheitlich humane Selbsterfahrung. Wenn er sich immer nur aktiv zur Umwelt in Beziehung setzt und sich im Rahmen von Wenn-Dann-Konstruktionen methodisch seinen Mitmenschen nähert, verliert er das Sensorium dafür, daß für die angemessene Erfassung der Wirklichkeit eines anderen Menschen dessen Selbstmitteilung und Selbstoffenbarung über seine Absichten unumgänglich sind. Wer es gewohnt ist, Wirklichkeitsdeutung ausschließlich aktiv zu betreiben, manipuliert, präpariert die Wirklichkeit des anderen auf sich hin, läßt sich vom anderen, so wie er sich selbst sieht, nicht betreffen, vernachlässigt das Zeugnis einer Wirklichkeit zugunsten struktureller Erfassung von Wirklichkeit.
Dies geht so lange gut, solange man selbst nicht unter der Ausblendung des eigenen Zeugnisses, der eigenen Biographie leidet. Eine solche Situation tritt aber ein, wenn der Mensch aus dem sogenannten aktiven Leben ausscheidet. Zu diesem Zeitpunkt wird ihm bewußt, daß er als Subjekt nicht viel gilt, sondern daß er vorrangig etwa als Objekt der Betreuung auf ein Abstellgleis gestellt wird und seine biographischen Kundgaben und Zeugnisse keine Betroffenheit auslösen. Er erfährt sich als einer, der als Person

weitgehend von Austausch, Teilhaben und Kommunikation, den Grundvorgängen des Lebens, ausgeklammert ist, weil diese Teilhabe an eine bestimmte Form des Aktivseins, an eine betimmte dominante Form des Umgangs mit der Wirklichkeit gebunden ist, deren er sich selbst während seines aktiven Lebens bedient hat. Sein eigener Lebensentwurf und seine eigene bisherige Lebensgeschichte sind von dieser Form der Wirklichkeitsdeutung durchdrungen. Seine interpersonale Integration erfolgte im Rahmen dieses Deuterasters. Da er mit dem Ausscheiden aus dem aktiven Leben auch nicht mehr aktiv an diesem Deuteraster partizipieren kann, empfindet er, nicht mehr sozial integriert, nicht mehr aktiv dabei zu sein. In dieser Situation nimmt der Mensch wahr, daß die Plausibilitäten, nach denen er sein Leben gestaltet hatte, diesen seinen Lebensstil kennzeichneten, nur für die aktive Phase seines Lebens tragfähig waren und in der nun beginnenden Phase des Alters keine integrierende Funktion mehr für ihn haben. Im Licht dieser Plausibilitäten betrachtet, fallen daher Menschen aus der Vernetzung und Verflechtung, die bisher charakteristisch für ihren Lebensentwurf waren, heraus. Erschwerend für die Verarbeitung dieser Situation kommt die Erfahrung hinzu, daß sie während ihrer aktiven Lebensphase an der Stabilisierung dieser Wirklichkeitsdeutung ohne kritische Distanz mitgewirkt haben. Es tauchen Schuldgefühle auf, weil man während seiner aktiven Phase wenig Sensibilität für eine subjektorientierte Kommunikation und Wahrnehmung mit Menschen der dritten Lebensphase entwickelt hat.

Wo aber der Mensch sich systematisch von Austausch, Teilhaben und Kommunikation ausgeklammert erfährt, macht sich Resignation bemerkbar. Aus dem Kommunikationsgeschehen mehr und mehr ausgeklammert werden, wird als Zeichen des Absterbens gedeutet. Solche Menschen vermögen dann nur mehr schwer Sinn in ihrem Leben zu sehen, weil es ihnen an der Ganzheit des Lebenszusammenhanges zur Integration ihrer Situation mangelt.

2.2 Menschen, denen es plausibel ist, stets aktiv struktierend die Wirklichkeit zu deuten, haben darüber hinaus ein defizitäres Zeitverständnis. Sie verhalten sich gegenwartsfixiert. Alle Zeitmodi, nämlich Gegenwart, Vergangenheit und Zukunft werden aus der Gegenwart gedeutet. „Die Fixierung der Gegenwart", schreibt A.M. Klaus Müller, „ist der Prozeß der Objektivierung, der ein technisches Handeln ist, eine Leistung im kausalen Bereich, also im Bereich der Dinghaftigkeit der Phänomene" (10). Die Vergangenheit im Lichte der Gegenwart erscheint also als das Faktische, die Zukunft als das Mögliche und die Gegenwart selbst als Umschlag des Möglichen in Faktisches.

Dies ist auf die Lebensgeschichte des Menschen bezogen, folgenreich. Wenn ich meine Biographie betrachte, die ja bei keinem Menschen geradlinig verläuft, sondern immer wieder Brüche aufweist, dann kann ich diese Brüche in einer Gegenwartsfixiertheit nicht lösen. Für das Bewußtsein sind die Widersprüche nicht mehr integrierbar und verarbeitbar, denn sie sind immer gegenwärtig. Ebenso scheint Tod so nicht verarbeitet werden zu können (11). Beispielsweise blockiert die Gegenwärtigkeit etwa in der Vergangenheit begangener Schuld eine Lösung des Schuldproblems. Gerade dadurch entstehen nicht selten Depressionen im Alter. Um vergangene Schuld verarbeiten und im Lebensganzen integrieren zu können, müssen Zeitverschränkungen bewußt sein, die unabhängig von Gegenwart gedacht werden können. Beispielsweise muß Vergangenheit als vergangen betrachtet werden können, so daß Schuld nicht mehr in der Gegenwart drückt und auch die Zukunft für den betreffenden Menschen wieder offen erscheint, mit Hoffnung besetzt werden kann. Eine solche, die Vergangenheit verarbeitende Umgangsweise mit eigenem Versagen und mit Schuld ist sehr erschwert, wenn Vergangenheit ein Leben lang lediglich als Faktisches im Lebensvollzug präsent war.

3. Zur ganzheitlichen Sicht der Wirklichkeit aus der Perspektive des christlichen Glaubens

Damit bin ich an dem Punkt angelangt, an dem Theologie und Kirche aus ihrem Glaubenswissen heraus gegenüber den in die Aporie führenden gesellschaftlichen Plausibilitäten eine Wirklichkeitsdeutung anbieten kann, die, sofern sie im Glauben angenommen wird, Menschen für eine ganzheitliche Wirklichkeitsdeutung öffnen und die Integration aller Handlungen in den unterschiedlichen Zeitmodi und in ihren unterschiedlichen Verschränkungen ermöglichen kann.
Dies ist allerdings hier nur andeutungsweise möglich. Der Glaube der Christen ist kein gemachter, sondern überlieferter Glaube. Es ist der Glaube an den Gott Abrahams, Isaaks und Jakobs, der in Christus seine definitive Klärung gefunden hat. Insofern ist es der Glaube an einen Gott, der den Menschen als sein Bild geschaffen hat und mit ihm solidarisch ist. Es ist ein Gott, der die Schöpfung und den Menschen aus seiner Schuldverstrickung erlöst hat und befreit und der Welt und Mensch zu ihrer Vollendung führen wird. Menschen, die an diesen Gott glauben, wissen, daß sie trotz ihrer persönlichen Schuld niemals aus seiner Solidarität herausfallen können, weil er ihre Zukunft ist, die in Christus auch in unserer Vergangenheit schon erschienen ist und die uns als Zukunft unserer Zukunft verheißen ist. Schuld wird im christlichen Kontext auch insofern relativiert, als nicht jedem objektiv feststellbaren Fehlverhalten subjektive Schuld attestiert werden kann, wie das im Regelfall in der Gesellschaft geschieht. Darüber hinaus weiß der Glaubende: Wie im Gleichnis vom verlorenen Sohn verdeutlicht wird, vergibt Gott Schuld „voraussetzungslos und bedingungslos" (12). Allerdings ist der einzelne damit nicht ohne Schuldbewußtsein. Im Gegenteil: Einerseits erkennt er seine individuelle Schuld, insofern er in seinem Lebensvollzug an einer verobjektivierenden, partikularen und defizitären Wirklichkeitsdeutung aktiv beteiligt war. Aber er erfährt sich darüber hinaus als einer, der in die Schuld der Gemeinschaft als Ganzer verstrickt ist. Allerdings weiß der Christ im Glauben in dieser Situation, daß Christus vor Gott die Verantwortung für die Schuld der Menschen freiwillig auf sich genommen hat. Wenn der Mensch im Alter diese Perspektive des Retters im Glauben aufnimmt, vermag er sich selbst in seinem Leiden, in seiner Ausgliederung aus der aktiven gesellschaftlichen Teilhabe erneut aktiv einzuschalten, insofern er sich befähigt (erlöst) erfährt, für seine Schuld, für die Schuld des Kollektivs und für das Schicksal der Welt in Solidarität Verantwortung zu übenehmen. Auf dem Hintergrund der Tatsache, daß der Mensch in der dritten Lebensphase die defizitäre Wirklichkeitsdeutung in seiner bisherigen Lebensgestaltung wahrnimmt, kann er sich nicht angesichts der Erfahrung individueller Schuld einfach zurückziehen und diese Situation passiv hinnehmen und erleiden. Sondern, indem er gleichzeitig die Schuldverstrickung aller in dieser Situation erkennt, ergibt sich eine Aufgabe zu aktiver Auseinandersetzung mit all denen, die noch nicht zum Bewußtsein ihrer defizitären Wirklichkeitsdeutung gelangt sind. Sie sind als Glaubende dazu herausgefordert, weil sie die Gewißheit haben, daß Christus auch für ihre Schuld und für die Schuld der Menschheit vor Gott Verantwortung übernommen hat und sie selbst in seiner Nachfol-

ge zu analogem Umgang mit der eigenen Schuld und der Schuld des Kollektivs, in dem sie stehen, gerufen sind. Dies ist nicht utopisch, sondern Glaubensgewißheit, weil diese Zukunft dem Glaubenden im Heils- und Erlösungshandeln Christi wirklich erschienen ist und weil in ihm für alle der Tod zum Tor der Vollendung geworden ist.

Alter und Krankheit bringen nicht selten Ängste mit sich, Ängste vor dem Sterben, Ängste, die auch aus unverarbeiteter Schuld entstehen. Insofern sind Alter und Krankheit eine Herausforderung, sich mit seiner Schuld und mit dem Tod auseinanderzusetzen. Zugleich sind sie eine Herausforderung an den Lebenswillen. Der Christ ist aus seiner Glaubensgewißheit heraus befähigt, die eigene Schuld und die der Gemeinschaft zu verantworten und zu verarbeiten. Er kann dann auch im Tod ein Tor zum Leben sehen, weil ihm in Christus und seiner Aufweckung die Überwindung des Todes als eigene Zukunft offenbar wurde.

In diesen Herausforderungen kann und darf der Glaube an Gott nicht zum Alibi oder zum Lückenbüßer werden.

Aber, indem wir das Heil des Menschen aus der Perspektive des in Christus geoffenbarten Gottes betrachten und uns in unserer Vernunft an dieser Perspektive für den Menschen festmachen, vermögen wir aus kritischer Distanz die in unserer Gesellschaft gängigen Plausibilitäten der Lebensgestaltung und die damit einhergehenden Aporien und Paradoxien zu sehen, zu relativieren und vielleicht auch zu korrigieren. Wer sich an der Perspektive des in Christus geoffenbarten Gottes festmacht, vermag aus der Hoffnung auf die Vollendung der Schöpfung zu leben. Das befähigt ihn einerseits, die Unverfügbarkeit der Zukunft zu denken und andererseits, daraus resultierend, das eigene Leben und das Leben der Gesellschaft neu wahrzunehmen, verstehend mitzuleben und sich im Prozeß der gesellschaftlichen Auseinandersetzung und Kommunikation einzumischen.

Literatur

1. Hildegard von Bingen, Welt und Mensch. Das Buch „De operatione Dei" aus dem Genter Kodex übersetzt und erläutert von H. Schipperges. Salzburg 1965, 167
2. Schipperges H (1981) Kosmos Anthropos: Entwürfe zu einer Philosophie des Leibes. Stuttgart
3. Hoffmann J (1984) Darf die Medizin, was sie kann? – Möglichkeiten der modernen Reproduktionsbiologie und Gentechnologie aus theologischer Perspektive. In: Korrespondenzblatt, hrsg. vom Sozialdienst Katholischer Frauen, Dortmund 4 (1984) 10–29 und 1 (1985) 10–31
4. Müller AMK (1972) Die präparierte Zeit. Der Mensch in der Krise seiner eigenen Zielsetzungen. Stuttgart, S 236ff.
5. Engelmeier M-P (1966) Wir leben von den Spezialisten. In: Klicker JR, Hoffmann J (Hrsg) Studieren ist anders. Stuttgart/Bonn, 16–26
6. ebd., 26
7. Müller AMK (1978) Wende der Wahrnehmung. Erwägungen zur Grundlagenkrise in Physik, Medizin, Pädagogik und Theologie. München, 81
8. Piechowiak H (1985) Notfallmedizin und Katastrophenversorgung. In: Ders., (Hrsg), Ethische Probleme der modernen Medizin, Mainz 1985, 51–61 und: Theml H, Fragen an die medizinische Ethik unter der atomaren Bedrohung. In: Piechowiak H (Hrsg), a.a.O., 62–85

8a. Theml H, Fragen an die medizinische Ethik unter der atomaren Bedrohung. In: Piechowiak H (Hrsg), a.a.O., 62–85
9. Kamphaus F (1984) Vergebung der Sünden, Limburg, S 39f.
10. Müller AMK, Wende der Wahrnehmung, a.a.O., 196
11. Popper KR, Eccles JC (1982) Das Ich und sein Gehirn, München, S 655ff.
12. Merklein H (1978) Die Gottesherrschaft als Handlungsprinzip. Unersuchungen zur Ethik Jesu, Würzburg, 204

Konsequenzen psychologischer Alternstheorien für die Psychogeriatrie

J. Shanan[*]

Einleitung

In den letzten 25 Jahren gab es beträchtliche Fortschritte sowohl im Bereich der entwicklungspsychologischen Erforschung der zweiten Lebenshälfte als auch durch Untersuchungen an alten Menschen im Bereich der Psychiatrie.
Beiden Disziplinen gemeinsam war die Betonung der kognitiven, intellektuellen Funktionen. In diesem Gebiet lassen sich Tendenzen der Annäherung beobachten, seit Übereinstimmung darüber besteht, daß Entwicklung und Beeinträchtigung der denkenden und erkennenden Funktionen weitgehend von den Gehirnfunktionen abhängig sind.
Anders ist die Situation im Bereich der Persönlichkeitsentwicklung und der Persönlichkeitsstörungen und im Hinbick auf den Zusammenbruch der Persönlichkeitsorganisation oder auf psychiatrische Krankheitsbilder. Hier folgte Enttäuschung den großen Hoffnungen, die während der fünfziger und frühen sechziger Jahre in die dynamischen Persönlichkeitstheorien gesetzt worden waren. Aus diesem und anderen Gründen hat die Psychiatrie sich wieder einem symptomorientierten und gleichzeitig biologischem Ansatz zugewandt, was sich am deutlichsten in der Übernahme des DSM und vergleichbarer europäischer Klassifikationssysteme zeigt. Das Interesse für die Entwicklung und die psychologische Vorgeschichte psychiatrischer Erkrankungen ist stark gesunken.
So befinden wir uns in der paradoxen Situation, daß Tag für Tag praktische Arbeit im Bereich der Psychogeriatrie so gut wie losgelöst von Fortschritten in der Erforschung der Entwicklung und des Alterns normaler Erwachsener stattfindet, so bescheiden diese auch sein mögen. Es ist Absicht dieses Aufsatzes, einige mögliche Konsequenzen psychologischer Alternstheorien für die Psychogeriatrie zu prüfen.
Die Entfremdung von Psychiatrie und Psychogeriatrie, von Entwicklungstheorien und ihren Untersuchungen ist überraschend angesichts der Tatsache, daß die Analyse der Ätiologie und der Vorgeschichte heute wie schon immer in allen Bereichen der Medizin als wichtiges Werkzeug der Diagnose, Prognose und Anwendung, also für den Entwurf einer Behandlungsstrategie gilt.
Ferner wird in den meisten Fällen Krankheit definiert durch den Grad der Abweichung vom „Normalen", d.h. vom vermuteten Durchschnitt. In den medizinischen Fachbereichen, die mit Methodenfragen vertrauter sind, werden bei dieser Norm üblicherweise Alter und Geschlecht berücksichtigt. Bei fehlenden oder mangelnden Kenntnissen über normale psychosoziale Entwicklung und – wie man wohl sagen kann – fehlenden Normen zur pathologischen Entwicklung, ist die Psychiatrie – ob nun biologisch oder dyna-

---

[*] übersetzt von S. Schlingmann und E.U. Kranzhoff.

misch orientiert – auf den Einzelfall als Hauptinformationsquelle angewiesen. Die Diagnostik bedient sich dabei fast ohne Ausnahme nosologischer Begriffe, die sich ursprünglich von Beobachtungen an jüngeren Patientenpopulationen herleiten. Gutman (12) ist eine der wenigen, die auf den Trugschluß in der Annahme hingewiesen haben, daß identische Lebensereignisse und identisches Verhalten auch in jedem Abschnitt des Lebenszyklus identischen Bedeutungen oder identischen (traumatischen) Wirkungen zuzuschreiben sind. Man mag hinzufügen, und die meisten Kliniker würden zustimmen, daß Depressionen bei einem 18jährigen oder einem 33jährigen nicht das selbe sind wie bei einem 66jährigen oder 80jährigen Menschen. In der Tat kann das einzelne Symptom innerhalb eines Syndroms in den verschiedenen Phasen des Lebens ganz verschiedene Bedeutung annehmen.

In den wenigen Längsschnittstudien, in denen normale Populationen von der Kindheit bis zum Erwachsenenalter (Roff und Ricks (29)) oder von den frühen bis zu den mittleren Erwachsenenjahren, wie in Vaillant's (31) Untersuchungen, verfolgt wurden, zeigt sich, daß nur sehr wenige „Risiko"-Träger zu psychiatrischen Fällen wurden. Studien an sorgfältig erhobenen Stichproben aus „Risiko"-Populationen, die im ganzen eine höhere Wahrscheinlichkeit für bestimmte psychopathologische Entwicklungen aufweisen, zeigen, daß nicht alle Individuen, die später z.B. als schizophren diagnostiziert werden oder zu chronischen Alkoholikern werden, zu einem früheren Zeitpunkt ihrer Entwicklung charakteristische Persönlichkeitsstrukturen gezeigt hatten, die klar darauf hingewiesen hätten, daß dieses Individuum später in einer bestimmten Weise psychiatrisch erkranken würde.

Eines der Rätsel der Psychogeriatrie kann man in der Spätmanifestation psychischer Störungen sehen, unter denen die Depression die hervorspringendste ist. Gutman (12) hat sich mit den möglichen Beiträgen der Entwicklungspsychologie für das Verständnis solcher Spätmanifestationen affektiver Störungen beschäftigt, und wir in Jerusalem haben einige Hundert solcher spät auffällig Gewordener studiert: Bei Frauen meist als reaktive Depression diagnostiziert, bei Männern meist als Persönlichkeitsstörung (21). Die „Patientenkarriere" variiert in Verlaufsform und Dauer in Abhängigkeit vom Entwicklungsstadium, in welchem erste Anzeichen der späteren Störung aufgetreten waren und in Abhängigkeit vom persönlichen Hintergrund. Während die Untersuchungen sich in Aufbau und Methodologie unterscheiden, verweisen sie doch zumindest auf eine gemeinsame Schlußfolgerung: Im Rückblick auf den Entwicklungsverlauf dieser ein Leben lang „gesund funktionierenden" Individuen findet sich ein Anpassungs- und Bewältigungsstil, der in einem kritischen Moment vorbeugende Maßnahmen gestattet hätte, wenn diese Individuen zu einem früheren Zeitpunkt als pathogen erkannt worden wären.

Die meisten Persönlichkeitstheorien nehmen an, daß momentane Probleme Ausdruck überdauernder Persönlichkeitsmuster sind. In der Analyse von Persönlichkeitsstörungen, die die Basis für die Diagnose dieser Störungen in Begriffen des DSM III bildet, werden Persönlichkeitsstörungen als überdauernde Eigenarten im Denken, Fühlen und Verhalten betrachtet, die bestimmte Persönlichkeitsdimensionen in extremer Ausprägung repräsentieren. So betonen sogar die, die an der Entwicklung eines symptomorientierten Diagnosesystems mitgewirkt haben, die Bedeutung von Informationen zur Genese der Störung für Prävention und realistische Behandlungsplanung. Man mag jedoch hier hinzufügen, daß die Reliabilität (überdauernde Stabilität im statischen Sinne) von Fragebogendaten nicht notwendig Konsistenz bedeuten muß und schon gar nicht

Kontinuität der Persönlichkeitsorganisation. Kontinuität kann sich, wie alle Kliniker wissen, als Funktionieren auf verschiedenen Ebenen enthüllen, sei es im beobachtbaren, halbbewußten oder unbewußten Verhalten. Man kann nicht nur im Bereich der Psychopathologie, sondern auch im Bereich des Normalen eine ganze Menge Beispiele finden, wo das verbale Verhalten und der nonverbale Ausdruck oder das Handeln verschiedene, manchmal sich widersprechende Informationen vermitteln. Ungeachtet dessen, ob man im Hinblick auf die Entwicklung der Persönlichkeit über die gesamte Lebensspanne hinweg die „Stabilitäts"- oder die „Veränderung"-Position vertritt, und gleichgültig, ob man eine dynamische, psychogenetische oder eine biogenetische Herangehensweise an psychische Krankheit unterstützt, bei der Beschäftigung mit Erwachsenen im mittleren und höheren Lebensalter wird auf jeden Fall die Lebensgeschichte und ihr Verlauf wichtig. Die, die am längsten leben, haben die längste Geschichte. Es erscheint logisch, daß die Art und Weise, wie sie in früheren Lebensabschnitten mit Entwicklungsaufgaben, Krisen und herausfordernden oder belastenden Lebensereignissen umgegangen sind, möglicherweise entscheidende Faktoren der akuten psychiatrischen Erkrankung bilden, als sie älter wurden, und folglich für die diagnostische Einschätzung, die Prognose und die Behandlung – und besonders für Prävention und Beratung – von großer Bedeutung sind.

In den fünfziger Jahren wurden in Chicago von Grinker (11) und Mitarbeitern in multidisziplinärer Arbeit Versuche unternommen, ein theoretisches Gerüst zur Konzeptualisierung von Entwicklung im Erwachsenenalter zu erstellen, das in Begriffen formuliert war, die sich zur Erklärung, Voraussage und Verhütung von psychopathologischen Erscheinungen in der zweiten Lebenshälfte eignen. Sie überprüften die Möglichkeiten der Allgemeinen Systemtheorie, wie sie von v. Bertalanffy (2) und anderen entwickelt wurde. Diese Gruppe beschäftigte sich jedoch nicht mit Fragestellungen der Psychiatrie, die damals noch kaum existierte. So fehlt auch heute noch ein hinreichend akzeptiertes und umfassendes theoretisches Gerüst. Es kann deshalb von heuristischem Wert sein, die Konsequenzen zu überprüfen, die gegenwärtige entwicklungspsychologische Theorien des Erwachsenenalters für das Verständnis von Psychopathologie in den späteren Lebensjahren, für Diagnose, Verhütung und Behandlung sowie für ihre Rolle in der alternden Familie haben.

Entwicklungspsychologische Theorien des Erwachsenenalters

Die Entwicklungstheorien des späten Erwachsenenalters können in sechs Hauptgruppen unterteilt werden:

1. Biologisch orientierte Theorien

Beeinflußt von traditionellen biologischen Denkansätzen, behandeln diese Theorien das Alter in Begriffen von zwangsläufigem Abbau. Der ältere Mensch wird als jemand betrachtet, der fortschreitendem Verlust seiner Funktionsfähigkeit ausgesetzt ist, und dies aufgrund psychischer Desintegration, die als Folge biologischer Veränderungen gesehen wird. Im Lichte solcher Theorien erscheinen psychopathologische Prozesse im Alter eher als die Norm denn als Abweichung von ihr. Nosologische Begriffe wie „Involutionsdepression" oder „senile Demenz" spielen in Wirklichkeit auf eine kausale Beziehung zwischen diesen pathologischen Zuständen und dem Alter des Patienten an.

Neuere empirische Untersuchungen stützen zwar die Annahme, daß solche Erkrankungen während der zweiten Lebenshälfte an Häufigkeit zunehmen, nicht jedoch die Vermutung eines kausalen Zusammenhangs mit dem Alter, und in der Tat wissen wir, daß diese Fälle nur einen sehr kleinen Prozentsatz der über 65jährigen ausmachen.
Trotz gelegentlicher gegenteiliger Lippenbekenntnisse ist diese negative Haltung noch immer in vielen psychiatrischen Institutionen verbreitet und vielleicht sogar noch mehr auf geriatrischen Stationen und in den sozialen Diensten, die mit alten Menschen umgehen. Vor dem Hintergrund solcher Einstellungen wird es verständlich, daß, wie Gutman (12) aufgezeigt hat, alte psychiatrische Patienten als verloren, „terminale" Fälle behandelt werden, und das unserer Erfahrung nach häufig sogar in stärkerem Maße als Krebspatienten, bei denen der Arzt zumindest eine Chance sieht, den Tod bis zum Letzten zu bekämpfen.

2. Soziologisch orientierte Theorien

Diese Theorien sind beeinflußt von traditionellen soziologischen Denkansätzen, die zurückgehen auf Hegels Konzept der Entfremdung und dem jüngeren Durkheimschen Konzept der „Anomie" (7). Innerhalb dieser Geisteshaltung wird der ältere Mensch zu einer Last aus der Sicht der Begünstigten in der Gesellschaft. Infolgedessen „kümmert sich" die Gesellschaft um die alten Menschen, indem sie sie aussondert und schließlich abschiebt. Bei den Eskimos werden sie „auf das Eis geschickt", von aufgeklärteren Gesellschaften des 18. und 19. Jahrhunderts werden sie in Asyle für Alte gesteckt. Einige Beobachter glauben, daß auch moderne Lösungen – wie sie in den USA entstanden sind – i. S. v. „Golden Age"-Heimen und -Gemeinden (Sun-City) sich lediglich in den äußeren Begebenheiten, manchmal im Lebensstandard, jedoch nicht im wesentlichen von früheren Praktiken der Aussonderung unterscheiden. Die Vertreter dieser soziologischen Theorien betrachten den Alternsprozeß als ein soziales Leiden, das die Gesellschaft bedroht, wenn es sich zuweit ausbreitet – z.B. bei steigender Lebenserwartung.
Beide, von soziologischen oder biologischen Orientierungen abstammenden negativen Altersstereotype, sind wohl bekannt durch das Image des alten Menschen, wie es von effekthungrigen Fernsehanstalten überall in der Welt präsentiert wird. Dieses Medium dramatisiert und verstärkt die negativen Stereotype mehr als jedes andere, manchmal – unglücklicherweise – bestärkt durch die, deren tägliches Brot vom Elend jener alten Menschen abhängt, die tatsächlich nur eine sehr kleine Minderheit sind.
Daraus ergibt sich eine primär negative Folgerung für die Psychogeriatrie: Institutionalisierungen oder mildere Formen der Aussonderung werden empfohlen, um den Patienten „zu beschützen". Es werden Behandlungsansätze begünstigt, die billig sind und weder großen materiellen Einsatz noch besonderes persönliches Engagement seitens der Behandelnden und/oder der Familien erfordern. In einigen Fällen wird psychische Krankheit dem Patienten und seiner Familie als im Grunde körperliche Erkrankung dargestellt, die auf das hohe Alter zurückzuführen ist. Da ältere Menschen ohnehin zu somatischen Beschwerden neigen, neigen sie auch dazu, wie Lerner und Shanan (19) und auch Gutman (12) bemerkten, bei psychischen Beeinträchtigungen zu somatisieren. Viele dieser Patienten mit passiven Bewältigungsstrategien (passive coper) verschlechtern ihren Zustand unter den Händen von Internisten, orthopädischen Chirurgen und Neurologen. Viel zu spät oder nie wird der Psychiater auf sie aufmerksam.

3. Stufentheorien des Alterns

Die psychologischen Alternstheorien dieses dritten Typs sind ihrer Natur nach im wesentlichen beschreibend. Sie stellen „Idealtypen" der Anpassung an die verschiedenen Stufen der Entwicklung dar. Die Art und Weise, wie diese Typen beschrieben sind, hängt davon ab, ob die zugrundeliegenden Annahmen biologischer, soziologischer oder psychologischer Natur sind. Die bekannteste dieser Stufentheorien ist die von Erikson (8). Sie stellt mehr dar als eine bloße Ausdehnung der Freudschen Entwicklungstheorie, nach welcher die psychische Entwicklung mit dem Erreichen der Geschlechtsreife im Jugendalter abgeschlossen ist. Eriksons Theorie lehnt sich stark an Bühlers „Der menschliche Lebenslauf als psychologisches Problem" (3) an und zeigt auch gewisse Ähnlichkeiten mit Jungs Ansichten von Entwicklung (17).

Drei Aspekte an Eriksons Modell der psycho-sozialen Entwicklung sollten besonders hervorgehoben werden:
a) Die Annahme von für jede der Entwicklungsstufen zentralen und charakteristischen Konflikten. Diese Konflikte werden in gegensätzlichen Begriffspaaren für jede Position beschrieben, die das Individuum im Hinblick auf seine Beziehungen zu sich selbst und zu seiner Innenwelt einnimmt. Jedes Begriffpaar hat einen syntonen, für das Ich förderlichen Pol und einen diatonen, der die Gefahr späterer Fehlanpassung in sich trägt.
b) Die Betonung von Generativität und Ichintegrität als eine der möglichen, eigentlich als die normale Lösung für die im späteren Leben auftauchenden Konflikte. Ähnlich wie in Jungs Ansatz enthüllt sich diese Ichintegrität in einer Mischung femininer und maskuliner Bestrebungen, die sich im alltäglichen Verhalten im Stil des Denkens, Fühlens und der persönlichen Zielsetzung zeigt. Diese Ichintegrität ist es, die dem Individuum die konstruktive Bewältigung von Problemen erlaubt, die sich aus physiologischen, physischen und milieubezogenen Veränderungen in den späteren Lebensjahren ergeben.
c) In der Annahme einer im Verlauf der Zeit vorschreitenden aufeinander aufbauenden Integration erworbener psycho-sozialer Kompetenzen ähnelt das Modell dem Entwicklungsmodell von Piaget (28) sowie einigen Theorien zum morphologischen und funktionalen Aufbau des ZNS. Während in den letztgenannten Modellen diese Hierarchie klar wertorientiert ist, d.h. je höher desto besser, ist diese Interpretation in Eriksons Modell nicht notwendigerweise inbegriffen.

Die im Verlauf der Zeit erfolgende hierarchische Integration ist von großer Bedeutung für das Verständnis von psychischer Gesundheit und Krankheit im Alter, weil sich aus ihr die Erwartung ergibt, daß frühere Erfahrungen im Laufe der Zeit in altersgemäße, angepaßte Verhaltensmuster und in das Ichbewußtsein integriert werden. Im ungünstigen Fall ist unter übermäßiger Belastung, ob sie nun von internalen und externalen Traumatisierungen herrührt, die Regression auf eine frühere Stufe der Ichentwicklung und der Persönlichkeitsorganisation zu erwarten.

Das bedeutet, daß Abweichungen von der Altersnorm und andere pathologische Erscheinungen in ihrer Abhängigkeit von Entwicklungsaufgaben (Tasks) (26) und Konflikten des höheren Lebensalters ebenso wie als abhängig von der persönlichen Geschichte, dem individuellen Stil und dem Niveau der Bewältigungsmechanismen betrachtet werden müssen. Darüber hinaus erlaubt uns eine solche Sichtweise das Inbe-

trachtziehen von Möglichkeiten der Reintegration und der Rückkehr zu altersgemäßem normalem Funktionieren, die auf verschiedenen Wegen erfolgen könnten, wie z.B.
a) Ausschaltung externaler traumatisierender Einflüsse, ob physisch oder sozial;
b) kognitive Neustrukturierungen, – was dem Individuum eine realistischere Einschätzung seines Zustandes erlauben würde sowie auch das Erkennen der Gründe für eine vorliegende Regression als abhängig sowohl von altersbezogenen Lebensereignissen wie auch vom Individuum selbst;
c) Wiedereinüben von Gewohnheiten, die in der Phase akuter geistig-psychischer Erschöpfung oder Erkrankung geschwächt oder verzerrt worden sind.

Auch eine behutsamere Anwendung von Psychopharmaka in Abstimmung zum Einzelfall kann aus diesem Entwicklungsmodell abgeleitet werden.

Man kann hinzufügen, daß einige bekannte Alterstheorien leicht als Versionen von Eriksons Stufentheorie betrachtet werden können. Zu dieser Gruppe gehören Havighursts Theorie der Entwicklungsaufgaben (13), Loevingers Theorie der Ichentwicklung (22), Lewinsons „Transitional Stage Theory" (20), populär geworden durch Sheehy (34) und Pecks Versuch (27), die Zeit vom mittleren bis zum späteren Erwachsenenalter detaillierter zu beschreiben, wobei er eine Aufteilung dieser Periode in verschiedene Unterphasen vorschlägt.

4. Die Aktivitätstheorie

Diese Theorie wurde in den Vereinigten Staaten als Reaktion auf die Disengagement-Theorie entwickelt, die wohl bis heute als die einflußreichste Alternstheorie betrachtet werden kann. Sie wurde von einer Gruppe in Chicago unter Leitung von Havighurst und Neugarten (14) entwickelt, die sie auch in der mittlerweile klassischen „Kansas City Study of Aging" empirisch überprüften. Ihre endgültige Formulierung ist Cummings und Henry (5) zuzuschreiben.

Festzuhalten ist, daß die Aktivitätstheorie Ausdruck des typisch amerikanischen Glaubens daran ist, aktiv i. S. von tätig zu sein „gut" und deshalb auch gesund. Jung zu sein, ist ebenfalls gut, und folglich ist man jung, solange man aktiv ist bzw. sich aktiv erhält (oder sich durch therapeutische Mittel aktiv halten läßt – seien es Menschen oder Drogen). Höchstwahrscheinlich ist diese Theorie nicht nur als Reaktion auf die Disengagement-Theorie zu betrachten sondern auch als Protest gegen die Abbautheorien des Alterns. Wie so viele andere – gewöhnlich jugendliche – Protestbewegungen muß man auch diese verdächtigen, unausgesprochen eigene Ziele zu unterstützen: Für das Verständnis der Psychopathologie des Alterns ergibt sich aus der Aktivitätstheorie, daß jede Verlangsamung, jeder Rückzug, jede Introspektion, jede Hinwendung zum Spirituellen und jede Abkehr vom Materiellen als pathologisch betrachtet werden muß, oder zumindest im Verdacht steht, pathologisch zu sein. Folglich unterstützt diese Theorie eine pessimistische Haltung in der Diagnostik und oft auch eine ziemlich aggressive, oder zumindest manipulative Einstellung in Fragen der Behandlung. Auf der sozialen Ebene ermutigt sie häufig zu Pseudoaktivitäten, die für therapeutische Maßnahmen gehalten werden.

5. Disengagement-Theorie

Wir können uns nun der einst so umkämpften Disengagement-Theorie zuwenden, die eigentlich als Modifikation von Durkheims Ansichten über das Alter betrachtet werden kann. Durkheim (7) betrachtet Altern als einen Prozeß der gleichzeitigen Loslösung der Gesellschaft vom Individuum und des Individuums von der Gesellschaft. Die Modifikation besteht in einer Verschiebung der Betonung zum Individuum hin und beschreibt den Prozeß der Loslösung als etwas, das man als selbstverantwortete Ablösung (32) betrachten kann. Disengagement ist fälschlich interpretiert worden als das im Verhalten deutlich werdende tatsächliche Aufgeben von Verpflichtungen und Bindungen. Von Henry (15) ist sie sehr genau als fünfphasiger Prozeß beschrieben worden, der mit der Erkenntnis beginnt, daß der Tod eine reale den Einzelnen persönlich betreffende Möglichkeit geworden ist. Dieser Erkenntnis folgen Veränderungen – eigentlich Schrumpfungen – der zeitlichen Perspektive und ein fortschreitender Abzug von Energie aus Außenaktivitäten. Diese zwei Prozesse werden von einer Umorganisation des inneren Lebens begleitet, aber nicht notwendigerweise von einer Verminderung der tatsächlichen sozialen Kontakte. Letzteres kommt nur während der allerletzten Lebensphase vor. Disengagement ist also zu verstehen als subjektiv iniziierte und subjektiv wahrgenommene Veränderung der Erfahrung der eigenen Person in ihrer Beziehung zu den anderen. Von den Autoren der Theorie wird angenommen, daß Disengagement als solche zur Aufrechterhaltung der Lebenszufriedenheit oder sogar zu ihrer Steigerung beiträgt. Anders ausgedrückt – psychische Ablösung trägt möglicherweise zur Aufrechterhaltung der geistigen Gesundheit nach dem Übergang vom mittleren zum höheren Lebensalter bei.

Empirische Untersuchungen stützen diese Theorie gar nicht oder nur teilweise. Für einige Zweige der Psychiatrie – hauptsächlich in der präventiven Psychiatrie und in der ambulanten Arbeit mit alten Menschen – behält sie aber immer noch ihre Bedeutung. Durch unsere eigenen Studien in Israel und unsere klinische Erfahrung gewannen wir den Eindruck, daß diese Theorie auf einen bestimmten Typ von alternden Menschen zugeschnitten ist, dessen Zahl in der westlichen Welt unzweifelhaft und, mit geringerer Geschwindigkeit, möglicherweise auch in den Entwicklungsländern wächst: Es ist dies eine Person, die – durch ihre Ausbildung oder ihre Herkunft – in der Mitte des Lebens eine Fülle von psychischen und/oder materiellen Ressourcen erworben hat und die infolgedessen – mit wenigen Ausnahmen – in der Lage ist zu selbstverantworteter Loslösung. Ein solcher Menschentyp kann während dieser Lebensphase relativ leicht neue Betätigungsfelder und für gewöhnlich auch Sinn finden. Das Gefühl vergangener Errungenschaften und Anerkennungen reduziert höchstwahrscheinlich auch die Angst vor dem Tod auf ein Minimum. Dies ist aber kaum der Fall bei ungebildeten Menschen mit niedrigem Status, deren Leben und Wohlbefinden während der längsten Zeit ihres Lebens weitgehend abhängig war von anderen. Dieser Menschentyp wird wahrscheinlich wenig Bedürfnis haben, die Verantwortung für eine Loslösung zu übernehmen. Im Gegenteil wird er den Verlust von engen Bindungen – Arbeit und Mitmenschen –, von denen sein soziales und psychisches Wohlbefinden so weitgehend abhängig war und ist, fürchten. Solche Menschen nähern sich mehr als andere dem Ausscheiden aus dem Berufsleben im besten Falle mit ambivalenten Gefühlen und haben große Schwierigkeiten, sich an die Zeit danach anzupassen. Auch sind dies die Menschen, die kurz vor und kurz nach dem Auscheiden ein signifikant größeres Risiko der Erkrankung für fast alle psychiatrischen Krankheiten tragen.

Auf der anderen Seite kann man im Übergang vom mittleren zum höheren Lebensalter viele Fälle von neurotischen Erkrankungen und Persönlichkeitsstörungen beobachten, inklusive einer großen Zahl von sogenannten reaktiven Depressionen, die sehr günstig auf Beratung und psychotherapeutische Interventionen ansprechen, falls Letzteres in Gang gesetzt wird, um das Bewußtsein des Patienten dafür zu schärfen, daß seine Beeinträchtigungen die Schwierigkeiten mit dem Eintritt in eine neue Lebensphase oder einen Mangel an Vorbereitung darauf reflektieren. Man kann hinzufügen, daß viele Probleme der Anpassung und Rehabilitation altersabhängiger körperlicher Erkrankungen verhältnismäßig leicht behandelt werden können, wenn man dabei im Auge behält, daß sie mit Schwierigkeiten im Ablösungsprozeß in Zusammenhang stehen könnten.

In diese Gruppe gehören Probleme mit den Wechseljahren, mit der Prostata, mit kardiovaskulären Erkrankungen und sekundäre symptomatische Reaktionen wie Impotenz oder auch Tinitus, ebenso wie bestimmte körperliche Symptome in Abhängigkeit von Phasen der Angst und beginnenden Phobien. Sie verleihen dem Patienten das Gefühl, von der Gesellschaft oder einigen ihrer Mitglieder zur Ablösung gezwungen zu werden, so wie man geht, weil man nicht mehr erwünscht ist. Ein lebensgeschichtlicher psychologischer Ansatz in der Diagnostik ist wahrscheinlich eher geeignet, dem Patienten zu helfen, den Übergangscharakter seiner Probleme und die Bedeutung seiner Symptome zu erkennen. Oft reicht das schon aus, um das Individuum vor dem Eintritt in eine „Patientenkarriere" der Depression zu bewahren.

6. Typologisch orientierte Theorien

Der sechste Typ psychologischer Theorien der Entwicklungspsychologie der Lebensspanne ist wahrscheinlich dem praktischen psychiatrischen Denken am nächsten. Es ist dies ein Theorietyp, der keine breiten Verallgemeinerungen über *den* Prozeß des Alterns anstrebt. Vielmehr geht er von inter- und intraindividuellen Unterschieden im Verlauf des Alterns aus. Anstatt die Existenz *eines* universalen Altersprozesses anzunehmen, geht er von Mustern oder Verlaufsformen der späten Entwicklung und des Alterns aus, die von Individuum zu Individuum oder von Typ zu Typ verschieden sind.

Ein solcher Ansatz wurde aufgegriffen und weiterentwickelt in der „Jerusalem Study of Middle-Age and Aging" (31) (Jesma), einer Langzeitstudie an einer Großstadtpopulation von 220 Personen, die zu Beginn der Studie 1967 im Alter zwischen 46 und 65 Jahren waren. Die Untersuchung konzentrierte sich auf die Entwicklung der Persönlichkeit und besonders auf den Wandel von Bewältigungsstilen. Sie schloß auch bestimmte Aspekte der kognitiven und intellektuellen Funktionen ein. Ein ausbalanciertes Design gestattete die Kontrolle und Isolierung von Auswirkungen des Bildungsniveaus (6–9 Schuljahre vs. 10 und mehr Schuljahre), der kulturellen Abstammung (Europäer vs. mittlerer Osten), der Alterskohorte und natürlich des Geschlechts. Es wurden verschiedene Datenerhebungstechniken angewandt, u.a. Interviews, objektive, halbprojektive und projektive Verfahren sowie Blind-Ratings mit Hilfe der Q-Sort-Methode auf der Basis der Test- und Interviewinformationen. Detaillierte Beschreibungen der Vorgehensweise und die wichtigsten Ergebnisse sind in einer neueren Monographie „Personality Types and Culture in Later Adulthood" (31) wiedergegeben. In dieser Untersuchung konnten wir eine Anzahl von Persönlichkeitstypen identifizieren und ihre Entwicklung über nahezu zwei Jahrzehnte verfolgen, die hier jedoch nicht im Detail wiedergegeben werden können.

Für den vorliegenden Zusammenhang ist von Interesse, daß nach der ersten Dekade acht Typen identifiziert werden konnten, vier Grundtypen in der Erstuntersuchung und vier Typen in der Folgeuntersuchung. Die vier Folgetypen korrespondierten deutlich

mit den Grundtypen, wenn sie auch nicht völlig mit ihnen identisch waren. Die Typen sind durch zwei Hauptdimensionen beschrieben:
1. die Bereitschaft zu aktiver Auseinandersetzung mit Herausforderungen und Steß, die wir als Parameter der Ichstärke annehmen, und
2. die innere Konsistenz, das meint das Verhältnis von Bereitschaft zu aktiver Auseinandersetzung und dem, was man als tatsächliches Bewältigungspotential ansehen könnte.

Einer der so identifizierten Typen könnte als „Active Integrated Coper" bezeichnet werden, ein zweiter Typ, als „Passive Dependent Coper". Der dritte Grundtyp wurde beschrieben als „Failing Over-Coper" und der vierte Typ als „Selfnegating Under-Coper". In der Folgeuntersuchung wurde ein Typ gefunden, der deutlich mit dem „Integrated Active Coper" korrespondierte. Er wurde als „Aging Active Coper" bezeichnet. Ein anderer Typ zeigt Ähnlichkeiten zum „Dependent Passive Coper": Der „Aging Passive Coper". Die in der Erstuntersuchung gefundenen „Over"- und „Under"-Coper jedoch verschwanden. Sie wurden ersetzt durch zwei neue Typen, den „Tired Hero" (Over-Coper) und den „Disenchanted Moralist" (Under-Coper). (Detaillierte Beschreibungen müssen der Originalmonograpie entnommen werden.) Es soll an dieser Stelle nochmals darauf verwiesen werden, daß die Population zu Beginn der Untersuchung aus physisch und psychisch gesunden Individuen bestand. Die Sterblichkeitsrate in der ersten Nachuntersuchung war niedriger als gemeinhin zu erwarten, und jene, die weiterhin teilnehmen, schienen unbeeinträchtigt von schwerwiegenden psychopathologischen Störungen. Die Typenbezeichnungen weisen also auf persönliche Stile hin, ohne gleichzeitige Hinweise auf psychopathologische Erscheinungen zu liefern.

Anstatt hier ins Detail zu gehen, sollen noch einige allgemeinere Ergebnisse vorgestellt werden: Zunächst wurde gefunden, daß in der Erstuntersuchung und in der Folgeuntersuchung jeweils ca. 75% der Teilnehmer zu zwei Typen gehörten, nämlich den zwei phänomenologisch intern konsistenten Typen des „Active" und „Passive Copers". Die meisten der Personen, die zum Zeitpunkt der Erstuntersuchung zu einem dieser beiden Typen gehört hatten, mehr als 2/3, gehörten zum entsprechenden Typ der Nachuntersuchung. Weniger als 1/3 von ihnen wechselte in der ersten Dekade die Typenzugehörigkeit.

Die verbleibenden 25% der Stichprobe gehörten zu den intern nicht konsistenten Typen, entweder den „Over-" oder den „Under-Copern". Es waren dies Personen, deren Bewältigungsmuster ihrem Bewältigungspotential nicht angemessen war. Sie erwiesen sich über die Zeit als weniger stabil und zeigten eine erhöhte Wahrscheinlichkeit der Veränderung. Die Analyse dieser Veränderungen im Lichte möglichen Aufkommens von psychopathologischen Erscheinungen verweist auf wachsende Passivität im Bewältigungsstil, auf depressive und sogar paranoide Tendenzen.

Die hier erwähnte Typologie kann als phänomenologisch entworfen angesehen werden. Wie bereits gesagt, resultieren die Typen aus der Faktorenanalyse von Q-Sorts durch erfahrene klinische Psychologen. Eine zweite mehr dynamisch orientierte Typologie entwickelt aus denselben Daten bestärkt den Glauben an die potentielle Nützlichkeit unseres entwicklungspsychologischen Ansatzes für die Anwendung in der psychiatrischen Praxis. Diese zweite Typologie wurde im Einklang mit Learys Gedanken (18) formuliert. Sie basiert auf dem Ausmaß der Kongruenz zwischen den Anteilen des Bewältigungsverhaltens, wie es auf drei Ebenen von Persönlichkeitsfunktionen erfaßt wurde: 1. die bewußt kontrollierte (Interviewdaten), 2. die halbbewußt kontrollierte (Satzergänzungstests) und 3. eine Funktionsebene, die als außerhalb bewußter Kontrolle gedacht ist (TAT-Antworten). Die aus dieser Analyse resultierenden Typen waren nicht identisch mit den phänomenologisch gefundenen Q-Sort-Typen, sie überlappten sich jedoch mit diesen in einer Art und Weise, die die Annahme stützt, daß sie zugrundeliegende Persönlichkeitsstrukturen repräsentieren. Die empirischen Beziehungen zwischen diesen anhand des Leary-Modells entwickelten Typen und den phänomenologisch gefundenen Q-Sort-Typen verweisen deutlich auf die Tatsache, daß ein gegebenes phänomenologisch charakteristisches Verhalten eines Typs verschiedene Bedeutungen haben kann je nachdem, welche dynamische Struktur zugrunde liegt. Hinzu kommt, daß die Beziehungen zwischen diesen beiden sich als abhängig vom Ausmaß und der Richtung der Veränderungen gezeigt haben, die in die Periode nach den mittleren Lebensjahren fallen. Weiter haben sich beide in Untersuchungen abhängig gezeigt von den kulturellen Bedingungen der Umgebung, in der der Prozeß des Alterns stattfindet. Während wir über vorläufige Daten verfügen, die darauf inweisen, daß die, die früher sterben ebenso wie die, die aus einer solchen Langzeitstudie herausfallen, im Nachhinein ganz bestimmten Grundtypen zuzuordnen sind, nämlich den „Passive" und intern inkongruenten Typen, fehlen immer noch gültige Langzeitdaten zum Auftreten von Spätmanifestationen psychopathologischer Erkrankungen. Dies ist sicherlich ein Forschungsgebiet, wo weitere Arbeiten dringend nötig sind. Bis dahin müssen wir uns auf Vermutungen verlassen.

Die differentialpsychologische Herangehensweise an die psychische Entwicklung der zweiten Lebenshälfte, wie sie in unserem Typenmodell angewendet wurde, weckt aber – möglicherweise in Entsprechung mit zusätzlichen multidisziplinär gewonnenen Informationen zu den verschiedenen Typen – die Erwartung, den Verlauf von Entwicklungen vorhersagen zu können und so die Chance der Früherkennung von typspezifischen psychopathologischen Erkrankungen in den späten Lebensjahren zu verbessern. In dieser Lebensperiopde, in der man eine relative Stabilität der Persönlichkeit erwarten kann, sollte die Vorhersage leichter sein als in früheren Entwicklungsperioden. Wie wir versucht haben zu zeigen, gilt das auch für Typen, die potentiell weniger stabil erscheinen. Eine frühe Erfassung der Typenzugehörigkeit, wie in unserer Studie entwickelt, d.h. mit objektiven Bewertungen des Bewältigungsstils anhand von Interviews, Q-Sorts, Satzergänzungstechniken und projektiven Verfahren wie dem TAT, sofern sie sich weiter bestätigt, könnte hilfreich sein für präventive Beratung, Psychotherapie und auch Rehabilitationsmaßnahmen nach akuten spät auftretenden Episoden, seien sie nun depressiver oder anderer, mehr psychotischer Natur. Sie könnten möglicherweise auch hilfreich sein für die Entwicklung eines differenzierteren Einsatzes von Psychopharmaka.

Abschließende Bemerkungen

Obwohl der vorgeschlagene Ansatz deutlich einen dynamischen, psychologischen und entwicklungsmäßigen Erklärungsansatz bevorzugt, sollte es durchaus möglich sein, ihn mit den derzeit populären biologisch-psychiatrischen Haltungen in Behandlung und Diagnostik zu integrieren. Die vorgeschlagene Methodologie könnte die praktische Bedeutung und den Vorhersagewert von derzeitigen Diagnosesystemen wie z.B. dem DSM deutlich erhöhen. Im Gegensatz zu früheren typologischen Ansätzen in der Psychopathologie, wie z. B. Kretschmers auf rigiden Körperkonzepten basierender Ansatz oder die Freudsche Typologie, die die Erfahrungen des Erwachsenen nicht mehr berücksichtigt – (beide Ansätze mißachten die psychische und auch die biologische Weiterentwicklung des Erwachsenen) – verspricht das hier vorgeschlagene Modell, Prävention und Behandlung in der Psychiatrie zu verbessern. Die tägliche Arbeit in psychiatrischen Kliniken könnte sich mehr auf den Einzelfall als repräsentativ für eine empirisch gefundene lebensgeschichtliche Entwicklungsform einstellen, anstatt auf intuitives Verständnis angewiesen zu sein oder auf Klassifikationen, die auf rein hypothetischen Vorher-Nachher-Beziehungen basieren. Darüber hinaus würde dieselbe hier entwickelte Begrifflichkeit und die zu ihrer Erfassung zusammengestellten Instrumente genauere Informationen über die Wirkung therapeutischer Interventionen erlauben. Während Daten dieser Art für die Anwendung unserer Typologie an psychiatrischen Patienten noch nicht erhältlich sind, haben wir Daten über die so erfaßte Rolle des Bewältigungsstils bezüglich Vorhersagen zur Anpassung von Hämodialysepatienten (33), von Patienten im Zustand nach kardiovaskulären Erkrankungen (1), für die Gewöhnung an Kontaklinsen (24) und Hörgeräte (30). Ebenso haben wir Daten darüber, daß es uns gelungen ist, aufgrund eines Auswahlverfahrens auf der Basis derselben Verfahren, auf denen unsere Typologie beruht, über ein ganzes Jahrzehnt hinweg das Auftreten von psychischen Erkrankungen und Selbstmord bei Schülern unserer Krankenpflegeschulen zu verhindern (10, 16).

Die Untersuchung normaler psychischer Entwicklung während der zweiten Lebenshälfte ist ein relativ neuer Zweig der Entwicklungspsychologie. Er kam in den fünfziger und sechziger Jahren auf und hat während der letzten 10 Jahre an Gewicht und Erfahrung gewonnen. Für gewöhnlich war er nicht mit Fragen der Psychopathologie beschäftigt. Auch hat er mit einigen wenigen Ausnahmen, wie Thomae und seine Mitarbeiter und unsere eigene Arbeitsgruppe in Jerusalem, sich nicht mit der Suche nach Mustern, Typen oder typischen Verläufen der Entwicklung beschäftigt, sondern eher nach Gesetzmäßigkeiten gesucht, die sich in Alters- oder Stufenmittelwerten ausdrücken. Möglicherweise aus diesem letzteren Grund haben sich Langzeitentwicklungsstudien des höheren Lebensalters auch nicht mit psychischer Krankheit, ihrem Auftreten, ihrer Verhütung und Behandlung beschäftigt. Auch hier gibt es wieder einige Ausnahmen, vornehmlich in der California-Gruppe um Lowenthal (23) und in der brillianten, einsichtsvollen klinischen Arbeit von Gutman. Die Ergebnisse der JESMA ermutigen sicherlich zur Weiterverfolgung solcher Gedankengänge und zu weiteren quantitativen Langzeituntersuchungen der Persönlichkeit während der zweiten Lebenshälfte. Diese Art von Untersuchung sollte die Probleme von Erkennung, Prävention und Behandlung auftretender psychischer Krankheit im höheren Lebensalter integrieren mit den reichen klinischen Erfahrungen und Einsichten, die sich in den letzten Jahrzehnten angesammelt haben. Auch wenn es gänzlich wahr wäre, daß es eine statistische Stabilität während der letzten Lebensphase gibt, brauchen wir mehr Kenntnis, um uns besser um die glücklicherweise kleine Minderheit kümmern zu können, die manchmal langsam, manchmal plötzlich nach so vielen Lebensjahren als Patienten in psychiatrischen und klinisch psychologischen Kliniken enden.

Zusammenfassend zeigt diese kurze Analyse der sechs bedeutendsten theoretischen Ansätze für die Persönlichkeitsentwicklung während der zweiten Lebenshälfte die Möglichkeiten und offensichtlichen Bedeutungen für die Psychogeriatrie, gleichgültig auf welchen Grundannahmen sie aufbauen mag. Es konnte gezeigt werden, daß diese

Theorie einen Einfluß auf Diagnose, Behandlung und Prävention sowie auf die Gestaltung von gesundheitspolitischen Konzepten für die rasch alternde Bevölkerung der westlichen Welt haben könnte. Im vorliegenden Aufsatz wurde der Versuch gemacht, die wichtige Rolle von quantitativen, langzeitlichen, empirischen Untersuchungen an normalen Populationen für die Früherkennung auftretender psychopathologischer Erkrankungen aufzuzeigen. Es wurde aufgezeigt, daß aus lebenszeitlichen differentiellen entwicklungspsychologischen Studien gewonnene Informationen ein bedeutender Faktor für den Fortschritt einer Psychogeriatrie sein könnte, die auf die Person des Einzelnen oder auf Typen von Personen zugeschnitten ist anstatt auf allgemeine senile Populationen oder auf Syndromgruppen. Der zuletzt erwähnte Ansatz schließt per definitionem die Möglichkeit der Früherkennung vorklinischer Fälle ebenso aus wie die Planung von Präventivmaßnahmen.

Während ein differentialpsychologischer Ansatz in der täglichen Arbeit aufwendiger erscheint und möglicherweise teuer ist, mag es wohl sein, daß auf lange Sicht die Effizienz durch eine dem Individuum angemessene Einstellung wächst und daß so auch, wie schon früher betont, durch die Stützung von politischen Konzepten, die sich an einer typspezifischen anstatt einer allgemeinen Patienten-Population anlehnen, Kosten gesenkt werden können.

Schließlich und endlich sollte eine solche personen- oder typenspezifische Herangehensweise in größerem Maße die Rechte des einzelnen Patienten schützen und dem alternden psychiatrischen Patienten das Gefühl vermitteln, als Person respektiert zu werden. Auch könnte es die Haltung all jener günstig beeinflussen, die mit psychiatrischen Problemen des Alterns in der Praxis, in der Forschung und in der öffentlichen Verwaltung zu tun haben.

References

1. Adler E, Adler H, Magora A, Shanan J (1969) Stroke in Israel. Polypress, Jerusalem
2. Bertalanffy L (1968) General System Theory. Broziller, New York
3. Buehler C (1933) Der Menschliche Lebenslauf als psychologisches Problem. S Herzel, Leipzig
4. Claparede E (1911) Recognition et molite. Arch de Psychol 11: 79–90
5. Cumming E, Henry WE (1971) Growing Old. Basic Books, New York
6. DSM III (1980) American Psychiatric Association
7. Durkheim E (1950) Suicide. Free Press of Glencoe, New York
8. Erikson HE (1950) Childhood and Society. Norton and Company, New York
9. Freud S (1930) Three Contributions to the Theory of Sex. Neur and Ment Dis Publishing Company, New York
10. Golnour D, Shanan J (1979) Coping Style and Needstructure as Determinants of Mental Health in Israeli Students. Proceedings 8th World Congress of School and University Health, Jerusalem
11. Grinker RR (ed) (1967) Toward a Unified Theory of Human Behaviour. 2nd edition. Basic Books, New York
12. Gutman D, Griffin B, Grunes J (1982) Developmental Contributions to the Later Onset Affective Disorders. In: Brim O, Baltes P (eds) Life Span, Development and Behavior. Academic Press, New York
13. Havighurst RJ (1948) Developmental Tasks and Education. David McKay, New York
14. Havighurst RJ, Neugarten BL, Tobin SS (1968) Disengagement and Patterns of Aging. In: Neugarten BL (ed) Middle Age and Aging. University of Chicago Press, Chicago
15. Henry W (1963) The Theory of Intrinsic Disengagement. Paper presented at the International Gerontological Research Seminar, Morkaryd, Sweden

16. Jacobovitz J, Shanan J (1979) The Role of Student Selection in Prevention of Suicide and Psychiatric Disorders. Proceedings 8th World Congress of School and University Health, Jerusalem
17. Jung CG (1975) The Stage of Life. Collected Works Volume 8. Princeton University Press, Princeton (originally published 1930).
18. Leary T (1957) Interpersonal Diagnosis of Personality. Ronald Press, New York
19. Lerner J, Shanan J (1972) Coping Style in Psychiatric Patients with Somatic Complaints. Journal of Personality Assessment 36: 18–32
20. Levinson DJ (1979) The Seasons of a Man's Life. A A Knopf, New York
21. Livne M (1981) Patient Careers of Psychiatric Patients During the Second Half of Life. Unpublished MA Thesis, Department of Psychology, The Hebrew University of Jerusalem
22. Loevinger J, Wessler R (1970) Measuring Ego Development. Jossey Bass, San Francisco
23. Lowenthal MF, Berkman PL and associates (1967) Aging and Mental Disorder in San Francisco. Jossey Bass, San Francisco
24. Mor E, Shanan J, Levinson A (1973) Motivation and Coping Behavior in Adaptation to Contact Lenses. Journal of Personality Assessment 37: 136–143
25. Murray MA (1938) Explorations in Personality. Oxford University Press, New York
26. Neugarten BL (1970) Adaptation and the Life Cycle. Journal Geriatrtic Psychiatry 4: 71–87
27. Peck RL (1968) Psychological Developments in the Second Half of Life. In: Neugarten BL (ed) Middle Age and Aging. University of Chicago Press, Chicago
28. Piaget J (1968) Le Structuralisme. Prese Universitaires, Paris
29. Roff M, Ricks DF (1970) Life History Research in Psychopathology. University of Minnesota Press, Minneapolis
30. Shanan J (1975) Coping Behavior in Adaptation to Hearing Aids in the Elderly. Unpublished mimeograph
31. Shanan J (1985) Personality Types and Culture in Later Adulthood. Karger, Basel New York
32. Shanan J, Weil H (1977) Forced and Autonomous Detachment – their Impact on Coping Style and Independence in Later Adulthood. In: Munnichs JM, Van den Heuvel JA (eds) Dependency and Independency in Old Age. Martinus Nijhoff, The Hague
33. Shanan J, Kaplan-De Nour A, Garty I (1976) Effects of Prolonged Stress on Coping Style in Terminal Renal Failure Patients. Journal of Human Stress 2: 19–27
34. Sheehy G (1976) Passages. EP Dutton, New York
35. Thomae H (1976) Patterns of Aging. Karger, Basel New York
36. Vaillant GE (1977) Adaptation to Life. Little Brown and Company, Boston

Epidemiologie
Klinik
Differentialdiagnostik

Depressionen im Alter: Entstehungsbedingungen, Symptomatologie, Diagnostik und Differentialdiagnostik

M. Bergener

Einleitung

Depressionen werden als die häufigsten psychischen Erkrankungen angesehen, vor allem auch bei älteren Menschen. Bei ihnen soll eine zunehmende Neigung zu depressiven Verstimmungen zu beobachten sein. So ist heute der Begriff „Depression" fast in aller Munde, was einer definitorischen Klärung keineswegs zugute gekommen ist. Eine kaum mehr überschaubare Zahl von Veröffentlichungen zum Thema „Depression" kann nicht darüber hinwegtäuschen, daß unsere Kenntnisse über die Ursachen und die unterschiedlichen Erscheinungsbilder der Depression äußest unzulänglich geblieben sind, und daß trotz des häufigen Auftretens die Diagnostik der Depression nach wie vor besondere Schwierigkeiten bereitet. Die Folge davon ist, daß Depressionen bei älteren Menschen in vielen Fällen nicht erkannt oder viel zu spät erkannt werden, wobei die Unzulänglichkeiten der Diagnostik sich vor allem auch in der Therapie auswirken. Die Früchte der Depressionsforschung sind in den zurückliegenden Jahrzehnten damit weit hinter den Erwartungen zurückgeblieben. Unklar geblieben sind vor allem unsere Kenntnisse über mögliche Zusammenhänge zwischen dementiellen Prozessen und Depressionen im Alter. Bis in die Gegenwart hinein ist immer wieder die Vermutung geäußert worden, daß sich Depressionen und Alzheimer-Erkrankung nicht nur von Fall zu Fall überlagern, sondern daß es sich bei beiden vielmehr um unterschiedliche Erscheinungsbilder ein und desselben Krankheitsprozesses handeln könnte. Ebenso problematisch ist die Abgrenzung zwischen depressivem Verhalten als einer altersgemäßen, zumindest nicht krankhaften Befindlichkeit, und dem eigentlichen Krankheitsbild der Depression. Auch hier wären Übergänge denkbar. Lebenskrisen im Alter können in eine Depression übergehen; doch längst nicht allen Depressionen geht eine derartige Krise voraus. Deshalb sind auch andere Auslöser zu begrifflichen Abgrenzungen herangezogen worden. So ist die Fülle verwirrender Synonyme zu erklären, wie beispielsweise „larvierte", „vegetative", „hypochondrische", „vitalisierte" oder auch „Untergrunds- und Erschöpfungsdepression". Ebenso rasch, wie einzelne dieser Bezeichnungen in Mode kamen, sind andere auch wieder verschwunden. Sie haben zur begrifflichen Klärung sicherlich wenig beigetragen und erscheinen uns nicht zuletzt unter pathogenetischen, therapeutischen und prognostischen Gesichtspunkten entbehrlich. In der Depressionsforschung sollten sie künftig vor allem aus Gründen der Vereinheitlichung und der besseren Vergleichbarkeit verzichtbar sein.

Epidemiologie

Die unterschiedlichen, zum Teil widersprüchlichen, ja gegensätzlichen diagnostischen und nosologischen Einteilungsprinzipien der Depressionen lassen es nicht verwunderlich erscheinen, daß exakte epidemiologische Angaben über die Häufigkeit einzelner Depressionsformen im Alter großen Schwankungen unterliegen. Redlicher wäre es, sich einzugestehen, daß hierüber lediglich Vermutungen angestellt werden können, mit allen damit verbundenen Risiken, der Willkür Tür und Tor zu öffnen. So wird allgemein angenommen, daß die Morbidität für endogene Depressionen, bezogen auf die gesunde Durchschnittsbevölkerung, sich auf 0,4 bis 0,6% beläuft. Vermutlich liegt sie jedoch viel höher, geht man davon aus, daß nicht nur leichtere, sondern auch eine Reihe der durch organische Prozesse überlagerten Depressionsformen nach wie vor nicht erkannt und somit auch diagnostisch nicht richtig erfaßt werden. Für das Alter fehlen verläßliche epidemiologische Zahlenangaben bis heute überhaupt. Von Stenbäck (13) wurden in einer Feldstudie über Depressionen im Alter 23,5% der über 70jährigen als depressiv eingestuft, wobei Depression als eine mit depressiver Stimmung einhergehende, aktivitätshemmende, psychische Veränderung definiert wurde. In der einen Hälfte dieser Fälle war eine schwere, nicht heilbare Krankheit der wichtigste ätiologische Faktor; in der anderen wurden reaktive Faktoren, wie Pensionierung, Partnerverlust und finanzielle Verluste als ursächliche Faktoren angenommen.

Pathogenese

Nach Chaisson-Stewart (3) handelt es sich bei der Depression um ein vielfältig variierendes, mehrdimensional strukturiertes, multikausal determiniertes, komplexes Phänomen. Psychologische, psychoanalytische, neurochemische und pharmakologische Theorien haben versucht, die vielschichtige Komplexität dieses Phänomens zu erklären. Gleichwohl ist es bis heute nicht gelungen, daraus eine umfassende, ganzheitliche Theorie der Depression zu entwickeln. Übereinstimmung besteht darin, daß sich die beteiligten biologischen und psychologischen Faktoren nicht gegenseitig ausschließen müssen, daß sie vielmehr in vielfältiger Weise und in wechselnder Gewichtung ineinandergreifen und aufeinander einwirken können. Die in der Klinik noch immer übliche Unterteilung in zwei Formen, eine schwere, mit depressiver Verstimmung einhergehende („endogene") und eine leichter verlaufende, häufig mit körperlichen Erkrankungen einhergehende („exogene" oder „reaktive") Depression beruht nach dieser Auffassung im wesentlichen auf ihrer unterschiedlichen therapeutischen Beeinflußbarkeit. Während die schwere Depressionsform auf somatische Behandlungverfahren anspricht, soll die „exogene" oder „reaktive" Form vor allem psychotherapeutischen Behandlungsmaßnahmen zugänglich sein. Diese zweigliedrige Klassifikation hat keineswegs ungeteilte Zustimmung gefunden. Von anderer Seite wurde vermutet, daß es sich um ein und dieselbe Erkrankung handeln könnte, wobei die genannten Unterformen lediglich unterschiedliche Erscheinungsbilder (Syndrome) repräsentieren würden; gewissermaßen Variationen der beiden Pole eines weitgespannten Symptomspektrums ein und desselben Krankheitsprozesses. Dieses „unitary concept of depression" ist vor allem in der angelsächsischen Literatur vertreten worden. Von amerikanischen Autoren wurde die unterschiedliche Ansprechbarkeit einzelner Symptome auf bestimmte Therapieformen hervorgehoben. Levitt und Lubin (6) schlossen daraus, daß die therapeutische Ansprechbarkeit von der Symptomatik, nicht aber von der diagnostischen Zuordnung abhängig ist. Eine wechselnde therapeutische Ansprechbarkeit würde demnach nicht in Einklang zu bringen sein mit der Auffassung, wonach allen Depressionsformen ein

identischer Krankheitsprozeß zugrunde liegt. Noch einen Schritt weiter geht Eysenck (4); von ihm wurde die zweigliedrige Klassifikation der Depression als ein faktorenanalytisches Kunstprodukt bezeichnet, und schließlich fügte Mendels (8) kritisch hinzu, daß „endogene und reaktive Syndrome" in reiner Form lediglich in einer sehr geringen Zahl von Fällen beobachtet werden können, während es sich in der Mehrzahl aller Krankheitsformen um sogenannte Mischbilder handeln würde. In ihrer integrierten Theorie der Depression vertritt Maureen Chaisson-Stewart (3) die Auffassung, daß im Rahmen eines einheitlichen Krankheitsmodells die Bezeichnung „psychotisch" als Index für die Ausprägung der Symptomatik, der Begriff „endogen" demgegenüber als Hinweis auf einen bestimmten Schweregrad des Verlaufs eines als Einheit aufgefaßten Prozesses Verwendung finden sollte. Der Begriff „reaktiv" indes wird von ihr zur Beschreibung leichter Verlaufsformen depressiver Syndrome vorgeschlagen. Keinesfalls darf die Schwierigkeit, eine endogene Depression zu diagnostizieren, zu dem Schluß führen, daß die Annahme einer Depression in dieser besonderen Form lediglich auf einem Artefakt beruhe. Je nach der Art ihrer Internalisierung kann die depressive Symptomatik so weitgehend verdeckt werden, daß eine diagnostische Identifizierung in diesen Fällen unmöglich erscheint. Nach Chaisson-Stewart (3) steht die „unitary theory" der Depression in Einklang mit der von Hans Selye (12) entwickelten Streßtheorie. Dieses Streßmodell wird durch neuere neurobiologische Forschungsergebnisse gestützt, wobei von Lipton (7) die These vertreten wird, daß sich der Häufigkeitsanstieg der Depression im Alter durch biochemische Veränderungen der Hirnfunktionen erklären läßt. Aus diesen würde eine reduzierte Verfügbarkeit von Neurotransmittern resultieren, die demzufolge dann für eine ausreichende Streßadaptation nicht mehr verfügbar sind. Dieses Modell unterstreicht die besondere Bedeutung altersbezogener Belastungen für das gehäufte Auftreten von Depressionen in dieser Lebensphase.
Unter diesen Belastungen scheinen tatsächlich eintretende Verluste und Beschränkungen, und die damit verbundene erlebnismäßige Verarbeitung eine besondere Rolle zu spielen. Verluste können sich dabei aber nicht nur in materieller Hinsicht ergeben; sie können sich ebenso auf die eigene Kompetenz sowohl in körperlicher als auch in psychisch-geistiger Hinsicht beziehen. In diesem Zusammenhang ist die Bedeutung körperlicher Erkrankungen für die Entstehung von Depressionen im Alter besonders hervorzuheben. Wichtige Untersuchungen hierzu sind das Verdienst von Felix Post (9a/b) und seiner Schule: Bei 41,6% der „Spät-Depressiven" waren schwere körperliche Erkrankungen der psychischen Krankheit vorausgegangen, aber nur bei 28,6% der im jüngeren Erwachsenenalter sich manifestierenden Depressionen. Roth und Kay (10) hatten schon früher auf die prädisponierende Bedeutung von Körperkrankheiten für Altersdepressionen hingewiesen. Demgegenüber waren Kay (5) und Stenstedt (14) der Auffassung, daß der Verwitwung eine besondere Bedeutung bei der Auslösung von Altersdepressionen zukommen könnte. Wiederum Post (9a/b) konnte zeigen, daß die Depression in nahezu zwei Drittel aller Fälle innerhalb der ersten sechs Monate nach dem Tode des Ehegatten klinisch in Erscheinung getreten war. Auch andere Verlusterlebnisse waren häufiger festzustellen als bei Depressionen, die sich bereits im früheren Erwachsenenalter erstmals manifestiert hatten. Das Vorliegen aller diese auslösenden Momente bei Spätdepressionen war indessen statistisch nicht signifikant. Dies ist das ernüchternde Resümee, mit dem Felix Post (9a/b) seine eigenen, außerordentlich gründlichen, sich über viele Jahrzehnte erstreckenden Untersuchungen zusammenfaßt. Ebenso schwierig sei die Beurteilung sozialer Faktoren, deren Bedeutung in der Streßtheorie

besonders hervorgehoben wird; vielleicht noch unklarer ist die Rolle erblicher Belastungen und konstitutioneller Faktoren. Vergegenwärtigt man sich die erwähnte prädisponierende Bedeutung körperlicher Krankheiten bei Spätmanifestationen von Depressionen, so könnte es lohnend sein, die eingangs formulierte These einer im biologischen Altern selbst begründeten Disposition aufzugreifen und durch weitere empirische Forschungen zu unterbauen. Das besondere Augenmerk sollte dabei der Neurobiochemie und dem zentralen Stoffwechsel gewidmet werden*. Zusammenfassend ergibt sich trotz aller wissenschaftlichen Anstrengungen im Hinblick auf die Pathogenese der sich im Alter manifestierenden Depression noch immer ein wenig befriedigendes, noch weniger überzeugendes Bild. Viele Widersprüche lassen sich nicht nur methodischen Mängeln einer großen Zahl dieser Untersuchungen zuweisen. Diagnostische Zuordnungsprobleme der vielfältig in ihrer Ausprägung wie auch in ihrem zeitlichen Auftreten und Zusammentreffen variierenden depressiven Symptome erklären andere, gegenwärtig kaum überwindbare Schwierigkeiten. Diese ernüchternde Bilanz sollte nicht zur Resignation Anlaß geben; sie sollte vielmehr als Herausforderung aufgefaßt werden. Ausgehend von einem mehrdimensionalen Konzept sollte sich das Interesse künftig stärker auf klinische Untersuchungen unter besonderer Berücksichtigung hirnphysiologischer und biochemischer Grundlagenforschung konzentrieren. Publizistische Enthaltsamkeit könnte hilfreich und damit der Depressionsforschung dienlich sein. Publizistischer Eifer andererseits kann die Notwendigkeit einer völlig neuen Forschungslogik nicht ersetzen. Was aber ist in dieser Situation vordringlich zu tun? Welche Untersuchungsinstrumente stehen der klinischen Diagnostik zur Verfügung?

Symptomatologie, Diagnostik und Differentialdiagnostik

Einem empirisch-pragmatischen Konzept folgend ist in jedem Fall davon auszugehen, daß an der Entwicklung einer Depression in der Regel verschiedene Faktoren beteiligt sind. Neben
– Anlagefaktoren („endogenen"):
  sie schlagen sich in erster Linie in einem phasischen Krankheitsverlauf nieder. Gleichwohl sind über das Eigentliche dieser Disposition trotz aller Anstrengungen bisher nicht mehr als Vermutungen möglich. Ebenso wenig wissen wir über die Art des somatischen Grundprozesses. Auswirkungen von Veränderungen des Hirnstoffwechsels werden diskutiert. –
spielen
– exogene Faktoren: „altersspezifische" Belastungen, nachlassende Vitalität und Kompetenz –
eine besondere Rolle.
Darüber hinaus ist die Bedeutung
– situativer und psychosozialer Einflüsse
hervorzuheben.
Alle diese Faktoren wirken nicht isoliert. Sie wirken zusammen, wobei sie sich gegenseitig beeinflussen und verstärken können, so daß das Ergebnis ihres Zusammenwirkens niemals einem bloßen Summationseffekt entspricht. Depressionen im Alter sind in er-

---

* Auf die Beiträge von Fowler sowie der eigenen Kölner Arbeitsgruppe in der vorliegenden Veröffentlichung sei an dieser Stelle verwiesen.

ster Linie über das gemeinsame Manifestationsalter, d. h. den Zeitpunkt ihres erstmaligen Auftretens verbunden. Darüber hinaus sind sie dadurch in besonderer Weise ausgezeichnet, daß die im Einzelfall beteiligten Entstehungsbedingungen untereinander in stärkerem Maße interferieren als bei Depressionen früherer Lebensphasen. Körperliche Krankheiten haben eine prädisponierende und provokatorische Wirkung auf Syndrommanifestation und -verlauf. Je später sich eine Depression manifestiert, um so größer wird der Einfluß peristatischer Faktoren. W. Schulte (11) hat in diesem Sinne von einem Crescendo somatischer und psychoreaktiver Faktoren im Laufe der Lebensentwicklung gesprochen.

Klinisch bewährt hat sich die Untergliederung der depressiven Symptomatologie in drei Hauptdiagnosegruppen:

1. die symptomatische (exogene, organische) Depression:
   Initialsyndrom einer organischen Hirnerkrankung auf der Grundlage einer Gefäßsklerose, einer Hirnschädigung, eines hirnatrophischen Prozesses; ausgelöst beispielsweise durch eine abrupt oder langsam einsetzende Minderdurchblutung des Gehirns, durch einen Herzinfarkt; häufig auch durch medikamentöse Maßnahmen. Differentialdiagnostisch kann die Abgrenzung gegenüber dementiellen Prozessen schwierig sein. Vielfach ist ein Zusammentreffen zu beobachten, wobei die depressive Symptomatik in der Initialphase vorherrscht, während im Verlauf der hirnorganischen Umstrukturierung dementielle Symptome immer stärker in den Vordergrund treten.

2. die psychogene (neurotische, reaktive) Depression:
   Unerledigtem Konfliktmaterial ist im Rahmen eines psychodynamischen Konzepts nicht nur die Bedeutung eines pathoplastischen, sondern innerhalb bestimmter Grenzen die eines partiellen pathogenen Faktors zugewiesen. Der depressiven Symptomatik liegt eine charakterliche Reaktionsbildung zugrunde, in dem Bemühen, „durch Leistung, durch Nähe zu anderen und durch eine beispielhafte Lebensführung untergründig bestehende aggressive und destruktive Phantasien zu verleugnen" (2).
   Die Depression selbst erscheint als ein Zusammenbruch dieser charakterlichen Abwehr, als die Isolierung von idealisierten Objekten, als das Ausgeliefertsein gegenüber Schuld und Selbstvorwürfen. Psychodynamisch wurde die Tendenz zur Somatisierung depressiver Verstimmungen als Verschiebung einer gestörten symbiotischen Abhängigkeit von einem äußeren Realobjekt auf die Abhängigkeit von einem inneren Objekt, einem Organ des eigenen Körpers, aufgefaßt (2). Peristatische Faktoren (äußere Belastungen, soziale Konflikte) können auch hierbei als Auslöser wirksam werden.

3. die psychotische (endogene) Depression:
   Sie weist weder Zeichen auf, die über eine altersentsprechende zerebrale Gefäßsklerose hinausgehen, noch kann sie als ausschließlich psychoreaktiv entstanden aufgefaßt werden. Allein der Manifestationstermin spricht für die Altersabhängigkeit. Was nach W. Schulte (11) „zugleich das Eingeständnis bedeutet, daß über ihre Entstehung nicht mehr bekannt ist, als die Tatsache, daß sie spät auftritt". Nach Angst (1) ist die Spätdepression wahrscheinlich den endogen-monophasischen, periodischen Depressionen zuzurechnen. Allerdings sollte sie von den zyklothymen, manisch-depressiven Psychosen unterschieden werden. Für beide werden genetische Dispositionen diskutiert, jedoch nicht die gleichen.

So unerläßlich die genaue Kenntnis der Psychopathologie der Depression ist, so schwierig kann die Diagnose sein. Nicht nur die Polysymptomatologie führt häufig auf eine falsche Fährte. Körperliche Symptome können in der allgemeinen Symptomatologie so vorherrschend sein, daß eine psychiatrische Diagnose überhaupt nicht in Betracht gezogen wird; zumal dann, wenn gleichzeitig psychopathologische Symptome weitgehend – oder ganz – fehlen. Bei keinem anderen Krankheitsbild sind somatopsychische Wechselwirkungen so ausgeprägt wie bei der Depression. Niemals sollte daher *ein* Befund *isoliert* betrachtet werden, dem Röntgenbild, dem Laborbefund, dem Elektroenzephalogramm oder der Computertomographie nicht mehr Bedeutung beigemessen werden als der biographischen Anamnese. In vielen Fällen ist sie das wichtigste Untersuchungsinstrument. Die Interferenz der die klinische Symptomatologie beherrschenden Symptome kann soweit gehen, daß eine Unterscheidung von einer akuten zerebralen Dekompensation oder einem hirnorganischen Psychosyndrom nicht zu treffen ist. Noch komplizierter kann es für den untersuchenden Arzt werden, wenn man berücksichtigt, daß in anderen Fällen umgekehrt akute zerebrale Dekompensationen erstmals unter dem Bild einer depressiven Symptomatik in Erscheinung treten können. Die rechtzeitige Erkennung, d.h. die Frühdiagnostik einer Depression im Alter, stellt daher nach wie vor ein besonderes Problem dar, was einmal darauf zurückzuführen ist, daß das dazu erforderliche diagnostische Instrumentarium bisher nur unzulänglich entwickelt worden ist – auch die verfügbaren psychometrischen Tests bilden hier keine Ausnahme – andererseits das vorhandene vielfach falsch eingesetzt wird; erschwerend wirkt sich aus, daß die Aussagemöglichkeiten einzelner Untersuchungsergebnisse meist überschätzt werden.

Hinzu kommt, daß es keine für eine Depression spezifischen Beschwerden gibt; auch keine pathognomonischen Symptome, d.h. Symptome, die unbedingt vorhanden sein müßten. Bereits erwähnt wurde, daß dies auch für die depressive Verstimmung gilt. Jedes einzelne Symptom kann auch bei einer anderen psychischen oder körperlichen Erkrankung vorkommen. So sehr dies an sich die Diagnose erschweren kann: entscheidender ist, daß die meisten Depressionen deshalb nicht diagnostiziert werden, weil die grundsätzliche Möglichkeit einer psychischen Erkrankung überhaupt nicht in Betracht gezogen wird. Oft werden über Monate viele Krankheitsstationen allgemeiner Kliniken durchlaufen; nicht selten unter den insistierenden Klagen der Kranken auch operative Eingriffe durchgeführt: außerordentlich kostspielig, zeitraubend und letztlich für Patient und Arzt unbefriedigend. Nochmals: so wichtig eine gründliche allgemein-klinische Untersuchung ist und bleibt, so unverzichtbar ist die Anamnese. Werden darin frühere ähnliche, unter Belastungen auftretende körperliche Beschwerden oder Zustände des Versagens beschrieben, so kann dies den untersuchenden Arzt auf die richtige Fährte weisen. Immer sollte auch dem Ausdruck, der allgemeinen Stimmung, der Mimik, dem Antrieb, der Art zu sprechen, besondere Aufmerksamkeit gewidmet werden.

Mit dem folgenden, von Wächtler und Lauter (15) entwickelten Explorationsschema gelingt es im allgemeinen, ein depressives Syndrom zuverlässig zu diagnostizieren, oder zumindest eine Verdachtsdiagnose zu stellen. Dieses kurze, lediglich zehn Fragen umfassende Untersuchungsschema eignet sich besonders für die Praxis und kann daher von jedem Arzt eingesetzt werden (in Klammern das jeweils erfragte Symptom):
– Können Sie sich noch freuen? (depressive Verstimmung)
– Fällt es Ihnen schwer, Entscheidungen zu treffen? (Entschlußlosigkeit)
– Haben Sie noch Interesse an früheren Steckenpferden? (Antriebsarmut)

- Neigen Sie in letzter Zeit vermehrt zum Grübeln? Worüber? (depressive Denkinhalte)
- Plagt Sie das Gefühl, Ihr Leben sei sinnlos geworden? (Suizidgedanken)
- Fühlen Sie sich müde, schwunglos? (Vitalitätsverlust)
- Wie steht es mit Ihrem Schlaf? (Schlafstörungen)
- Spüren Sie irgendwelche Schmerzen, einen Druck auf der Brust, haben Sie noch andere körperliche Beschwerden? (Vitalstörungen und somatische Symptome)
- Haben Sie weniger Appetit, an Gewicht verloren? (Appetitverlust)
- Haben Sie Schwierigkeiten in sexueller Hinsicht? (Nachlassen von Libido und Potenz)

Ein depressives Syndrom sollte nach Wächtler und Lauter (15) immer auch dann vermutet werden, wenn eine depressive Verstimmung über einige Tage ununterbrochen bestehen bleibt, wenn sie von dem Betroffenen als quälend oder als ihm und seiner ihm sonst üblichen Erfahrens- und Erlebnisweise fremd erscheint, wenn sie durch Situationswechsel nicht beeinflußbar ist und wenn sie schließlich für den Betroffenen so quälend wird, daß er ärztliche Hilfe aufsucht. Im Hinblick auf die unterschiedlichen therapeutischen Konsequenzen sollte über die Syndrom-Diagnose hinaus versucht werden, das depressive Beschwerdebild einer der drei genannten Erkrankungsformen zuzuordnen. Für das Vorliegen einer psychotischen („endogenen") Depression spricht nach Wächtler und Lauter (15) der Nachweis folgender Symptome (die kursiven sind differentialdiagnostisch bedeutsame Symptome):

- Appetitlosigkeit oder Gewichtsverlust
- Schlafschwierigkeiten, Schlaflosigkeit, insbesondere *Früherwachen* sowie vermehrtes Schlafbedürfnis
- Energielosigkeit z.B. Erschöpfbarkeit, Müdigkeit oder lokalisierte Vitalstörungen
- Agitiertheit oder Gehemmtheit
- Interessenverlust an gewohnter Tätigkeit oder verminderte Sexualität
- Selbstvorwürfe oder Schuldgefühle und Ängste vor allem *Schuld-, Verarmungs- und Krankheitswahn*
- Klagen über aktuell verminderte Denkleistungen (Verlangsamung, Grübeln) oder Klagen über Konzentrationsstörungen
- Wiederkehrende Todes- oder Suizidideen einschließlich Todeswünsche
- Tageszeitliche Schwankungen mit Morgentief oder deutlicher abendlicher Besserung
- *Gefühl der Gefühllosigkeit* oder *Gefühl der inneren Leere*

Nach allgemeiner klinischer Erfahrung läßt der Nachweis dieses Symptomrasters die Schlußfolgerung zu, daß es sich bei dem vorliegenden Beschwerdebild um eine psychotische Depressionsfom handelt. Demgegenüber spricht für eine symptomatische Depression der Nachweis einer körperlichen Grundkrankheit, die sich in zeitlichem Zusammenhang mit der Depression manifestiert hat. Zum anderen sind darüber hinaus häufig psychopathologische Symptome nachweisbar, die auf das gleichzeitige Bestehen eines organischen Grundprozesses hinweisen. Vor allem sind hier die Symptome eines organischen Psychosyndroms ebenso wie die Zeichen einer akuten zerebralen Dekompensation anzuführen; nicht zuletzt können neurologische Symptome die Annahme eines zerebralen Gefäßprozesses unterbauen. Die Diagnose einer neurotischen Depression ist keineswegs eine Ausschlußdiagnose. Sie sollte auf keinen Fall lediglich nach dem Ausschlußprinzip gestellt werden. Dazu ist die damit verbundene psychische Problematik zu vielschichtig und komplex. Ohne das Rüstzeug einer fundierten psychotherapeutischen Ausbildung sieht sich der untersuchende Arzt indes in einer schier ausweglosen Situation. Auch die Anwendung noch so eingehender psychologischer Tests kann dann allein ganz sicher nicht weiterhelfen.

Zusammenfassung

Depressionen, die sich im Alter manifestieren, lassen in vielen Fällen gesundheitliche Probleme offenkundig werden, die häufig mit medizinischen Mitteln allein nicht lösbar sind. Gleichwohl bleibt auch hier den behandelnden Ärzten eine besondere Verantwortung zugewiesen. Durch medizinische Interventionen und neue medizinische Technologien lassen sich heute auch jene depressiven Syndrome nachhaltig beeinflussen, die noch vor wenigen Jahrzehnten als therapieresistent aufgefaßt wurden.
Eine Depression ist immer das Ergebnis einer von vielen, sehr unterschiedlichen medizinischen, biologischen, psychologischen, sozialen und ökologischen Bedingungen und einer von diesen in unterschiedlichster Weise beeinflußten Entwicklung. Diese kann über Phasen der Stabilität hinweg zu Phasen zunehmender Instabilität führen und schließlich in eine akute Krise einmünden. Die Anwendung heute an sich möglicher medizintechnischer Errungenschaften und therapeutischer Möglichkeiten führt in vielen Fällen, doch keineswegs immer, zu dem erhofften Erfolg; vielleicht deshalb nicht, weil ärztliches Handeln noch immer zu einseitig auf Diagnose und Heilung einer Krankheit, nicht aber auf Diagnose und Heilung eines Menschen ausgerichtet ist. Nicht selten können dann, um in einem Bild zu sprechen, die angerichteten Wasserschäden verheerendere Auswirkungen haben, als die ursprünglichen Brandherde.
Die Diagnostik einer im allgemeinen durch eine Polysymptomatologie gekennzeichneten Depression ist nur vor dem Hintergrund einer mehrdimensionalen Analyse auf der Grundlage eines multikausalen Krankheitskonzepts möglich. Niemals ist im Rahmen differentialdiagnostischer Entscheidungsprozesse die Bewertung eines Einzelbefundes ausschlaggebend. Ohne das Rüstzeug einer mehrdimensionalen Diagnostik werden sich immer neue differentialdiagnostische Sackgassen auftun. Mehrdimensionale Diagnostik aber setzt eine möglichst weitgehende Integration der Psychiatrie in die Allgemeinmedizin voraus. Das für eine frühzeitige Erkennung erforderliche Untersuchungsinstrumentarium zu entwickeln, ist eine vorrangige Aufgabe, der Psychiater, Psychotherapeuten, Allgemeinmediziner und Psychologen heute gemeinsam gegenüberstehen, mit der sie gemeinsam konfrontiert sind und der sie nicht länger ausweichen können.

Eine Zunahme depressiver Erkankungen im höheren Lebensalter ist nicht sicher erwiesen. Gleichwohl läßt sich ein Häufigkeitsgipfel in der zweiten Lebenshälfte feststellen. Frauen erkranken häufiger als Männer.
Das „Alter an sich" ist als auslösender Faktor nicht erwiesen, wohl aber eine zunehmende Disposition durch das gehäufte Auftreten körperlicher Krankheiten und anderer Belastungen.
Die Flut verwirrender Synonyme und „Präfixa" wie beispielsweise „neurotisch-vegetativ", „klimakterisch", „larviert", erscheint entbehrlich. Vor dem Hintergrund einer multifaktoriellen Genese stellen der körperliche Gesundheitszustand einerseits und die Umwelt andererseits besondere prädisponierende Bedingungen dar. In keinem Fall

sollte man sich mit einer Syndromdiagnose zufrieden geben; wo immer möglich, ist eine nosologische Diagnose anzustreben. Nicht zuletzt im Hinblick auf die unterschiedlichen therapeutischen Konsequenzen ist in diesem Zusammenhang auf die diagnoseabhängige „Wertigkeit" einzelner Symptome hinzuweisen.

Ebenso wenig wie die Diagnostik läßt sich die Therapie depressiver Erkrankungen „mit linker Hand" betreiben. Vorrangig sind dabei zwei Fagen zu klären:

1. Ist eine Therapie überhaupt erforderlich, und wenn ja:
2. wird sich der Patient an die Verordnungen halten? („Compliance")

Immer gilt es, Prioritäten zu setzen. Nicht alle Krankheitszustände haben das gleiche Gewicht. Ihre Behandlungsbedürftigkeit kann während ein und desselben Krankheitsverlaufs häufig mehrmals wechseln. Die Verordnung von Arzneimitteln allein ist noch keine Therapie. Für ihre Verordnung gilt: „so wenig wie möglich, soviel wie nötig". Niemals sollte die Polysymptomatologie einer Depression als Aufforderung zur Polypragmasie verstanden werden.

Für die Verordnung von Antidepressiva lassen sich keine schematisierten Verordnungsrichtlinien angeben. Immer gilt es, eine individualisierende Dosierung zu wählen. Sogenannte geriatrische Dosierungen sind abzulehnen; sie führen häufig dazu, daß Depressionen im Alter unterdosiert bleiben. Ebenso oft führen die zu rasche Umstellung und der zu häufige Wechsel von einem zum anderen Arzneimittel dazu, daß effektive Dosierungsbereiche nicht erreicht werden. In jedem Fall sollte man versuchen, mit so wenig Medikamenten wie möglich auszukommen und Mono-Präparate bevorzugen. Auf die Latenz des Wirkungseintritts ist mit besonderem Nachdruck hinzuweisen, ebenso wie auf mögliche Interaktionen mit anderen, gleichzeitig verordneten Arzneimitteln. Der Einsatz von MAO-Hemmern ist bei Depressionen im Alter ebenso möglich, wie eine Lithiumprophylaxe nicht prinzipiell abzulehnen ist. Hier gelten die gleichen Kontraindikationen wie im Erwachsenenalter. Cave: Arzneimittelabusus.

Wegen der Komplexität depressiver Syndrome lassen sich sowohl diagnostische, wie auch therapeutische Entscheidungen in vielen Fällen nur über eine ein- bis zweiwöchige stationäre „Beobachtungsbehandlung" (Assessment) treffen.

Frühzeitige Erkennung und Behandlung depressiver Erkrankungen im Alter erfordern disziplinübergreifende Strategien. Sie legen eine besonders enge Integration der Psychogeriatrie in die Allgemeinmedizin nahe. Anderseits ist die Forderung, daß alle endogenen Depressionen wegen einer damit in der Regel verknüpften Suizidalität grundsätzlich auf geschlossenen Stationen zu behandeln sind, (Frankfurter Depressionsurteil), eine von der Sache her nicht zu begründende Forderung.

Was man bei einer Depression *nicht* tun soll (n. P. Kielholz, 1986):
– Auffordern, sich zusammenzureißen und aktiv zu sein
– Einreden, in fröhliche Gesellschaft zu gehn
– In die Ferien oder Kuraufenthalte schicken
– Lebenswichtige Entscheidungen treffen lassen
– Zu früh aktivieren durch Physio- und Ergotherapie
– Suizidimpulse tabuieren
– Behaupten, es gehe schon besser.

Was man bei einer Depression tun soll (n. P. Kielholz, 1986):
– Patient sollte seine Depression als Krankheit akzeptieren

- gute Prognose- und Behandlungsmöglichkeiten betonen
- volle Zuwendung geben und Motive und Lebensgeschichte klären
- Information über Behandlungsplan geben
- auf Stimmungsschwankungen während der Therapie vorbereiten
- offene Aussprache über Suizidimpulse ermöglichen
- durch Betonung kleiner Fortschritte Besserung verstärken
- Familie einbeziehen

Wann sollte der Verdacht auf eine Depression bestehen?

Eine Depression kann vorliegen, wenn

- jemand plötzlich seine alltäglichen Aufgaben nicht mehr bewältigen kann,
- jemand besonders in den Vormittagsstunden jede kleine Arbeit wie einen unüberwindbaren Berg empfindet, („Das Unvermögen, den Tag an den Abend zu bringen"),
- jemand sich ständig mit Selbstvorwürfen plagt,
- jemand sich für wertlos und schuldig hält,
- jemand über Schlaflosigkeit und innere Unruhe klagt,
- jemand Selbstmordabsichten äußert.

In anderen Fällen können körperliche Beschwerden, Verstopfung, Appetitmangel, Konzentrations- und Gedächtnisstöungen im Vordergrund stehen, während seelische Niedergeschlagenheit weitgehend zurücktritt. Dies erscheint paradox und kann zu Fehlbeurteilungen führen. Depressionen können mit innerer Unruhe und Nervosität einhergehen; in anderen Fällen sind die Patienten gehemmt und schließen sich völlig von der Umwelt ab. Angehörige, Freunde und Arbeitskollegen sowie die Betroffenen selbst sollten Anzeichen einer Depression stets ernst nehmen, auch wenn die Klagen als übertrieben und unbegründet erscheinen. Wichtig ist hier, wie bei allen anderen seelischen Erkrankungen, nicht der objektive Tatbestand, sondern die subjektive Wirklichkeit, wie sie vom Kranken erlebt und erlitten wird.

Literatur

1. Angst J (1966) Zur Ätiologie und Nosologie endogener depressiver Psychosen. Springer, Berlin Heidelberg New York
2. Bräutigam W, Christian P (1973) Pychosomatische Medizin. Ein kurzgefaßtes Lehrbuch für Studenten und Ärzte. Georg Thieme, Stuttgart
3. Chaisson-Stewart G Maureen (1985) An Integrated Theory of Depression. In: Chaisson-Stewart G Maureen (Ed.) Depression in the Elderly. John Wiley, New York pp 56–104
4. Eysenck HJ (1960) Classification and the problem of diagnosis. In: Eysenck HJ (Ed.) Handbook of Abnormal Psychology. Pitman, London
5. Kay DWK (1962) Outcome and cause of death in mental disorders in old age: A long-term follow-up of functional and organic psychoses. Acta psychiat scand 38: 249·276
6. Levitt EE, Lubin B (1975) Depression: Concepts, Controversies and Some New Facts. Springer Comp. New York
7. Lipton RE (1976) Age differentiation in depression: biochemical aspects. J Gerontol 31: 293–298
8. Mendels J (1965) Electroconvulsive therapy and depression, II: Significances of endogenous and reactive Syndromes. British J Psychiat 3: 682–686

9a. Post F (1972) Spezielle Alterspsychiatrie. In: Psychiatrie der Gegenwart Bd II/2. Zweite Auflage. Klinische Psychiatrie II. Springer, Berlin Heidelberg New York
9b. Post F (1986) Depression, Functional Syndromes and Alcoholism. In: Bergener M (Ed.) Psychogeriatrics – An International Handbook. Springer Publ Comp. Forthcoming
10. Roth M, Kay DWK (1962) Psychoses among the aged. In: Blumenthal HT (d.) Medical and Clinical Aspects of Aging. Columbia Univ Press, New York, pp 74–96
11. Schulte W (1971) Spätdepressionen als geriatrisches Problem. In: Bergener M, Kulenkampff C (Hrsg) Gerontopsychiatrie 1. Janssen Symposien 5: 37–46
12. Selye H (1978) The Stress of Life. 2nd ed. New York: Mc Graw-Hill
13. Stenbäck A (1981) Altern – Prozeß und Aufgabe. Therapiewoche 31: 8225–8232
14. Stenstedt A (1969) Die genetischen Grundlagen bei Depression. In: Schulte W, Mende W, Hrsg. Georg Thieme, Stuttgart
15. Wächtler C, Lauter H (1981) Die Erkennung von Depressionen und Demenzprozessen bei Patienten der zweiten Lebenshälfte. In: Schütz RM (Hrsg) Praktische Geriatrie 1. Lübeck, S. 80–115

Depressive geriatrische Patienten: Umfang und Qualität ihrer sozialen Bezüge

E. U. Kranzhoff und J. Husser

Nach Kaplan und Cassel (7) haben global zwei verschiedene psychosoziale Prozesse möglichen Einfluß auf die Ätiologie von Krankheitsprozessen (nicht als pathogenetische, sondern eher als prädisponierende Faktoren zu sehen):
Zum einen sind dies belastende oder streßinduzierende Faktoren, die die psychophysische Gesamtkonstitution des Menschen verletzlicher machen, zum anderen protektive psychosoziale Faktoren, die, als Puffer zwischen dem Organismus und potentiellen noxischen Stimuli (inklusive psychosozialen Stressoren), mögliche psychische oder somatische Beeinträchtigungen zu reduzieren, dienen können (Puffer-Hypothese).
Als integrierender Terminus für die Vielzahl von Faktoren, die hier subsumiert werden müssen, setzt sich in der sozialpsychologischen und sozialpsychiatrischen Forschung immer stärker der Begriff des Sozialen Netzwerks durch (4, 5, 8, 9, 11, 12), hier vorrangig zu verstehen in seiner Funktion als potentielles Reservoir sozialer Unterstützung (besser wiedergegeben durch den angelsächsischen Terminus Social Support Network resp. Social Support System). Thoits (15) definiert in diesem Sinne „Social Support System" als die „Teilgruppe von Personen in dem umfassenden Sozialen Netzwerk eines Menschen, auf die er sich stützt, wenn er sozio-emotionale oder instrumentelle Hilfen (oder beides) benötigt".
Das so verstandene Soziale Netzwerk soll hier für die insgesamt 95 depressiven psychogeriatrischen Patienten dargestellt werden, von denen wir im Rahmen der Erhebungen zu dem an unserer Klinik durchgeführten Projekt „Evaluation gerontopsychiatrischer Interventionen", mehr oder minder vollständige Daten zu ihrer sozialen Situation erfassen konnten.
Das Soziale Netzwerk dieser depressiven Alterspatienten soll zunächst auf der Ebene von Einzelvariablen, sodann unter Heranziehung globalerer Indizes analysiert werden. Um die Eigentümlichkeiten des Sozialen Netzwerks dieser depressiven Patienten in seiner Spezifität besser einschätzen zu können, verglichen wir die Gruppe der Patienten mit depressiven Syndromen mit den Teilgruppen von Patienten, die unter psychoorganischen und paranoiden Syndromen litten. Die als Kriterium der Gruppenzugehörigkeit herangezogenen ICD-Primärdiagnosen sind in ihrer Zuordnung zu den drei Syndromgruppen in Tabelle 1 aufgelistet.
Auf dieser Ebene der Analyse von Einzelvariablen aus die soziale Situation tangierenden Bereichen konnten wir zwar keinerlei statistisch abgesicherte Zusammenhänge von Syndromgruppenzugehörigkeit und Indikatoren der sozialen Situation finden, dies hatte jedoch primär methodische Gründe, da wegen der Vielzahl multipler Vergleiche das zu erreichende Signifikanzniveau bei .0002 angesetzt werden mußte, um eine effektive Signifikanzschwelle von .05 zu erreichen (zur Problematik der Alpha-Adjustierung vgl. z.B. (9)).

Tabelle 1. Vorgefundene Diagnosen und ICD-Diagnosegruppenzuordnung

Depressives Syndrom (n = 118/98)	Psychoorgan. Syndrom (n = 195/95)	Paranoides Syndrom (n = 42/35)	Andere (n = 63/43)
296.1.3.4	290.0.1.2.3.4.8.9	295.0–9	291.0.8
298.0	291.1.2	297.0–3.8.9	296.0.2.6.8
300.4.7	293.0.1.8.9	298.3.4	
308.0	294.0.1.8.9		292
309.0.1			298
311			300.1.5
			300.5
			303
			304.0.1
			305.4
			310.1
			316
			345.1

Eine Inspektion der die Stärke des Zusammenhangs von kreuztabellierten Variablen wiedergebenden adjustierten Pearsonschen Kontingenzkoeffizienten zeigte jedoch, daß eine Anzahl dieser Koeffizienten zumindest den Wert .250 erreichte (oder ihm nahekam), der in der Literatur gemeinhin als substantieller Zusammenhang zwischen sozialpsychologischen Variablen angesehen wird.

Tabelle 2 gibt in komprimierter Form Auszüge aus denjenigen Kreuztabellen wieder, in denen sich Besonderheiten für die Teilgruppe depressiver Alterspatienten fanden.

Tabelle 2. Auffälligkeiten depressiver Alterspatienten gegenüber anderen Syndromgruppen

Soz.-ökonomische Charakterstika (4 Var.)	Variable	N	N%	C_{cor}
	Einkommen unter 800 DM	132	15	.261
	Beruf Hausfrau	238	22	.265
Wohnsituation (3 Var.)	Variable	N	N%	C_{cor}
	Wohntyp Eigentum	249	20	.254
	Wohndauer lang	203	39	.137
Familiäres Netzwerk (6 Var.)	Variable	N	N%	C_{cor}
	Negative Veränderungen Ja	241	5	.273
	Kontakte quantitativ hoch	239	21	.351
	Kontakte qualitativ gut	215	35	.292
Außerfamiliäres Netzwerk (6 Var.)	Variable	N	N%	C_{cor}
	Negative Veränderungen Ja	203	18	.126
	Mitglied in Organisationen Ja	208	18	.259

Diese Patientengruppe weicht danach insofern von den übrigen syndromalen Gruppe ab, als sich in ihr häufiger als zu erwarten („Erwartung" hierbei im statistischen Sinne) Hausfrauen fanden, sowie Personen in besonders schlechten finanziellen Verhältnissen; andererseits auch unerwartet viele Besitzer von Eigenheimen oder Eigentumswohnungen, in denen sie häufig schon sehr lange (20 Jahre und länger) wohnten – eine für Aufnahme und Aufrechterhaltung sozialer Kontakte sicher eher förderliche Lage –, sowie mehr Patienten als zu erwarten, die ein hohes Ausmaß an familiären Kontakten angaben und diese Kontakte auch positiv bewerteten, dabei jedoch auch im familiären Bereich viele insbesondere durch Krankheiten bedingte negative Veränderungen erlebten; letzteres trifft ebenso für den außerfamiliären Bereich zu, während sich Ausmaß und Qualität der Kontakte in diesem Bereich nicht von den anderen Syndromgruppen unterschieden. Schließlich fiel im Bereich außerfamiliärer Kontakte auf, daß unerwartet viele depressive Patienten Vereinsmitgliedschaften unterhalten und dort auch aktive Funktionen innehaben.

Aus inhaltlichen Erwägungen und um den oben erwähnten methodischen Schwierigkeiten zu begegnen, entwickelten wir nach dieser ersten exploratorischen Analyse für die Bereiche familiärer und außerfamiliärer Kontakte durch Kombination verschiedener Indikatoren globale Indizes für die morphologischen/strukturellen (Quantität der Kontakte) und interaktionalen/funktionalen (Qualität der Kontakte) Eigenschaften des Sozialen Netzwerks im Sinne der theoretischen Netzwerkanalyse von Mitchell (11), die in folgenden Rangskalen resultierten (Tabelle 3-6).

Tabelle 3. Häufigkeit familiärer Kontakte

Code	Kinder	Kinder in Köln	Kontakt mit Kindern	Geschwister in Köln	Kontakt mit Geschwistern
1	nein	nein	keine K.	ja/nein	nie/regelmäßig
2	nein	nein	keine K.	ja	regelmäßig
3	ja	nein	selten/nie	ja/nein	nie/regelmäßig
4	ja	ja	selten/nie	nein	selten/nie
5	ja	ja	selten/nie	ja	regelmäßig/nie
6	ja	nein	regelmäßig	ja/nein	nie/regelmäßig
7	ja	ja	regelmäßig	nein	selten/nie
8	ja	ja	regelmäßig	ja	selten/nie
9	ja	ja	regelmäßig	ja/nein	regelmäßig

Tabelle 4. Qualität familiärer Kontakte

Code	Kontakte mit Kindern: Qualität	Unterstützung durch Kinder	Kontakt mit Geschwistern: Qualität	Unterstützung durch Geschw.
1	schlecht	selten/nie	schlecht	selten/nie
2	schlecht	selten/nie	gut	selten/nie
3	schlecht	selten/nie	gut	regelmäßig
4	schlecht	regelmäßig	schlecht	selten/nie
5	gut	selten/nie	schlecht	selten/nie
6	gut	selten/nie	gut	selten/nie
7	gut	selten/nie	gut	regelmäßig
8	gut	regelmäßig	schlecht	selten/nie
9	gut	regelmäßig	gut	selten/nie
10	gut	regelmäßig	gut	regelmäßig

Tabelle 5. Qualität des außerfamiliären Netzes

Code	außerfamiliäre Kontakte: Qualität	Unterstützungen
1	schlecht	keine
2	1–2 / gut	keine
3	3–5 / gut	1–2 versch.
4	1–2 / gut	1–2 versch.
5	1–2 / gut	3–5 versch.

Tabelle 6. Quantität außerfamiliärer Kontakte

Code	außerfamiliäre Kontakte:	regelmäßige Arztbesuche	Verein / Altenclub
1	keine	nein / ja	nein / ja
2	1–2 versch.	nein	nein
3	3–5 versch.	nein	nein
4	1–2 versch.	ja	ja
5	3–5 versch.	ja	ja

Eine Dichotomisierung der Skalen über den Median der Gesamtgruppe und anschließende Kreuztabellierung läßt hinsichtlich der morphologischen und interaktionalen Charakteristika des familiären Netzwerks der depressiven Alterspatienten folgendes erkennen (Tabelle 7):

Tabelle 7. Quantität und Qualität des familiären Netzwerks

		Quantität					
		hoch (5–9)		niedrig (1–4)			
Qualität	gut (5–10)	47	53,4%	4	4,5%	51	58,0%
	schlecht (1–4)	10	11,4%	27	30,7%	37	42,0%
		57	64,8%	31	35,2%	88	100,0%

53,4% beurteilen sowohl Ausmaß als auch Qualität der familiären Kontakte positiv, 30,7% beurteilen beide Aspekte negativ; insgesamt stimmt also bei 84% der depressiven Alterspatienten das Urteil über die strukturellen Eigenschaften des familiären Netzwerks mit dem über die funktionalen Eigenschaften überein. Fast alle übrigen geben zwar eine große Zahl familiärer Kontakte an, erleben diese jedoch weitgehend negativ.

Während Quantität und Qualität des familiären Netzwerks jedoch von etwa gleichen Teilen der depressiven Patienten jeweils konsistent positiv oder negativ beurteilt wurden, zeigt die entsprechende zusammenfassende Darstellung des weiteren sozialen Netzwerks allein 67,0%, die sowohl Quantität als auch Qualität des außerfamiliären Netzwerks negativ einschätzen, wogegen eine positive Beurteilung beider Aspekte nur von 6,8% abgegeben wird (Tabelle 8). 26% beurteilen entweder den strukturellen Aspekt positiv und den funktionalen negativ (17%) oder umgekehrt (9%).

Tabelle 8. Quantität und Qualität des außerfamiliären Netzwerks

		Quantität hoch (3–5)		Quantität niedrig (1–2)			
Qualität	gut (4–5)	6	6,8%	8	9,1%	14	15,9%
	schlecht (1–3)	15	17,0%	59	67,0%	74	84,1%
		21	23,9%	67	76,1%	88	100,0%

Das hier deutlich werdende Bild von Quantität und Qualität des Sozialen Netzwerks der depressiven Alterspatienten unterscheidet sich im übrigen nur unwesentlich von dem sich für die Gesamtheit aller 271 Patienten ergebenden Bild.
Deutliche Unterschiede zwischen den diagnostischen Hauptgruppen finden sich nur in Bezug auf das Ausmaß und die Qualität familiärer Kontakte, nicht jedoch im außerfamiliären Bereich: das hohe Ausmaß familiärer Kontakte und deren positive Bewertung findet sich hiernach (Tabelle 9 und 10) nur in der Teilgruppe depressiver Patienten, nicht jedoch in den übrigen Syndromgruppen.

Tabelle 9. Ausmaß familiärer Kontakte und Diagn. Syndrom

Diagnost. Syndrom	Ausmaß familiärer Kontakte hoch			niedrig			Summe
	N	e	o	N	e	o	
Depress. Syndrom	56	20,4	23,8	30	16,2	12,8	86
Psychoorg. Syndrom	43	19,5	18,3	39	15,4	16,6	82
Paranoid. Syndrom	9	6,6	3,8	19	5,3	8,1	28
Andere Diagnose	23	9,3	9,8	16	7,3	6,8	39
Summe	131			104			235
$Chi^2 = 15,28$		$p < .002$			$C_{cor} = 0,314$		

Tabelle 10. Qualität familiärer Kontakte und Diagn. Syndrom

Diagnost. Syndrom	Qualität familiärer Kontakte hoch			niedrig			Summe
	N	e	o	N	e	o	
Depress. Syndrom	50	16,8	21,4	36	19,9	15,4	86
Psychoorg. Syndrom	32	15,4	13,7	47	18,3	20,1	79
Paranoid. Syndrom	9	5,9	3,8	21	7,0	9,0	30
Andere Diagnose	16	7,6	6,8	23	9,0	9,8	39
Summe	107			127			234
$Chi^2 = 9,54$		$p < .05$			$C_{cor} = 0,252$		

Von größerer Bedeutung als die Übereinstimmung von Ausmaß und Qualität des Kontakts scheinen uns allerdings die Diskrepanzen. Der Prozentrang jeder diagnostischen Gruppe, der die Kontakthäufigkeit als hoch (+), die Qualität des Kontakts dagegen als schlecht (−), bzw. die Kontakthäufigkeit als niedrig (−), die Qualität der Kontakte jedoch als gut (−) angibt, ist in Tabelle 11 aufgelistet.

Tabelle 11. Diskrepanzen Quantität vs. Qualität des Kontaktes

Diagnost. Syndrom	fam. Kontakt (%)		außerfam. Kontakt (%)	
	(Quant.) +	− (Qual.)	(Quant.) +	− (Qual.)
Depress. Syndrom	11,4		17,0	
Psychoorg. Syndrom	17,1		5,4	
Paranoid. Syndrom	10,0		16,7	
	(Quant.) −	+ (Qual.)	(Quant.) −	+ (Qual.)
Depress. Syndrom	4,5		9,1	
Psychoorg. Syndrom	6,1		18,9	
Paranoid. Syndrom	3,3		10,0	

Besonders hoch sind dabei die Anteile diskordanter Quantität–Qualität-Beurteilungen des Sozialen Netzwerks in der Kombination, die für die Unterstützungsfunktion des Sozialen Netzwerks als besonders nachteilig angesehen werden muß; so ist z. B. jeder sechste Patient mit einem depressiven Syndrom Teil eines umfangreichen außerfamiliären Netzwerks, erlebt die Vielzahl der Kontakte jedoch eher negativ.

Die günstigere Kombination – wenig zahlreiche jedoch gute Kontakte – findet sich insgesamt viel seltener. Allein bei den Patienten mit einem psychoorganischen Syndrom tritt diese Kombination relativ häufig auf (in fast 20% der Fälle); für diese Patientengruppe scheint sich so im außerfamiliären Bereich eine gewisse Kompensationsmöglichkeit dafür zu bieten, daß sie sich das Soziale Netzwerk in seiner Unterstützungsfunktion nicht nutzbar machen können.

Der zweite eingangs erwähnte globale psychosoziale Faktor von möglichem ätiologischem Einfluß auf psychische Krankheitsprozesse – streßinduzierende Faktoren, die die psychosomatische Gesamtkonstitution des Menschen verletzlicher machen – tangiert das in den letzten 20 Jahren intensiv explorierte Feld der kritischen Lebensereignisse. Der gerontologisch relevante Ertrag der Forschung ist dabei auch nach zwei Jahrzehnten der Beschäftigung mit diesem Bereich noch immer minimal, und dies, obwohl bereits die Daten einer der ersten Untersuchungen in diesem Feld (6) – wie eine Re-Analyse zeigt – auf ein sehr unterschiedliches Gewichten verschiedener Lebensereignisse in jüngeren und älteren Altersgruppen hinwies: unter 30jährige und über 60jährige bewerteten insgesamt 54% der Items der Holmes-Rahe-Liste unterschiedlich (10). Aus den wenigen vorliegenden Arbeiten lassen sich drei Schlußfolgerungen ableiten (Literaturbelege bei 2):

– Mit steigendem Alter nimmt das Ausmaß erfahrener kritischer Lebensereignisse ab;
– der durch abrupt eintretende kritische Lebensereignisse potentiell gegebene Bruch im Lebenslauf wird von alten Menschen geringer gewertet als von jüngeren (der alte Mensch hat mehr Abstand von den kritischen Ereignissen);
– die Inhaltsvalidität vieler Inventare zur Erfassung kritischer Lebensereignisse ist insbesondere beim Einsatz in unterschiedlichen Altersgruppen besonders fragwürdig.

Generell kann derzeit eher das Einsetzen einer Phase der Ernüchterung in der Life-Event-Forschung konstatiert werden. In einem neueren Überblick zu „Life Events, Stress, and Illness" stellen Rabkin & Struening (13) einen zwar konsistenten, jedoch recht niedrigen und daher in seiner Prädikationskraft begrenzten Zusammenhang von kritischen Lebensereignissen (zumeist mit Hilfe von Skalen vom Typ der Social Readjustment Scale erfaßt) und körperlichen oder psychischen Krankheiten fest; kritische

Lebensereignisse klären danach einen Varianzanteil von etwa 3–4% auf. Dies führte zur Suche nach weiteren Variablen, die als potentielle ätiologische oder auslösende Faktoren von Krankheit angesehen werden können. In diesem Zusammenhang besonders intensiv exploriert wird derzeit ein Forschungsprogramm, das vor dem Hintergrund des Konzepts der Risikopersönlichkeit als einer aufgrund von Vorerfahrungen und Verhaltensmustern extrem verwundbaren Persönlichkeit den Mangel an sozialer Unterstützung resp. zureichender Einbindung in ein soziales Netz als einen eminent wichtigen Vulnerabilitätsfaktor ansieht und auf die „Pufferwirkung, die soziale Stützsysteme für die Bewältigung der unterschiedlichsten Arten von Ereignissen und Streßbelastungen besitzen" (3), abhebt.

Ohne hier in eine detaillierte Diskussion der von uns vorgenommenen Operationalisierung kritischer Lebensereignisse eintreten zu können (vgl. hierzu 1), gibt Tabelle 12 einen Gesamtüberblick über die zur Bildung eines „Index Kritischer Lebensereignisse" (IKL) herangezogenen Items, die Gewichtungsfaktoren, sowie den Anteil ungewichteter Items an den insgesamt genannten kritischen Lebensereignissen in der Gesamtpatientengruppe und die relativen Anteile der gewichteten Items an dem gewichteten Gesamtindex.

Tabelle 12. Items des Index kritischer Lebensereignisse (IKL)

Item-Nr.	Gewicht.-Faktor	Item	Vorkommen N	%	Anteil am gewichteten Gesamt-IKL (n = 813) %
1	4	Tod des Partners	20	5,9	9,8
2	4	Tod von Kindern	1	0,3	6,5
3	4	Tod von Geschwistern	35	10,3	17,2
4	4	Tod anderer Verwandter	17	5,0	8,4
5	3	Ernsthafte Erkrankung Partner	41	12,0	15,1
6	3	Ernsthafte Erkrankung Kinder	11	3,2	4,1
7	3	Ernsthafte Erkrankung Geschwister	30	8,8	11,1
8	3	Ernsthafte Erkrankung and. Verwandter	13	3,8	4,8
9	3	Scheidung	3	0,9	1,1
10	2	Familiäre Konflikte	20	5,9	4,9
11	2	Wegzug von Kindern	3	0,9	0,7
12	2	Tod von Freunden / Bekannten	25	7,3	6,2
13	2	Erkrankungen von Freunden / Bekannten	9	2,6	2,2
14	1	Ortswechsel	55	16,1	6,8
15	1	verschlechterte Wohnqualität	29	8,5	3,6
16	1	Unzufriedenheit mit Wohnsituation	29	8,5	3,6
Summe			341	100,0	100,0

Der Anteil der drei Syndromgruppen an den vier unterschiedlich zu gewichtenden Kategorien kritischer Lebensereignisse unterscheidet sich nur unwesentlich voneinander (Tabelle 13); am ehesten scheinen die paranoiden Patienten besonders stark von ernsthaften Erkrankungen im engeren Familienkreis betroffen zu sein. Insbesondere bestätigen sich anhand dieser Daten nicht eventuelle Vermutungen einer besonders hohen Belastung der depressiven Alterspatienten durch kritische Lebensereignisse, wie sie konsistent in der Literatur in Bezug auf jüngere Patientengruppen berichtet wird.

Tabelle 13. Anteile gewichteter kritischer Lebensereignisse in drei Syndrom-Gruppen

IKL-Items	Gewichtungs-Faktor	Depressives Syndrom	Psychoorg. Syndrom	Paranoides Syndrom
1– 4	4	34,0	37,7	30,2
5– 9	3	38,7	29,4	50,9
10–13	2	15,1	15,4	7,6
14–16	1	12,2	17,5	11,4

Ausgehend von der auch durch unsere Daten belegten Vermutung eines deutlich reduzierten Lebensraums im Alter (14) – jeder fünfte (22%) der insgesamt Befragten unter denen, die mindestens ein kritisches Lebensereignis anführten (insges. 72% der Befragten), gab drei oder mehr derartige Ereignisse an – interessiert insbesondere die Frage, inwieweit das noch bestehende Soziale Netzwerk in seinen extensiven und funktionalen Aspekten bei der Bewältigung kritischer Lebensereignisse der von uns herangezogenen Art von den depressiven Alterspatienten als potentielle Hilfsressource herangezogen werden kann. Als Indikator für gelingende bzw. weniger gut gelungene Bewältigung diente uns dabei das Ausmaß negativ erlebter psychischer Veränderungen im Jahr vor der Klinikaufnahme.

Eine varianzanalytische Auswertung des Einflusses von Dimensionen des Sozialen Netzwerks mit den hierbei involvierten sozialen Ressourcen sowie dem Vorliegen kritischer Lebensereignisse auf das erlebte Ausmaß negativer Veränderung des psychischen Status vor der Klinikaufnahme resultierte für die Teilgruppe depressiver Patienten in einem signifikanten Interaktionseffekt, während die Haupteffekte sämtlich die Signifikanzschranke von $p < .05$ nicht erreichten (Tabellen 14 und 15).

Tabelle 14. Einfluß kritischer Lebensereignisse und Qualität familiärer Kontakte auf erlebte psychische Veränderungen – depressive Teilgruppe –

Varianz-quelle	SAQ	FG	MQ	F-Wert	Signifikanz-prüfung
Zeilen	3,54	1	3,54	2,04	ns
Spalten	1,26	1	1,26	0,73	ns
Zeilen × Spalten	7,12	1	7,12	4,11	$p < .05$
Innerhalb	1042,65	54	1,73		

Tabelle 15. Durchschnittliches Ausmaß erlebter psychischer Veränderungen – depressive Teilgruppe –

Kritische Lebensereignisse	Qualität familiärer Kontakte	
	gut	schlecht
wenig	7,55	6,00
viel	6,76	10,55

Wir konnten somit bei der Gruppe depressiver psychogeriatrischer Patienten keinen Einfluß des Ausmaßes sozialer Ressourcen *allein* auf negativ erlebte psychische Veränderungen feststellen. Wir konnten ebenfalls keinen Einfluß des Vorliegens kritischer Lebensereignisse *allein* auf negativ erlebte psychische Veränderungen ausmachen. Deutlich wurde jedoch das Zusammenwirken von sozialen Ressourcen und dem Eintreten kritischer Lebensereignisse in der Weise, daß ein geringes Ausmaß an sozialen Ressourcen im familiären Netzwerk beim Zusammentreffen mit kritischen Lebensereignissen mit einem besonders hohen Ausmaß an negativ erlebten psychischen Veränderungen einhergeht. Dieser Zusammenhang findet sich nicht in den beiden anderen Syndromgruppen.

Bezogen auf die eingangs angestellten Überlegungen scheint sich somit in der Teilgruppe der depressiven Alterskranken eine Stützung der Pufferhypothese, d.h. Abschwächung der Auswirkung kritischer Lebensereignisse bei einer positiv gewerteten Unterstützungsfunktion des sozialen Netzwerks, zumindest für den Teilbereich des familiären Netzes abzuzeichnen.

Literatur

1. Bergener M, Kranzhoff EU, Husser J (1985) Evaluation gerontopsychiatrischer Interventionen (unveröffentl. Forschungsbericht Köln)
2. Chiriboga DA, Cutler L (1980) Stress and adaptation. In: Poon (ed.), Aging in the 1980s Washington D.C. Life span perspectives
3. Filipp SH (1982) (Hrsg) Kritische Lebenereignisse als Brennpunkte einer angewandten Entw.-psych. des mittleren und höheren Erwachsenenalters. In: Oerter/Montada (Hrsg), Entwicklungspsychologie. Urban u. Schwarzenberg, München
4. Frydman MI (1981) Social support, life Events and Psychiatric Symptoms. A Study of Direct, Conditional and Interaction Effects. Soc Psychiat 16: 69–78
5. Henderson S (1977) The social network, support and neurosis. Brit J Psychiat 131: 185–191
6. Holmes TH, Rahe RH (1967) The Social Readjustment Rating Scale. J Psychosom Res 11: 213–218
7. Kaplan BH, Cassell JC, Gore S (1977) Social support and health. Med Care 15: 47–58
8. Leighton A (1971) Psychiatric disorders and the social environment: An outline for a frame of reference. In: Kaplan (ed.) Psychiatric Disorder in the Urban Environment. New York
9. Lienert GA (1978) Verteilungsfreie Methoden in der Biostatistik. Bd. II Hain Meisenheim
10. Masuda M, Holmes TH (1978) Life events: perceptions and frequencies. Psychosom Med 40: 236–261
11. Mitchell JC (ed) (1969) Social Networks and Urban Situations. Manchester
12. Mueller DP (1980) Social networks: A promising directic for research on the relationship of the social environment to psychiatric disorder. Soc Sci an Med 14A: 147–161
13. Rabkin JG, Struening E (1976) Life events, stress, and illness. Science Dec 3: 1013–1020
14. Renner VJ, Birren JE (1980) Stress: physiological and psychological mechanisms. In: Handbook of mental health and aging. Prentice Hall – Englewood Cliffs N.J.
15. Thoits PA (1982) Conceptual, methodological and theoretical problems in studying social support as a buffer against life stress. J Health and Soc Behav 23: 145–159

Hirnorganisches Psychosyndrom und Depression im Alter

H. Lechner und G. Bertha

Aus der Gruppe der Psychosyndrome im höheren Lebensalter ist durch die Forschung der letzten Jahre die Symptomatologie der Multiinfarktdemenz klar umrissen (3, 4, 8). Charakteristisch für sie ist ein abrupter Beginn, fluktuierender Verlauf, das teilweise Auftreten von neurologischen Symptomen aber auch das Vorhandensein einer depressiven Verstimmung neben den dominierenden Störungender Merk- und Gedächtnisfunktionen (10). Dem Krankheitsgeschehen liegt pathomorphologisch das Vorhandensein von zerebralen Infarkten mit einem bestimmten Verteilungsmuster zugrunde. In der Computertomographie fand sich dabei im Gegensatz zu Schlaganfallpatienten mit normalem psychiatrischen Befund bei jenen Patienten mit einem organischen Psychosyndrom signifikant häufiger der Befund einer Atrophie, ein bilaterales Verteilungsmuster der Infarkte sowie die Kombination eines Infarktes im Verein mit einer Atrophie (6).

Da depressive Verstimmungen im Rahmen von vaskulären Erkrankungen zunehmend beschrieben wurden (12, 10, 2) untersuchten wir diesen Problemkreis an Patienten mit einem zerebralen Multiinfarktgeschehen. Zur Beantwortung dieser Fragestellung konnten wir auf eine über 5 Jahre gehende prospektive Studie zurückgreifen (1), wobei insbesondere zu jener Frage Stellung bezogen werden soll, wie häufig depressive Erkrankungen im Rahmen des zerebralen Multiinfarktgeschehens vorkommen, und ob sie gleichzeitig mit kognitiven Funktionsstörungen verbunden sind. In diesem Zusammenhang konnte erhoben werden, daß bei der Erstuntersuchung 42 von 94 Patienten eine depressive Symptomatologie aufwiesen. Kein statistisch signifikanter Unterschied bestand dabei in der Gegenüberstellung zu den nicht depressiven Patienten hinsichtlich Merkfähigkeit, Gedächtnisleistungen, Auffassung und Aufmerksamkeit, jedoch fanden sich ausgeprägte Unterschiede hinsichtlich des Antriebes der emotionalen Labilität und Irritabilität. Auch hegten die Patienten deutlich vermehrt Überdrußgedanken und hatten den Eindruck, daß ihnen das Leben nichts mehr bringe. Sie hatten Schwierigkeiten in der Problembewältigung und Nichtigkeiten belasteten sie oft enorm. Tatsachen, die in der Patientengruppe ohne depressive Verstimmung nicht so häufig ins Gewicht fielen. Ganz besonders hervorstechend war weiter, daß diese Patienten unter schweren Angstzuständen litten. Hinsichtlich der weiteren Symptomatologie bestand kein statistisch signifikanter Unterschied, wobei jedoch die paranoiden Reaktionen in Zusammenhang mit depressiven Verstimmungen häufiger vorkamen.

Daß eine depressive Symptomatologie im Rahmen eines zerebralen Multiinfarktgeschehens auch wieder aufhellen kann, konnte anhand von 6 Patienten beobachtet werden, bei denen sich mit der Aufhellung der Depression auch die Symptome der Demenz zurückgebildet haben. Auf die Tatsache, daß die in der Computertomographie erhebbaren Infarkte als solche noch nicht Rückschlüsse auf die klinische Symtopmatologie zuläßt, haben wir bereits hingewiesen und sprachen in diesen Fällen von einer „Multiinfarct-Disease" (9).

Tabelle 1. Häufigkeit des Auftretens von Depressionen im Rahmen des zerebralen Multiinfarktgeschehens

Symptomatologie[1]	Depressiv N = 42		Nicht depressiv N = 52	
Antrieb	23	(55%)	35	(67%)
Affektlabilität	22	(52%)	15	(29%)*
Reizbarkeit	20	(48%)	17	(33%)
Überdrußdenken	18	(43%)	9	(17%)**
Problemüberbewertung	17	(40%)	10	(19%)*
Ängstlickeit	30	(71%)	19	(37%)***
Paranoide Reaktionen	4	(10%)	2	(4%)

[1] Mono- und polysymptomatisch
* $P < 0{,}05$, ** $P < 0{,}01$, *** $P < 0{,}001$

Während eines Beobachtungszeitraumes von 5 Jahren verstarben 38 Patienten, so daß wir auf die Verläufe der 50 überlebenden Patienten zurückblicken konnten und bei welchen sich kein statistisch signifikanter Unterschied in der klinischen Symptomatologie zwischen jenen Patienten, die an einer depressiven Erkrankung litten und jenen, bei welchen nur die Zeichen des Hirnabbaues im Vordergrund standen, feststellen ließ. In diesem Zusammenhang war weiter auffällig, daß die klinische Symptomatologie über diesen Beobachtungszeitraum eine nicht so intensive Zunahme zeigte, so daß zwischen dem Beginn und dem Verlauf nach 5 Jahren kein wesentlicher Unterschied bestand. Lediglich die Depression nahm an Häufigkeit gegenüber dem Ausgangswert leicht zu. Auch auf sozialem Gebiet, hinsichtlich der Fähigkeit den Erfordernissen des täglichen Lebens nachzukommen, bestanden keine Unterschiede zwischen den Patienten mit und ohne Depression. Hier zeigte sich, daß nach 5 Jahren die Zahl der Patienten, die einer fremden Hilfe bedurften statistisch signifikant zunahm.

Tabelle 2. Entwicklung der sozialen Abhängigkeit bei 50 Patienten mit einer Multiinfarktdemenz

	Aktivitäten des täglichen Lebens (Kleiden, Hygiene, Nahrungsversorgung)		
	unabhängig	hilfsbedürftig	pflegebedürftig
Krankheitsbeginn	28/56%	21/42%	1/ 2%
letzte Kontrolle	19/38%	23/46%	8/16%

$P < 0{,}05$

Als ein besonders günstiges Zeichen zur Abschätzung der sozialen Prognose bei Patienten mit einem vaskulären Abbausyndrom erwies sich die Fähigkeit, eigene Finanzangelegenheiten selbst zu regeln, Amtswege selbst zu besorgen, mit kleinen Geldsummen umgehen zu können, selbständig einkaufen zu gehen und öffentliche Verkehrsmittel zu benützen. Kommt es aber darauf an, größere soziale Leistungen wie das Weiterbestehen im Beruf zu erbringen, so konnten wir sehen, daß die Prognose in dieser Hinsicht bei der Multiinfarktdemenz eine sehr schlechte ist. Dabei konnte auch hier kein Unterschied zwischen depressiven und nicht depressiven Patienten erhoben werden. Bezüglich der Berufssituation konnte festgestellt werden, daß nach dem Verlauf von 5 Jahren nahezu alle Patienten, mit einer kleinen Ausnahme, aufgrund ihrer Krankheit nicht mehr in der Lage waren, einem regelmäßigen Erwerb nachzugehen. Für die wenigen noch berufsfähigen Patienten war interessant, daß je höher die Position des betreffenden Patienten war, umso länger er auch in der Lage war, im Beruf weiterhin tätig zu sein.

Tabelle 3. Änderungen der sozialen Abhängigkeit bei 94 Patienten mit einer vaskulären Demez während des Beobachtungszeitraumes von 48 Monaten

Fähigkeiten	unabhängig		abhängig	
	Beginn	Kontrolle	Beginn	Kontrolle
Erledigung eigner Finanzgeschäfte	26/28%	16/17%	68/72%	34/36%
Umgang mit kleinen Geldsummen	53/56%	31/33%	41/44%	19/20%
Einkaufen	57/61%	33/35%	37/39%	17/18%
Benutzung öffentlicher Verkehrsmittel	31/33%	33/35%	63/67%	17/18%

Abgänge während des Beobachtungszeitraumes: 44 Patienten (38 durch Ableben)

Tabelle 4. Änderung der Berufsfähigkeit durch das Auftreten einer Multiinfarktdemenz (N = 73)

	vor Erkrankung	nach Erkrankung
Alterspension	36	36
berufstätig	37	5[1]
Pension durch Krankheit	–	32

[1] 2 Akademiker / 2 Selbständige / 1 Arbeiter

Daraus ergibt sich, daß bei der Betrachtung von Patienten mit und ohne Depressionen auf der Basis eines Multiinfarktgeschehens die psychiatrische Symptomatologie nicht eine so intensive Progredienz zeigt, ebenso auch nicht der Verlust der Fähigkeiten zur Bewältigung der Aufgaben des täglichen Lebens. Wenn jedoch höhere Anforderungen inform einer anhaltenden Leistung an den Patienten gestellt werden, so ist er nicht mehr in der Lage diese zu erfüllen.

Die schlechte Prognose in Bezug auf die Lebenserwartung wird demnach nicht durch das Fortschreiten der psychiatrischen Symptomatologie geprägt, sondern durch den vaskulär determinierten Grundprozeß und durch Änderung der Immunsituation.

Tabelle 5. Todesursache bei 38 Patienten mit vaskulärer (Multiinfarkt) Demenz

	Anzahl	Prozent
Insultrezidiv	10	26
Cardiale Dekompensation	12	32
Myocardinfarkt	4	11
Pulmonalinfarkt	2	5
Pneumonie	6	16
Andere Genese	2	5
Unbekannt	2	5
	38	100

Stellt man die bei den Kontrollen erhobene psychiatrische Symptomatologie der überlebenden Patienten den während des Beobachtungszeitraumes verstorbenen Patienten gegenüber, so zeigt sich, daß den intermittierend auftretenden Verwirrtheitszuständen ein prognostisch schlechtes Zeichen zukommt. Andererseits zeigt sich, daß die Prognose auch abhängig ist von den zum Krankheitsbeginn verbleibenden globalen Fähigkeiten, wobei diese dementsprechend für die die nach Krankheitsmanifestation noch unabhängig sind, eine wesentlich bessere für das Überleben ist.

Hinsichtlich der Frequenz der vaskulären Risikofaktoren war in den beiden Gruppen der depressiven und nicht depressiven kein sicherer Unterschied zu erheben, einzig und allein statistisch signifikant häufiger war ein Hyperviskositätssyndrom bei den Patienten mit einer depressiven Symptomatologie zu erheben.

Daß dem vaskulären Geschehen eine entscheidende Bedeutung für die Progredienz des Leidens zukommt, kann aus der Rezidivhäufigkeit von Insulten während des Beobachtungszeitraumes ersehen werden, wobei die Zahl der Rezidivinfarkte bei den verstorbenen Patienten nahezu doppelt so häufig war, wie bei den Überlebenden.

Tabelle 6. Rezidivhäufigkeit von Insulten bei Patienten mit einer vaskulären Demenz während einer Verlaufsbeobachtung von 48 Monaten

		Insultrezidive
überlebend	N = 50	22 (29)
verstorben	N = 38	22 (45)

( ) Gesamtzahl der Rezidive

Aufgrund der dargelegten Sachverhalte zeigt sich, daß bei depressiven Erkrankungen im höheren Lebensalter ätiologisch auch ein zerebrales Multiinfarktgeschehen ins Auge gefaßt werden muß, wobei die Langzeitprognose mehrheitlich durch den Gefäßprozeß determiniert ist und nicht durch die psychischen Ausfallserscheinungen.

Trägt man der Pathogenese des zerebralen Multiinfarktgeschehens Rechnung, so ergeben sich hinsichtlich der Therapie bei Würdigung der sogenannten vaskulären Risikofaktoren (4, 11) eine Reihe von Angriffspunkten. Im Vordergrund der Kompensation der vaskulären Risikofaktoren steht hier insbesondere die arterielle Hypertonie und der Diabetes mellitus, wobei im weiteren Verlauf sich auch Eingriffsmöglichkeiten auf hämorheologischem Gebiet ergeben – hier insbesondere durch Kompensation einer verminderten Elastizität und erhöhten Aggregabilität der roten Blutkörperchen sowie auch einer bestehenden Hyperaggregabilität der Thrombozyten (7, 13, 14, 15).

Zusammenfassung

Berichtet wird über eine prospektive Studie von 94 Patienten mit einem zerebralen Multiinfarktgeschehen, die 5 Jahre verfolgt wurden und von denen bei 42 Patienten die depresive Symptomatologie im Vordergrund stand. Aus der Verlaufskontrolle konnte gezeigt werden, daß die psychische Symptomatologie der Überlebenden sich in diesem Zeitraum nicht intensiv veränderte, daß sie aber fremder Hilfe bedurften und das Auftreten von intermittierenden Verwirrtheitszuständen, eine schlechte Prognose anzeigte. Die Mortalität war 40% (38 Patienten von 94) wovon 2/3 an Herz- und Kreislauferkrankungen und ein schwaches 1/6 an immunologischen Veränderungen starben.

Literatur

1. Bertha G (1986) Clinical and social prognosis of vascular Dementia – a 5 year prospektive following study. In Press
2. Binder LM (1982) Emotional problems after stroke. Stroke 13: 635–640
3. Hachinski VC, Iliff LD, Zilhka E, McAllister VL (1975) Cerebral blood flow in dementia. Arch Neurol 32: 632–637
4. Kannel WB, Blaisdell FW, Gifforn R (1971) Risk factors in stroke due to cerebral infarction. Stroke 2: 423–428
5. Ladurner G, Bertha G, Pieringer W, Lytwin H, Lechner H (1980) Klinische Unterscheidungskriterien bei vaskulärer (Multiinfarkt) und primär degenerativer Demenz (Alzheimer). Nervenarzt 52: 401–404
6. Ladurner G, Sager WD (1981) Morphologische Bedingungskonstellation der vaskulären (Multiinfarkt-) Demenz. Fortschr Neurol Psychiatr 49: 53–55
7. Lechner H, Ott E, Ladurner G (1977) Zusammenhang zwischen Störung der Hirndurchblutung und der Fließeigenschaften des Blutes im Ramen der zerebrovaskulären Insuffizienz. Neurologia et Psychiatria 1: 20–23
8. Lechner H (1982) Zerebralsklerose und Alterssabbau. Medica 3: 21–23
9. Lechner H, Bertha G, Ott E (1982) Long term clinical observation of multiinfarct dementia. Energy Transduction and Neurotransmitter. In: Benzil G, Giuffrida Stella AM, Bachelard HS, Agnoli A (eds) Menarini – 20121 Milano, 197–191
10. Lechner H, Bertha G, Ott E (1983) Zyklothyme Störungen im Alter. In: Saletu B, Berner P (Hrsg) Zyklothymie. Excerpta Medica, 55–61
11. Lechner H, Ott E (1984) Schlaganfall und zerebrovaskuläre Risikofaktoren. Der praktische Arzt 38: 195–198
12. Maneros A, Philipp M (1978) Zyklothymie und Hirnstamm. Psychiatria clin 11: 132–138
13. Ott E, Bertha G, Marguc K, Landurner G, Lechner H (1982) Klinische und hämodynamische Aspekte der zerebralen Multiinfarktgeschehens. Nervenarzt 53: 78–82
14. Ott E, Lechner H, Fazekas F (1982) Hemorheological effects of pentoxiffyline on disturbed flow behaviour in patients with cerebrovascular insufficiency. Eur Neurol 22/31: 105–107
15. Ott E, Lechner H, Fazekas F und Ma (1983) Enhanced red cell aggregation and reduced red cell deformability in patients with cerebrovascular disease. In: Meyer JS, Lechner H, Reivich M, Ott E (Eds) Cerebral Vascular Disease 4. Excerpta Medica

Schlaganfall und Depression im Alter

R. Beck

Einleitung

Während die Durchblutungsstörungen im Gehirn in der Mortalitätsstatistik an dritter Stelle rangieren und als eine typische geriatrische Erkrankung anzusehen sind, steckt die Bearbeitung dieser interdisziplinären Aufgabe noch weitestgehend in den Kinderschuhen.
Schlaganfallpatienten werden überwiegend in medizinischen oder neurologischen Kliniken und seit etwa 20 Jahren zunehmend auch in gefäßchirurgischen Abteilungen behandelt.
Versucht man, sich einen Überblick über die psychosomatischen Aspekte dieses Krankheitsbildes zu verschaffen, so stößt man weitestgehend auf ein unerforschtes Terrain. Demgegenüber steht die wohl allgemein anerkannte Tatsache, daß es sich bei dem Schlaganfallproblem um eine interdisziplinär zu bearbeitende Aufgabe handelt (4).
Die klinische Arbeit mit dem betroffenen Patienten lenkt unser Augenmerk jedoch vermehrt auf Fragen, die nur unter Zuhilfenahme psychologischer Dimensionen adäquat angegangen werden können.
Üblicherweise beobachtet man als konsiliarsch tätiger Psychiater, daß erhebliche Barrieren seitens der internistischen oder chirurgischen Fachkollegen übersprungen werden müssen, wenn psychiatrische Dimensionen im Verlauf eines Krankheitsbildes immer mehr in den Vordergrund rücken und eine interdisziplinäre Zusammenarbeit erforderlich wird.
Die folgenden Ausführungen sollen auf diesem Hintergrund einige Schlaglichter und erste zusammenfassende Betrachtungsweisen ermöglichen, um der Aufgabe gerecht zu werden, Schlaganfall und Depression im Alter kompetent darstellen zu können, ohne sich in Allgemeinplätzen zu verlieren.
Es soll insbesondere der Versuch unternommen werden, ein handlungsrelevantes psychosomatisches Konzept zu entwickeln, um die pathophysiologischen und psychosomatischen Aspekte im Hinblick auf therapierelevante Gesichtspunkte bei ischämischen Schlaganfallpatienten individuell fruchtbar machen zu können.

Die Problematik der Koinzidenz von depressiven Erkrankungen und zerebrovaskulärem Insult

Besonders die Fachgebiete Neurologie und Innere Medizin werden stark mit dem Problem des nebeneinander Auftretens von depressiven Verstimmungen und körperlichen Erkrankungen konfrontiert. In den unterschiedlichsten epidemiologischen Studien wird der Anteil depressiver Komponenten auf 20–30 % geschätzt (2), während die Prävalenz depressiver Erkrankungen im Alter bei Männern auf 3,7 % und bei Frauen auf

---

Für die Anregung und Unterstützung der Arbeit bedanke ich mich bei Herrn Prof. Bergener.

6,7%, jedoch unter Berücksichtigung der depressiv-phobischen Zustände etwa mit doppelter Häufigkeit (7% männlich; 16,5% weiblich) eingeschätzt wird (17).
Ohne in eine breite begriffliche Diskussion hinsichtlich der nosologischen (Ätiologie) bzw. syndromalen (Phänomenologie) Einordnung depressiver Erkrankungen in extenso einsteigen zu wollen, sei hier lediglich auf die Vielzahl der Benennungen hingewiesen. Hinzuweisen ist auf den Begriff der „organischen Depression", der die depressive Verstimmung auf dem Hintergrund eines hirnorganischen Substrates kennzeichnet, oder auf den Begriff des „organischen Psychosyndroms mit vorwiegend depressiv-dysphorischer Symptomtik" (Reisner), oder aber die wohl am häufigsten gebrauchte Bezeichnung der „larvierten Depression", sowie deren zusammenfassende Diskussion (2) unter dem Begriff der „Begleitdepression", worunter er Erkrankungen versteht, „die einer gezielten, darauf gerichteten Behandlung bedürfen, daneben aber faßbare depressive Komponenten" aufweisen, die ebenfalls behandlungsbedürftig sind.
Der zuletzt genannte Autor berichtet über eine retrospektive Studie an fast 200 überlebenden ischämischen Zerebralinsulten, mit einem Anteil von 30% depressiver Syndrome. So fand er bei Insulten im Karotisstromgebiet bei 27,5% der Patienten, bei den Basilarinsulten in fast der Hälfte der Fälle (44%) depressive Faktoren, ohne daß Alter und Geschlecht wesentliche Einflußgrößen darstellten. Die hieraus entwickelten diagnostischen und therapeutischen Ansätze nach Zielsymptomen (Kielholz) weisen bereits auf die Notwendigkeit und Möglichkeit psychopharmakologisch und psychotherapeutisch gezielter Interventionen hin, bleiben jedoch ausschließlich an der Phänomenologie der psychischen Symptomatik orientiert und ermöglichen nur bedingt einen integrativen Ansatz zur Konzeptualisierung der psychosomatischen Gefäßerkrankungen.
Nach den uns vorliegenden Informationen wurde das Thema „Schlaganfall und affektive Veränderungen" von der Arbeitsgruppe um Robinson in Baltimore wohl am eingehendsten systematisch bearbeitet. So wurde bei einer vergleichenden Untersuchung von 18 Patienten mit links hemisphärischen ischämischen Infarkten und 11 Patienten mit traumatischen Hirnverletzungen, eine Häufigkeit depressiver Syndrome von 60% für die Schlaganfallpatienten, und vs 20% mit Hilfe unterschiedlichen Befindlichkeitsskalen erfaßt. Insbesondere fand er, daß die Schwere der Depression direkt mit der Nähe der computertomographisch diagnostizierten Läsion zum Frontallappen korrelierte. Von den Autoren wird vermutet, daß die depressive Symptomatik nicht als eine unspezifische neurologische oder psychologische Antwort zu interpretieren sei, sondern als direkter Hinweis auf eine Schädigung assoziativer Bahnsysteme interpretiert werden kann, die für den Katecholaminhaushalt entscheidend sind (18).
In einer zweijährigen Verlaufsstudie an 103 Infarktpatienten fand Robinson et al. (20) im akuten Stadium bei 50% der Patienten signifikante depressive Syndrome, wovon 25% im Sinne der DSM III als Major depressive disorders zu diagnostizieren waren. Insbesondere betonen die Autoren, daß die affektiven Störungen multifaktoriell bedingt sind und Ausdruck einer integrativen Schädigung neurophysiologisch-neurochemischer Mechanismen sowie psychologischer Faktoren darstellen.
Es zeigte sich, daß die Prävalenz und Schwere von depressiven Syndromen sechs Monate und zwei Jahre nach dem Schlaganfallereignis signifikant anstiegen. Unter Berücksichtigung demographischer Variablen, neurologischer Symptome, Ausmaß der Beeinträchtigungen bei Aktivitäten des täglichen Lebens oder globale kognitive Defizite, ließ sich keine Unterscheidung zwischen depressiven und nichtdepressiven Patienten treffen. Dem gegenüber waren Patienten mit linkshirniger Schädigung gegenüber rechts-

hemisphärischer Schädigung oder Hirnstamminfarkten signifikant stärker von Depressionen betroffen (19, 14).

Als weiteren Hinweis für die neuroanatomisch begründete Katecholaminhypothese zum Zusammenhang zwischen affektiven Störungen und ischämischen Schlaganfällen wird von Robinson (22) eine Untersuchung an 14 Patienten mit rechtshemisphärisch lokalisiertem Infarkt angeführt. Dabei konnte nachgewiesen werden, daß Patienten mit rechtsposteriorer Läsion depressiver auf den Schlaganfall reagierten, als Patienten mit rechtsanteriorer Läsion, bei denen sich eher ein euphorisches und apathisches Syndrom zeigte.

Zwei weitere Ergebnisse aus dieser Arbeitsgruppe weisen insbesondere darauf hin, daß mit wachsendem Abstand von dem akuten Schlaganfallereignis psychologische Bewältigungsstrategien seitens der Patienten zunehmend an Bedeutung gewinnen. So fand sich ein signifikanter Anstieg depressiver Syndrome von 23% auf 34% (major depression), während die Frequenz von Symptomen, die sich einer dysthymen Depression zuordnen ließen, von 20% auf 26% anstiegen. Die Dauer der depressiven Symptomatik reichte somit länger als ein halbes Jahr nach dem akuten Infarktereignis (23).

Während der ersten drei Monate des Klinikaufenthaltes fand sich in der Verlaufsstudie ein allmählicher Abfall der Korrelation zwischen der Schwere der Depression und dem Mini-Mental-Score, um dann nach Verlassen der Klinik, zwischen drei und sechs Monaten nach dem Infarkt, erneut anzusteigen. Die Lebensaltervariable korrelierte nicht signifikant mit der Depression. Ob sich hierin eine affektive Reaktion auf die Dauer und Begrenztheit der Veränderung der neurologischen Ausfälle zeigt, oder die depressive Symptomatik rehabilitative Maßnahmen zusetzlich erschwerte, ließ sich aufgrund der Ergebnisse nicht eindeutig entscheiden (23).

Robinson glaubt jedoch, daß depressive Syndrome im Rahmen des akuten Schlaganfallereignisses eine neuroanatomisch und neurophysiologische Grundlage haben, und daß die depressiven Entwicklungen während der ersten sechs Monate nach dem Schlaganfall als Reaktion auf die Schwere der körperlichen Beeinträchtigung interpretiert werden kann (24, 25).

Eine Bestätigung der genannten Ergebnisse, insbesondere auch unter Berücksichtigung der neuro-biochemisch diagnostischen Ansätze, wurden von Lipsey (15) und Finklestein (6) erhoben. Insbesondere weist der letztgenannte Autor darauf hin, daß mit Hilfe des Dexamethason-Suppressionstests, auch hinsichtlich der Prognose affektiver Veränderungen nach Schlaganfällen, klinische Kriterien gewonnen werden können.

Psychologische Dimensionen bei depressiven Schlaganfallpatienten im Alter

Während die bisherigen Ausführungen im wesentlichen Erklärungsansätze im neuroanatomisch-neurochemischen Korrelat bzw. in Anlehnung an klassisch psychiatrische Ordnungsprinzipien das Problem Schlaganfall und Depression angingen, soll im Folgenden der Versuch unternommen werden, den Blick mehr auf psychosomatische Dimensionen zu lenken.

Bekanntlich wurde bereits von Adler (1) darauf hingewiesen, daß sich bei Patienten mit ischämischen Insulten überzufällig häufig Persönlichkeitsdimensionen finden, die im Sinne einer Risikopersönlichkeit anzusehen sind. Bestätigt wurden diese Arbeiten u. a. von Gianturco (8) in einer Studie an 26 Infarktpatienten. Insbesondere wurde bekannt, daß bei Patienten mit zerebralen und koronaren vaskulären Erkrankungen perfektionische und ehrgeizige Grundhaltungen dominierten. Sie setzten sich hohe, selbstgesteckte Leistungsziele, die sie mit hohem Verantwortungsbewußtsein verfolgten – „selbst, wenn es mich umbringt". Signifikant häufig zeigte sich in dieser Studie, daß unmittelbar vor dem Infarktereignis Gefühle des Ausgeliefertseins an heftigste Erschütterungen (Wut, Angst) auftraten, mit denen die Patienten nicht fertig werden konnten. Ähnliche Beobachtungen konnten von Thomae (27) bei Schlaganfallpatienten erhoben werden, wobei „leistungsbezogene Techniken" im Sinne der hier beschriebenen Bewältigungsstrategien in der Reaktionshierarchie den obersten Rang einnahmen. Weiterhin nahmen Verarbeitunsstrategien im Sinne der „Leugnung" und „evasive Reaktionen" bei den Infarktpatienten oberste Rangplätze ein. Diejenigen Schlaganfallpatienten, die nach dem Urteil des Rehabilitationsteams am effektivsten ihre Behinderung überwinden konnten, setzten sich gedanklich mit der Situation im Sinne einer positiven Deutung, Akzeptieren, Hoffnung auf Wende und gedankliche Weiterbeschäftigung, auseinander. Insbesondere wurden leistungsbezogene Reaktionen in der effektiven Gruppe besonders häufig gefunden. Die Schwere des Insultes wird um so härter empfunden, „je intensiver zuvor die soziale Einbettung" (27, S. 195) erlebt wurde. Auch traten bei höher erfahrener sozialer Unterstützung depressive Reaktionen sehr signifikant, und eine als „negativierend bezeichnete Reaktion" hochsignifikant häufiger auf. Dies weist um so mehr auf die multifaktorielle Bedingtheit der Betrachtungsweise hin. Sehen wir somit den Alterungsprozeß nicht als einen zeitparallelen Verlauf, sondern als Anstapelung erlebter Streßsituationen, die der Organismus nicht adäquat ausgleichen kann, so wird auch verständlich, daß die Ergebnisse der „Critical-life-event"-Forschung besonders auf die sozialen Wurzeln dieser Belastungen hingewiesen haben. Auf den interaktionalen Gesichtspunkt depressiver Reaktionen und Lebensqualität im Alter, insbesondere unter Berücksichtigung körperlicher Beeinträchtigungen, wies bereits Lehr (12) eingehend hin.

Auf dem Hintergrund der bereits von Robinson beschriebenen Tatsache, daß das Risiko depressiver Erkrankungen bei Schlaganfallpatienten signifikant erhöht ist, ging Magni (16) dem Problem des psychologischen Distress nach dem Schlaganfallereignis nach. Im Vergleich zu einer gesunden Kontrollgruppe (N = 30), wurden 30 Schlaganfallpatienten mit Hilfe eines umfänglichen diagnostischen Programmes untersucht. Dabei zeigte sich, daß die Schlaganfallpatienten insbesondere unter Schlafstörungen und phobisch-depressiven Reaktionen litten, wobei sie zwanghaft-rigide psychologische Bewältigungstechniken meist erfolglos einsetzten.

In einer eigenen Studie (3) wurden an einer kleinen Stichprobe (N = 9) vor und nach Karotisdesobliterationsoperationen psychologische Untersuchungen durchgeführt. Dabei zeigte sich in Übereinstimmung mit der Literatur, daß die Schlaganfallpatienten unserer Gruppe Aggressionsverleugnungsmechanismen und rationale Abwehrstrategien bevorzugten, um mit dem einschneidenden Erlebnis eines drohenden Schlaganfalles fertig zu werden. Sicherlich handelt es sich bei uns um eine ausgewählte Patientengruppe, die in der Selbstschilderung im wesentlichen ohne depressive Symptomatik war (Tabelle 1). So rangierten die T-Werte der Befindlichkeitskala vor und nach dem Operationsereignis, unabhängig vom Stadium der Schlaganfallentwicklung jeweils im Durchschnittsbereich, wobei sich trendmäßig ein Abnehmen subjektiv erlebter Befindlichkeitsstörungen nachweisen ließ.

Tabelle 1. Depressionsscores vor und nach Karotisoperation

(N)	Stadien der Schlaganfallentwicklung									
	I (5)		II (2)		III (0)		IV (2)		Gesamt (9)	
	vor	nach	vor	nach	vor	nach	vor	nach	vor	nach
Bfs $\bar{X}$ (T-Wert)	60.1	52.8	62.9	51.8			59.9	55.4	60.7	53.1
	TIA		RIND		PRIND		INFARKT			

Beck, R. und. Kaminsky, Ch., 1985

Dieses Ergebnis bestätigt wiederum die Hypothese, eine Persönlichkeits-Risikogruppe zerebrovaskulär bedrohter Patienten anzunehmen, und daß Probleme, die mit der primären Prävention zerebrovaskulärer Erkrankungen zusammenhängen, nicht ohne psychosomatische Konzeption zu bewältigen sind. Auf der folgenden Tabelle wurden die bisher beschriebenen psychologischen Risikodimensionen bei zerebrovaskulär erkrankten Patienten (CVD) zusammengestellt (Tabelle 2).

Tabelle 2. Psychologische Risikodimensionen bei CVK

- Anpassung an Leistungsprinzipien
  - Perfektionismus
  - Ehrgeizstreben
  - leistungsbezogene Bewältigungsstrategien
    (Adler, Gianturco, Thomae)
- zwanghaft-rigide Bewältigungstechniken
  (Magni, Langen)
- mangelnde interaktionale Lernbereitschaft
- hohes Bedürfnis nach familiärer Einbettung
- Vermeidung / Verleugnung sozialer Konfliktsituationen
  (Adler, Kelly)
- Aggressionsverleugnung
- Rationalisierung / Intellektualisierung
- „pressure pattern" (Selbstbehauptungs-Abhängigkeitskonflikt)
  (Adler, Beck, Engel, Gianturco, Macritchie)

Einige Aspekte zur Prognose

Auf dem Hintergrund der vorherigen Erörterungen sollen nunmehr einige Gesichtspunkte aufgegriffen werden, die sich im Hinblick auf die Rehabilitation bzw. Therapie depressiver Erkrankungen bei Schlaganfallpatienten im Alter ergeben.

Insbesondere muß auf die Untersuchung von Kotila (11) sowie auf die Arbeit von Coughlan (5) hingewiesen werden. Kotila untersuchte an 154 Schlaganfallpatienten, mit Hilfe eines umfänglichen diagnostischen Programmes, die Kriterien einer effektiven Bewältigung nach ischämischem Schlaganfall. In dieser finnischen Studie konnten immerhin 70% der Patienten innerhalb eines Jahres wieder in die häusliche Umgebung entlassen werden, 55% waren sogar in der Lage, wieder ihre frühere Berufstätigkeit aufzunehmen. Als wesentlichsten Gesichtspunkt stellte Kotila heraus, daß neben den neurologischen und neuropsychologischen Defizienzen emotionale Reaktionen auf das Schlaganfallereignis die Rehabilitationsergebnisse prognostisch erheblich beeinflussen. Wie in der Literatur wiederholt dargestellt und aufgrund eigener psychiatrischer Beobachtungen immer wieder bestätigt, werden depressive Schlaganfallpatienten noch zu oft keiner adäquaten psychiatrischen Behandlung zugeführt. Auf diesen Gesichtspunkt wies u. a. die Arbeitsgruppe von Robinson eindringlich hin, wobei erste wissenschaftliche Studien zu diesem Bereich vorliegen. So fanden Lin und Ebrahim (13), daß unter antidepressiver Medikation bei 61 depressiven Infarktpatienten eine signifikante Verbesserung der rehabilitativen Maßnahmen mit wesentlich günstigerer Kooperation erreicht werden konnte (9).

Lernpsychologisch orientierte Ansätze der Rehabilitation wurden u. a. von Jains (10) beschrieben, um die sozialen Probleme beeinträchtigter physischer und psychischer Integrität im Rahmen gruppentherapeutischer Arbeit besser nutzen zu können.

Weiterhin wird von Teitelbaum (26) diese interdisziplinäre Aufgabe im Sinne einer Liäson-Psychiatrie anhand eines Fallbeispieles instruktiv dargestellt und auf die Notwendigkeit hingewiesen, die Chancen einer psychiatrischen Behandlung bei depressiv-psychiatrischen Patienten besser zu nutzen (siehe auch 7).

Abschließende Bemerkungen und Ausblick

Offensichtlich wird die vielerorts geübte Haltung, lediglich die somatisch faßbaren Beeinträchtigungen bei Schlaganfallpatienten zu beachten, der Komplexität dieser psychosomatischen Erkrankung nicht gerecht.

Dies liegt im wesentlichen auch daran, daß integrative Konzepte zum Verständnis dieses Krankheitsbildes in der Medizin nicht beachtet werden, und somit Möglichkeiten interdisziplinärer Zusammenarbeit im Interesse der Patienten nicht genutzt werden.

Abschließend soll deshalb auf dem Hintergrund der bisherigen Erörterungen der Versuch unternommen werden, wesentliche Gesichtspunkte zum Verständnis der Genese und Bewältigung ischämischer zerebrovaskulärer Erkrankungen überblickartig darzustellen. Eine solche Übersicht muß zwangsläufig bruchstückhaft und unvollständig bleiben, will aber nur weitere Diskussion und Forschung auf diesem Gebiet anregen (siehe Übersichtstabelle 3).

Tabelle 3. Überblick zur Genese und Bewältigung ischämischer zerebrovaskulärer Erkrankungen

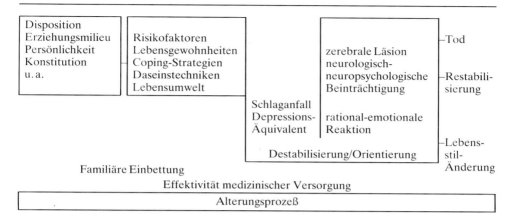

Wie aus der Übersicht deutlich wird, können die bisher gewonnenen somato-psychischen Kenntnisse zur Genese und Bewältigung ischämischer zerebrovaskulärer Erkrankungen zu einem besseren Verständnis zur Koinzident psychiatrischer (depressiver) Syndrome bei Schlaganfallpatienten im Alter beitragen, und interdisziplinäre präventive und therapeutische Maßnahmen begründen.

Literatur

1. Adler R, MacRitchie K, Engel GL (1971) Psychologic processes and ischemic stroke (occlusive cerebrovascular disease) I. Observations on thirty-two men with thirty-five strokes. Psychosom Med 33: 1–39
2. Barolin GS, Saurugg D (1976) Begleitdepressionen bei nicht-psychiatrischen Krankheiten. Erfassung und Therapie depressiver Komponenten. Münch Med Wochenschr 118: 975–982
3. Beck R, Kaminsky Ch (1985) Psychodiagnostic Investigations in the Case of Surgical Operations in the Region of the Extracranial Cerebral Arteries: Preliminary Findings. Unpublished manuscript II IPA Umea Sweden
4. Bergener M, Kark B (Hrsg) (1985) Zerebrale Gefäßkrankheiten im Alter. Steinkopff Darmstadt
5. Coughlan AK, Humphrey M (1982) Presenile stroke: long-term outcome for patients and their families. Rheumatol Rehabil 21 (2): 115–122
6. Finklestein S, Benowitz LI, Baldessarini RJ, Arana GW, Levine D, Woo E, Bear D, Moya K, Stoll AL (1982) Mood, vegetative disturbance, and dexamethasone suppression test after stroke. Ann Neurol 12 (5): 463–468
7. Geimers HJ (1984) The effects of nimodipine on the clinical course of patients with acute ischemic stroke. Acta Neurol Scand 69 (4): 232–239
8. Gianturco DT, Breslin MS, Heyman A, Gentry WD, Jenkins CD, Kaplan B (1974) Personality Patterns and Life Stress in Ischemic Cerebrovascular Disease. 1. Psychiatric Findings. Stroke 5: 453–461
9. Herzmann C (1979) Erfahrungen mit integrierter Psychopharmako- und Psychotherapie bei der Rehabilitation von hochbetagten multimorbiden Alterskranken eines Allgemeinkrankenhauses. In: Haase HJ Gerontopsychiatrie. Werh-Verlag München-Gräfelfing, 132–137
10. Jain S (1982) Operant conditioning for management of a noncompliant rehabilitation case after stroke. Arch Phys Med Rehabil 63 (8): 374–376

11. Kotila M, Waltimo O, Niemi ML, Laaksonen R, Lempinen M (1984) The profile of recovery from stroke and factors influencing outcome. Stroke 15 (6): 1039–1044
12. Lehr UM (1982) Depression und Lebensqualität im Alter – Korrelate negativer und positiver Gestimmtheit. Z Gerontol 15: 241–249
13. Lim ML, Ebrahim SB (1983) Depression after stroke: a hospital treatment survey. Postrad Med J 59: 489–491
14. Lipsey JR, Robinson RG,. Pearison GD, Rao K, Price TR (1983) Mood change following bilateral hemisphere brain injury. Br J Psychiatry 143: 266–273
15. Lipsey JR, Robinson RG, Pearson GD, Rao K, Price TR (1985) The dexamethasone suppression test and mood following stroke. Am J Psychiatry 142: 318–322
16. Magni G, Schifano F (1984) Psychological distress after stroke. J Neurol Neurosurg Psychiatry 47: 567–568
17. Maule MM, Milne JS, Williamson J (1984) Mental illness and physical health in older people. Age Ageing 13: 349–356
18. Robinson RG, Szetela B (1981) Mood change following left hemispheric brain injury. Ann Neurol 9: 447–453
19. Robinson RG, Price TR (1982) Post-stroke depressive disorders: A follow-up study of 103 patients. Stroke 13: 635–641
20. Robinson RG, Starr LB, Kubos KL, Price TR (1983) A two-year longitudinal study of post-stroke mood disorders: findings during the initial evaluation. Stroke 14: 736–741
21. Robinson RG, Kubos KL, Starr LB, Rao K, Price TR (1984) Mood disorders in stroke patients. Importance of location of lesion. Brain 107: 81–93
22. Robinson RG, Starr LB, Price TR (1984) A two year longitudinal study of mood disorders following stroke. Prevalence and duration at six months follow-up. Br J Psychiatry 144: 256–262
23. Robinson RG, Starr LB, Lipsey JR, Rao K, Price TR (1984) A two-year longitudinal study of post-stroke mood disorders: dynamic changes in associated variables over the first six months of follow-up. Stroke 15: 510–517
24. Robinson RG, Starr LB, Lipsey JR, Rao K, Price TR (1985) A two-year longitudinal study of poststroke mood disorders. In hospital prognostic factors associated with six-month outcome. J Nerv Ment Dis 173: 221–226
25. Starr LB, Robinson RG, Price TR (1983) Reliability, validity, and clinical utility of the social functioning exam in the assessment of stroke patients. Exp Aging Res 9: 101–106
26. Teitelbaum ML, Ketti P (1985) Psychiatric consultation with a noncooperative, depressed stroke patient. Psychosomatics 26: 145–146
27. Thomae H (1984) Reaktionen auf gesundheitliche Belastung im mittleren und höheren Erwachsenenalter. Z. Gerontol 17: 186–197

Die Herzschrittmacherimplantation – eine Ursache der Depression im Alter?

M. Blöink und F. Saborowski[*]

Die klinische Beobachtung vereinzelter Fälle von Depressionen im Senium nach Implantation eines Herzschrittmachers gab Anlaß zu der vorliegenden Untersuchung. Die permanente Implantation eines Schrittmachers bei verschiedenen Störungen der Reizbildung und -leitung in Zusammenhang gerade mit altersabhängigen Myokarderkrankungen wurde in den letzten Jahren an vielen kardiologischen Kliniken zur Routine. Einzelfallbeschreibungen und retrospektive Untersuchungen in den ersten Jahren nach Einführung der Methode hatten gezeigt, daß ein bestimmter Prozentsatz von Patienten nach der Schrittmacherimplantation depressive Zustandsbilder bot, vereinzelt sogar wahnhafte erlebnisreaktive Symptome (3, 10).
Bei Beschäftigung mit der Thematik ergaben sich zwei Fragestellungen: Zum einen, entwickelt sich überzufällig häufig ein depressives Syndrom im Anschluß an eine Schrittmacherimplantation im höheren Lebensalter; zum anderen, bessert sich im Gegenteil mit der Stabilisierung einer insuffizienten Kreislaufsituation durch den Schrittmacher auch die psychische Leistungsfähigkeit?
Um beiden Fragestellungen gerecht zu werden, waren Untersuchungen der Patienten einer kardiologischen Klinik unmittelbar vor und nach der Implantation als auch eine Nachuntersuchung in ausreichendem Abstand zu dem fraglich traumatisierenden Ereignis notwendig. Darüberhinaus erschien die Untersuchung einer Kontrollgruppe wünschenswert. Die Auswahl der letzteren erwies sich allerdings als problematisch. Eine Gruppe von Alterspatienten, die zur Vorbereitung eines chirurgischen Eingriffs stationär aufgenommen wurden, kam aus Gründen mangelhafter Vergleichbarkeit der Erkrankung und fehlender kardialer Symptomatik nicht in Betracht. Eine Gruppe von Alterspatienten der psychiatrischen Klinik mit depressiver oder paranoider Symptomatik und einem implantierten Schrittmacher andererseits wies nicht den erforderlichen Umfang auf; bei Auflistung der stationären, schrittmachertragenden Alterspatienten der psychiatrischen Klinik zeigte sich außerdem, daß die weitaus überwiegende Mehrzahl dieser Patienten hirnorganisch bereits zu sehr beeinträchtigt war, als daß man sie noch einer differenzierten psychologischen Testuntersuchung hätte unterwerfen können. Wir verglichen das kardiologische Krankengut deshalb zunächst mit einer Gruppe von 30 im gleichen Zeitraum in die gerontopsychiatrische Abteilung der Rhein. Landesklinik aufgenommenen Patienten, die anamnestisch eine Schrittmacherimplantation, ein Herzversagen oder andere schwere Herzerkrankungen aufwiesen.

---

[*] Rheinische Landesklinik Köln und Medizinische Klinik Köln-Holweide unter Mitarbeit von E. Gürster, G. Letzring und L. Kirsch.

Methodik

Die als prospektive Studie angelegte Untersuchung wurde an Patienten der Medizinischen Klinik Köln-Holweide sowie der Rheinischen Landesklinik Köln durchgeführt. Die vorliegenden Ergebnisse gründen sich auf 30 Patienten, die bislang allen Untersuchungen unterzogen wurden. Die Studie ist noch nicht abgeschlossen. Untersucht wurden im Verlauf der letzten 1½ Jahre alle Patienten über 65 Jahre, die mit einer gravierenden Herzrhythmusstörung oder wegen anderer Herzleiden in die Medizinische Klinik Holweide aufgenommen wurden, und bei denen die Indikation zur Schrittmacherimplantation gestellt wurde. Ausgenommen waren lediglich Patienten, denen aufgrund ihres akuten schweren Krankheitsbildes eine psychologische Testuntersuchung nicht zugemutet werden konnte. Die Patienten wurden von zwei Medizinern befragt und mit Hilfe der Examination Ratingskala (PSE) bewertet. Am selben Tag fand die Untersuchung durch einen Psychologen mit 5 verschiedenen Testmethoden statt (s. Tabelle 2). Die Patienten wurden 4–6 Tage vor der Implantation, 4–6 Tage danach sowie 12 Wochen danach getestet. Die Kontrollgruppe wurde demgegenüber nur einmal psychiatrisch und psychologisch mit Hilfe desselben Instrumentariums untersucht.

Ergebnisse

Die Tabelle 1 zeigt für die Gruppe der Schrittmacher-Patienten die Syndrome des PSE-Catego-Systems* sowie den PSE-Gesamtscore im Vergleich von prä- zu postimplantativen Untersuchungen:

Tabelle 1. PSE-Scores

	prä-/1 W.post-	prä-/12 W.post-
hirnorganisches Psychosyndrom**	n. s.	n. s.
depressives Syndrom***	Verminder. (p < .05)	n. s.
spezifisches neurotisches Syndrom****	Verminder. (p < .05)	Verminder. (p < .01)
unspezifisches neurot. Syndrom*****	n. s.	n. s.
Gesamtscore	Verminder. (p < .05)	n. s.

(Wilcoxon-Test)

Die Tabelle verdeutlicht zum einen, daß es entgegen den Erwartungen zu einer Besserung präimplantativer depressiver und spezifisch neurotischer Symptome nach der erfolgreichen Schrittmacherimplantation kommt. Die spezifisch neurotischen Beschwerden (Angstgefühle und andere regressive persönlichkeitsgebundene Symptome) bessern sich im Verlauf der folgenden 12 Wochen noch weiterhin statistisch deutlich signifikant. Das vor der Implantation nicht gravierende depressive Syndrom ist bereits in der Woche nach der Operation nicht mehr nachweisbar, zumindest statistisch gesehen.

* nach J.K. Wing et al., Die Erfassung und Klassifikation psychiatrischer Symptome, Beltz-Verlag, Weinheim 1982.
** umfaßt Konzentrationsstör., Interessenlosigk., Antriebsvermind., Gedächtnisstörungen, Ablenkbarkeit, sprachliche Einschränkungen u. a.
*** umfaßt depress. Stimmung, Zwangssyptome, Schlafstör., Sorgen, Hypochondr. usw.
**** umfaßt Angstgefühle, depressive, zwanghafte und hysterische Symptome.
***** umfaßt Spannungsgefühl, Sorgen, Reizbarkeit, Depression, Energieverlust usw.

Zum anderen ist zu erkennen, daß präimplantativ vorhandene hirnorganische Einbußen durch die Schrittmacherimplantation nicht signifikant geändert, also weder gebessert noch verschlechtert werden.

Auch die Ergebnisse der psychologischen Testuntersuchungen zeigen nur in zwei Bereichen eine signifikante Veränderung. Gemessen wurden die kognitiven- und Intelligenzleistungen. Die Erläuterungen zu den Tests und deren Resultate sind aus Tabelle 2 ersichtlich.

Tabelle 2. Ergebnisse der psychologischen Testuntersuchungen

		prä-/1 W.post-	prä-/12 W.post-
MWT-B	passiver Wortschatz kristalline Intelligenz	n. s.	n. s.
CPM	flüssige Intelligenz	n. s.	n. s.
SKT_{II}	kurzfristige Gedächtnisleistung	n. s.	Verbesser. ($p < .01$)
$SKT_{VIII, IX}$	mittelfrist. Gedächtnisleistung Wiedererkennen	n. s.	n. s.
$SKT_{I, III–VII}$	Aufmerksamkeit	n. s.	n. s.
ZVT	Aufmerksamkeit	Verbesser. ($p < .001$)	n. s.
$KAI_{Zn, Bn}$	Erinnerung	n. s.	n. s.
KAI_{BuL}	Informationsfluß	n. s.	n. s.

n = 29 (Wilcoxon-Test)

Angesichts fehlender signifikanter Veränderungen in der Mehrzahl der Testverfahren könnte die hochsignifikante Verbesserung im Zahlenverbindungs-Test das Ergebnis eines Einübungseffektes sein, da zwischen prä- und erster postoperativer Untersuchung durchschnittlich 10 Tage Zeitdifferenz bestanden. Die Testergebnisse 12 Wochen später fallen dagegen deutlich schlechter aus.

Auch die signifikante Verbesserung der kurzfristigen Gedächtnisleistungen im Syndrom-Kurztest steht als Befund isoliert da und scheint weniger das Resultat einer wirklichen zerebralen Leistungssteigerung durch die Implantation als ein Zufallsprodukt zu sein. Größere Fallzahlen müssen hier aber Klarheit schaffen.

Tabelle 3. Häufigste Beschwerden (in der Reihenfolge)

Psychiatrische Patienten	Kardiologische Patienten
Depressive Stimmung	Müdigkeit
Schlaflosigkeit	Schlaflosigkeit
Appetitlosigkeit	Klaustrophobie
Sozialer Kontaktverlust	Zwangssymptome
Sorgen	Affektive Verflachung
Ambivalenz	Spannungsgefühle
Affektive Verflachung	Sorgen
Müdigkeit	Ambivalenz
Interessenverlust	

Wie die Tabelle 3 verdeutlicht, sind die Beschwerden der wegen des organischen Leidens behandelten kardiologischen Alterspatienten denen der wegen psychischer Leiden behandelten gerontopsychiatrischen Patienten durchaus ähnlich. Im Gruppenvergleich, der in Tabelle 4 dargestellt ist, zeigt sich jedoch, daß bei gleichem Alter und gleicher kristalliner, d. h. prämorbider Intelligenz die psychiatrische Patientengruppe hochsignifikant ausgeprägtere neurotische und psychoorganische Syndrome aufweist.

Tabelle 4. Vergleich der Patientengruppen

	kardiologische		/psychiatrische Pat.
Alter	75 Jahre	n. s.	73 Jahre
kristalline Intelligenz	RW 26	n. s.	RW 25
depressives Syndrom (PSE)	Score 7	n. s.	Score 5
Wiedererkennensleistungen	RW 5	n. s.	RW 5
kurzfrist. Gedächtnisleistungen	RW 6 (+)	*	RW 8 (−)
Aufmerksamkeitsleistungen	RW 25 (+)	* *	RW 36 (−)
unspezif. neurotisches Syndrom (PSE)	Score 5 (+)	***	Score 9 (−)
spezifisches neurotisches Syndrom (PSE)	Score 2 (+)	***	Score 6 (−)
organisches Psychosyndrom (PSE)	Score 1 (+)	***	Score 4 (−)

(Mann-Whitney-Test)

Interessanterweise unterscheiden sich beide Patientengruppen nicht signifikant in ihrer Depressivität. Die Unterschiede liegen vielmehr in Merkmalen wie Ängstlichkeit, Sorgen, Konzentrationsstörungen und persönlichkeitsspezifischen Eigenschaften mit fließendem Übergang in hirnorganische Abbauerscheinungen. Von den kardiologischen Patienten erreichten nur 2 von 30 im PSE-Score Werte von über 5 bezüglich des organischen Psychosyndroms, während von den psychiatrischen Patienten 9 von 28 diesen Wert überschritten. Bezüglich depressiver Symptome verhielt es sich eher umgekehrt: Scores von 9 oder mehr erreichten hier nur 5 von 28 gerontopsychiatrischen Patienten; demgegenüber wiesen 13 von 30 kardiologischen Patienten diese Werte bei der präoperativen Untersuchung auf, bei der 1. Nachuntersuchung waren es noch 7 von 30, bei der 2. Nachuntersuchung dann ebensoviele. Eine nach diesen Syndromen getrennte statistische Auswertung erbrachte jedoch bei den geringen Fallzahlen keine neuen Gesichtspunkte.

Im Rahmen der depressiven Beschwerden von Herzschrittmacherträgern zeigte sich keine nennenswerte Projektion auf Herz oder implantiertes Gerät. Selbst bei Patienten mit wahnhaften Verkennungen spielte der Herzschrittmacher inhaltlich keine Rolle.

Diskussion

Das Auftreten einer Herzerkrankung stellt auch beim älteren Menschen ein affektiv stark belastendes Ereignis dar, zumal wenn die Klinikeinweisung erforderlich wird oder sogleich die Notwendigkeit einer Herzschrittmacherimplantation herausgestellt wird. Das Erleiden von Ängsten und Sorgen, verstärkt durch Symptome der kardiogenen Kreislauflabilität, erscheint bei diesen Patienten verständlich. Folglich lassen sich die in Tabelle 3 aufgeführten Beschwerden beiden pathogenetischen Hypothesen zuordnen.

Eindruckvollstes Ergebnis unserer bisherigen Untersuchungen stellt dann auch die Besserung dieser depressiven und neurotischen Beschwerden nach erfolgter Herzschrittmacherimplantation dar. Trotz der vergleichsweise geringen Fallzahl verdeutlicht diese Tatsache unseres Erachtens ausreichend stichhaltig, daß ein depressives Syndrom im Alter bei Herzschrittmacher-Trägern nicht in kausalem Zusammenhang zu der vorausgegangenen Implantation steht, sondern als zufällig koinzident angesehen werden muß. In Einklang mit unseren Ergebnissen steht die geringer werdende Zahl von Veröffentlichungen über psychische Alterationen und Risiken durch Herzschrittmacherimplantate im Verlauf der letzten 15 Jahre. Tabelle 5 stellt einige Arbeiten an größeren Patientenkollektiven und deren Ergebnisse stichwortartig zusammen. Von den meisten Untersuchern wird dabei herausgestellt, daß sich eine deutliche neurotische Symptomatik, die schon vor der Implantation bemerkbar wird, am ehesten negativ auf den Verlauf der psychischen Verfassung postoperativ auswirkt. Stabilisierend wirken demgegenüber etablierte soziale Verhältnisse.

Tabelle 5. Vorangegangene Studien

Autoren	Population	Ergebnis
A. H. Crisp, E. Stonehill (1969) (2)	120 SM-Patienten	bessere Psychopathologie als psychiatr. Patientengruppe
W. A. Greene, A. J. Moss (1969) (5)	60 SM-Patienten	75% gebessert durch Implant. 25% „Probleme"
H. Speidel et al. (1969) (12)	SM-Patienten	vorläufige Ergebnisse nicht signifikant
R. S. Blacher, S. H. Basch (1970) (1)	50 SM-Patienten	24% der Pat. nach Implant. depressiv für Monate
H. Payk-Rahlff (1976) (7)	SM-Pat./Kontr.gr.	n. s.
M. Rodstein et al. (1977) (9)	29 SM-Pat./ 18 Altersheimbew.	n. s.
B. Domenichelli, U. Manzoli (1978) (4)	73 SM-Patienten	70% gebessert, 10–20% ängstl. depressiv
H. Price et al. (1980) (8)	96 SM-Patienten	Verbesserung einer präop. Depression in 59%
M. C. Marechal et al. (1982) (6)	50 SM-Patienten	52% psychopath. Besserung, 14% Überaktivität

Ein weiterer wichtiger Faktor bei der psychischen Kompensation des Implantates scheint das Lebensalter des Patienten zu sein. Mehrfach wurde bei Untersuchungen in den vergangenen Jahren betont, daß die affektive Auseinandersetzung mit dem Implantat mit steigendem Lebensalter an Bedeutung verliert; auch hierin mag eine Erklärung für die prognostisch günstigen Ergebnisse unserer Studie zu suchen sein.

Bereits seit einer Reihe von Jahren stellt die Herzschrittmacherimplantation eine klinisch-internistische Routinemethode dar. Die Verbesserung von technischer Ausrüstung der Geräte und Implantationsmethoden ermöglicht heutzutage eine fast risikofreie Operation unter Bedingungen der Lokalanästhesie. Die Möglichkeit, unter Verzicht auf eine Allgemeinanästhesie mit ihren Risiken für Körper- und Hirnkreislauf beim alten Menschen implantieren zu können, gibt behandelndem Arzt und Patient mehr Sicherheit.

Inwieweit neben rein psychischen Faktoren auch zirkulatorische Gesichtspunkte zu einer Verbesserung des Wohlbefindens von Schrittmacherträgern beizutragen vermögen, wie in einer kürzlich erschienenen Publikation (13) gemutmaßt wurde, bleibt einstweilen durch spezifischere Untersuchungen zu verifizieren. Anhand der bisherigen Ergebnisse unserer Untersuchungen konnte eine Verbesserung hirnorganischer Symptome durch die Schrittmacherimplantation nicht nachgewiesen werden (vgl. Tabelle 1). Hier zu eindeutigen Untersuchungsergebnissen zu gelangen (11), wird das Ziel unserer zukünftigen Studien sein.

Literatur

1. Blacher RS, Basch SH (1970) Psychological Aspects of Pacemaker Implantation. Arch Gen Psychiat 22: 319–23
2. Crisp AH, Stonehill E (1969) Aspects of the Psychological Status of Patients Treated with Cardiac Pacemakers. Postgrad med J 45: 423–7
3. Dlin BM, Fischer HK (1968) Psychologic Adaptation to Pacemaker and Open Heart Surgery. Arch Gen Psychiat 19: 599–610
4. Domenichelli B, Manzoli U (1978) Problemi psicologici della vita col pacemaker. Giorn It Card 8 (Suppl 1): 192–7
5. Greene WA, Moss AJ (1969) Psychological Factors in the Adjustment of Patients with Permanently Implanted Cardiac Pacemakers. Ann Int Med 70: 897–902
6. Marechal MC, Birkui P, Saumont R, Bardou A (1982) Adaptation psychologique à long terme au port de stimulateurs cardiaques. Arch Mal Coeur 75/4: 489–94
7. Payk-Rahlff H, Payk TR (1978) Zur Psychologie der Schrittmacherpatienten. Z Psychosomat Med Psychoanal 24/4: 368–78
8. Price H, Obel IWP, Scott Millar RN (1980) Psychosocial Aspects of Cardiac Pacing. South African Med Tydskr 57/15: 580–2
9. Rodstein M, Zarit S, Savitsky E, Goldfeder M (1977) Relation of Long-Term Electronic Cardiac Pacing to Mental Status and Adaptation in the Institutional Aged. J Amer Geriatric Soc 25/12: 534–40
10. Rosenthal R, Crisafi BR, Coomaraswamy RP (1980) Manual Extraction of a Permanent Pacemaker: An Attempted Suicide. Pace 3: 229–31
11. Saborowski F, Hossmann V, Reismann B, Griebenow R, Dickmans HA (1980) Differentialtherapie bradykarder Herzrhythmusstörungen mit permanenter atrialer oder ventrikulärer Schrittmacherstimulation unter Berücksichtigung der Hämodynamik. Akt Gerontol 10: 439–41
12. Speidel H, Kalmar P, v Kerekjarto M, Kleinert M, Ramb W, Scheppokat KD (1969) Untersuchungen zur Psychopathologie der Schrittmacherpatienten. Verh Dt Ges Inn Med 75: 746–8
13. Stober B, Busch W, Kollmeier W (1985) Schrittmacherimplantation und depressives Syndrom. Nervenarzt 56: 608–11

Biologische Grundlagen

Biochemische Aspekte der Depression im Alter
– Untersuchungen an postmortalem Gewebe und zukünftige Forschungsstrategien –

C. J. Fowler[1, 2], J. Hardy[3], P. Nyberg[1], A.-M. O'Carroll[1], P. Wester[1] und B. Winblad[1]

Einleitung

Wenn man Krankheitsprozesse des zentralen Nervensystems studiert, so gibt es generell drei Vorgehensweisen:
1. Die Verwendung eines Tiermodells für die Krankheit,
2. die Verwendung von Körperflüssigkeit des Patienten als Untersuchungsmaterial und
3. die Verwendung von Autopsiematerial.

Tabelle 1. Untersuchungen am menschlichen Gehirn: Vor- und Nachteile

---

Vorteile

○ Möglichkeiten, bestimmte Krankheitsprozesse zu studieren, die bei Tiermodellen nicht existieren
○ Möglichkeit, festgestellte neurochemische Veränderungen mit der prämorbiden Symptomatologie zu korrelieren

Nachteile

○ Die Autopsieproben repräsentieren oft den Endpunkt einer Erkrankung, wobei sekundäre Symptome eine das Ergebnis beeinträchtigende Rolle spielen
○ Die Interpretation wird durch eine Menge Faktoren erschwert (z.B. das Zeitintervall vom Tod bis zur Autopsie, Todeszeitraum, medikamentöse Vorbehandlung usw.)
○ Sammlung und Lagerung des Gewebematerials beeinflußt die verschiedenen möglichen Untersuchungstechniken

---

Tabelle 1 zeigt die Nachteile dieser letzteren Untersuchungsmöglichkeiten. Trotzdem kann durch die Untersuchung von Autopsiematerial ein Krankheitsprozeß oder die Auswirkung desselben studiert werden, wogegen Tiermodelle häufig auf pharmakologischer Manipulation basieren, die an einem sonst gesunden Organismus vorgenommen worden sind. Viele Tests für antidepressive Aktivität im Tiermodell begrenzen sich selbst, z.B. in dem Sinne, daß die Medikamentenwirkung in dem Test denselben Aktionsmodalitäten unterliegt, wie sie für die derzeit verfügbaren Antidepressiva benutzt

---

[1] The Umeå Dementia Research Group, Departments of Pathology and Geriatric Medicine, University of Umeå (Sweden).
[2] Department of Biochemical Neuropharmacology, Research and Development Laboratories, Astra Läkemedel AB, Södertälje, (Sweden).
[3] Department of Biochemistry, St. Mary's Hospital Medical School, University of London (England).

worden sind (48). Weiterhin wäre hinzuzufügen, daß der Gebrauch von Tiermodellen auch immer das Risiko beinhaltet, daß es Speziesdifferenzen der Art gibt, daß Medikamente in einem Tierorganismus Aktivitäten entfalten, jedoch im menschlichen Organismus inaktiv sind. Schließlich gibt es für viele neuropathologische Zustände kein zufriedenstellendes Tiermodell.

Andererseits ist es nicht erforderlich, Voraussetzungen zu machen im Hinblick auf den primären biochemischen Wirkungsmechanismus bei Erkrankungen des zentralen Nervensystems, wenn man neurochemische Studien an menschlichem Autopsiematerial betreibt. Das bedeutet trotz der Schwierigkeiten bei Verwendung von Autopsiematerial, daß brauchbare Informationen erhalten werden können (23, 39, 41). In der Tat haben Untersuchungen an menschlichem Hirnmaterial, das durch Autopsie gewonnen wurde, beträchtliche Fortschritte des Verständnisses von Erkrankungen, wie z.B. der Demenz vom Alzheimer-Typ ermöglicht (27, 40).

Neurochemie der Neurotransmitter bei Suizid und bei normalen Alterungsvorgängen

Während viele Erkrankungen sehr gut definierbar und auch postmortal gut untersucht werden können, ist es sehr viel schwieriger, Patienten mit Altersdepressionen zu untersuchen, da sehr viele dieser Patienten nicht entsprechend diagnostizierbar sind und auch nicht wegen einer Depression therapiert werden (6). Als eine Konsequenz daraus wurde die Diagnose „Altersdepression" nicht oft in den Fallstudien des Autopsiematerials gefunden. Trotzdem können zentrale neurochemische Veränderungen bei Altersdepressionen mit Hilfe einer Anzahl indirekter Faktoren untersucht werden. In diesem Beitrag werden postmortem-Studien im Gegensatz zu neuroendokrinologischen Studien wie z.B. dem Dexamethason-Suppressionstest geschildert.

Eine solche Vorgehensweise ist die Untersuchung der Monoaminkonzentration in verschiedenen Hirnregionen von Kontrollpersonen und Autopsien nach Suizid. Pare et al. (38) zum Beispiel wählten Kohlenmonoxydvergiftungsfälle für die Suizidantengruppe, da die wesentlich häufigeren Tablettenintoxikationsfälle eventuell neurochemische Veränderungen zeigen könnten als Folge der benutzten Intoxikationssubstanz. Die Autoren fanden keine signifikanten Differenzen in den hypothalamischen Noradrenalin- oder Kaudatus-Dopamin-Konzentrationen zwischen Kontrollgruppen und Suizidfällen, aber sie fanden eine leichte (10% niedrigere) 5-Hydroxytryptaminkonzentration im Hirnstamm der Suizidfälle (38). Die Signifikanz dieses Ergebnisses ist jedoch ziemlich schwierig zu interpretieren, da die Gruppe der Suizidpatienten jünger war als die der Kontrollgruppe (49 vs. 73 Jahre). Andere Studien haben Veränderungen unterschiedlichen Ausmaßes gefunden, einige (aber bei weitem nicht alle) waren sich einig, daß doch eine Verarmung an Serotonin in den Hirnen der Suizidfälle festzustellen ist (34). Der Nachteil dieser Studien ist, daß Suizide nicht ohne weiteres gleichgesetzt werden können mit Depressionen, und das könnte die verschiedenen neurochemischen Veränderungen erklären. Beskow et al. (5) fanden, daß aus einer Serie von 20 Suizidfällen nur einer als endogen-depressiv klassifiziert werden konnte. Åsberg et al. (2) fanden eine bimodale Verteilung des 5-Hydroxytryptamin-Metaboliten 5-Hydroxindol-Essigsäure (5-HIAA) im Liquor von Patienten mit Depressionen, während die Rating-Skalen für Depression für beide, sowohl der hohen als auch der niedrigen 5-HIAA Liquorgruppe, gleich waren. Diejenigen jedoch, die in ihrer Krankheitsgeschichte bereits frühere Suizidversuche aufwiesen, wiesen alle niedrige Liquor 5-HIAA-Werte auf.

Ein zweiter Nachteil, der mit der Untersuchung von Post-mortem-Material an Suizidpatienten verbunden ist, ist der, daß diese Patienten plötzlich verstorben sind, wogegen die Kontrollfälle aus einer Mischung von kurzen und langen Terminalphasen bestanden. Solche Differenzen in der Sterbephase können sich auf die Neurotransmitterspiegel und deren Funktion bei Post-mortem-Untersuchungen auswirken.

Eine alternative Vorgehensweise ist, normale Altersvorgänge zu studieren, um zu ermitteln, welche Neurotransmittersysteme und Hirnregionen altersbezogene Veränderungen zeigen und festzustellen, ob solche Veränderungen als ein prädisponierender Faktor für Altersdepressionen angesehen werden können. Es ist lange bekannt, daß es einen Neuronenverlust im Alter in einigen, aber nicht allen Hirnregionen des menschlichen Gehirns gibt (8). Messungen biochemischer Marker für die verschiedenen Trans-

Tabelle 2. Monoaminerge Neurotransmitterveränderungen mit dem Alter in postmortalem menschlichen Gehirn. Studien der Umeå Dementia Research Group.

		Serotonerg		Noradrenerg		Dopaminerg
Transmitterspiegel	± 0	5-HT: Caudatus Putamen Hippocampus Hypothalamus Frontalkortex Amygdala Cingulum Medulla oblongata Thalamus $(n = 21–59)^{a, b}$	± 0	NA: Hippocampus Hypothalamus Cingulum Cautatus Putamen Medulla oblongata Thalamus $(n = 30–72)^{a}$	$\pm o$	DA: Caudatus Putamen Medulla oblongata Hypothalamus $(n = 36–76)^{a}$
Transmittermetabolten:	± 0	5-HIAA: Caudatus Putamen Hippocampus Hypothalamus Frontalkortex Amygdala Cingulum Medulla oblongata Thalamus $(n = 21–60)^{a, b}$	$\pm 0?$	MHPG: Caudatus Hippocampus Hypothalamus Cingulum $(n = 15)^{a}$	? $\pm 0?$	HVA: Cingulum Caudatus Hippocampus Hypothalamus $(n = 14–15)^{a}$
Rezeptorbindungs-		5-HT$_1$: Hippocampus Frontalkortex Putamen $(n = 13–20)^{c}$ 5-HT$_2$: Hippocampus Frontalkortex $(n = 19–21)^{d}$	± 0	alpha$_1$: Hippocampus Frontalkortex $(n = 19–21)^{d}$	± 0	DA-2: Caudatus Substantia Nigra N. Accumbens Putamen $(n = 13–14)^{e}$

, Signifikante positive Korrelation mit dem Alter ($p < 0{,}05$); , signifikante negative Korrelation mit dem Alter ($p \pm 0{,}05$); ± 0, keine signifikante Korrelation mit dem Alter ($p < 0{,}05$). Ergebnisse aus: a, Carlsson et al. (12); b, Wester et al. (46); c, Marcusson et al. (30); d, Marcusson et al. (31); e, Severson et al. (42).

mittersysteme können uns einen Hinweis auf die betroffenen neuronalen Funktionssysteme geben. Zum Beispiel gibt es altersabhängige Veränderungen in der Aktivität der katecholaminsynthetisierenden Enzyme Tyrosin Hydroxylase und der 1-aromatischen Aminosäure Decarboxylase (29, 32) während eine gesteigerte Aktivität der Monoamin abbauenden Enzyme Monoamin Oxidase-B (nicht -A) mit dem Alter in einer Anzahl von Hirnregionen beim Menschen gefunden wurde (21). Außerdem wurden Veränderungen im Alter bei der Anzahl von Serotonin 5-HT_1 und 5-HT_2-Rezeptoren durch Radioligand-Bindungsexperimente in verschiedenen menschlichen Hirnregionen gefunden (1, 3, 30, 31, 43).

In Tabelle 2 sind Effekte des Alterns auf die Spiegel der Monoaminneurotransmitter 5-Hydroxytryptamin, Noradrenalin und Dopamin, ihre Metaboliten und ihre Rezeptorbindungsaffinität in einer Anzahl von verschiedenen Hirnregionen, wie sie von unserem Labor gesammelt wurden, summarisch dargestellt. Beispielsweise fanden sich Angaben für Dopamin in den Striatumregionen und für Noradrenalin in Hypothalamus und Hippocampus gebündelt in verschiedenen Altersgruppen (Abb. 1). Nach diesen Ergebnissen ist es ersichtlich, daß es eine altersabhängige Veränderung in dem Gleichgewicht der verschiedenen Neurotransmittersysteme gibt, die jedoch von Hirnregion zu Hirnregion unterschiedlich ist. Andere Transmittersysteme, so z.B. cholinerge (7, 35) und GABAerge (10,41) Systeme, zeigen auch altersabhängige Veränderungen in menschlichem Hirngewebe. Nach Carlsson (11) ist es daher möglich anzunehmen, daß einige dieser regionalen Veränderungen im Neurotransmittergleichgewicht mit den altersabhängigen Veränderungen in der Hirnfunktion in Zusammenhang gebracht werden können. Dies ist zumindest in Übereinstimmung mit den morphologischen Untersuchungsergebnissen. Zum Beispiel könnte die häufig beim alten Menschen festgestellte depressive Verstimmung zumindest teilweise mit der verminderten Funktion aller drei Hauptmonoamine zusammenhängen (11). Weiterhin ist es möglich, daß mit der Veränderung der Inter-intra-Transmitterbalance mit dem Alter das Individuum erhöht anfällig für äußerliche Reize wie z.B. Isolation wird, die sich dann in einer depressiven Erkrankung niederschlagen können.

Messungen von Neurotransmitterfunktionen in Autopsiematerial

Nach der vorangegangenen Diskussion kann festgestellt werden, daß es altersabhängige Veränderungen in den Neurotransmittersystemen und ihrem Gleichgewicht gibt. Es ist jedoch ziemlich schwierig, weitergehende Schlüsse im Hinblick auf die Neurotransmitterfunktion und ihre Veränderungen im Alter zu ziehen. Messungen von 5-Hydroxytryptamin und 5-HIAA z.B. sind statische Messungen der gesamten Monoamine und ihrer Metaboliten, die eine Hirnregion enthält, zu einem bestimmten Zeitpunkt nach dem Tode, und sie zeigen nicht notwendigerweise an, wieviel von diesen Aminen wirklich aktiv in der Neurotransmission tätig waren (46).

Auf ähnliche Weise zeigen die Radioliganden-Bindungsexperimente die Anzahl der Neurotransmitter zum Zeitpunkt der Membranbindung in bestimmten Regionen an, geben jedoch keine Hinweise auf die Rezeptorfunktionen (18, 46). Was deshalb nötig ist, sind Messungen der Neurotransmitter-Funktion in menschlichem Autopsiematerial. Solche Messungen würden dann mehr verwendbare Informationen geben, auf welche Weise und wie die verschiedenen Neurotransmittersysteme mit zunehmendem Al-

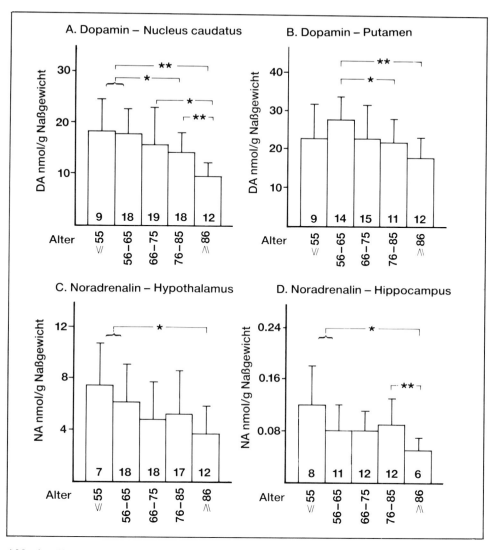

Abb. 1. Konzentration (in nmol/g) von A, Dopamin im Nucleus caudatus, B, Dopamin im Putamen, C, Noradrenalin im Hypothalamus und D, Noradrenalin im Hippocampus für Autopsiematerial von verschiedenen Altersgruppen. Die Anzahl der Proben in jeder Gruppe sind angezeigt durch die Balken.   * $p < 0{,}05$,   ** $p < 0{,}01$ (two-tailed t-teer); Daten von Carlsson et al. (12).

ter beeinträchtigt werden. Solche Informationen könnten dann für die Entwicklung effektiver therapeutischer Möglichkeiten zur Erhöhung der erniedrigten oder Dämpfung erhöhter Transmitterfunktionen benutzt werden, die als ein Ergebnis des Altersprozesses gefunden wurden. Dies könnte dann zur Entwicklung von Medikamenten führen, deren Ziel eine spezifische Behandlung der Altersdepression sein würde. Einige Beispiele der Messung von Neurotransmitterfunktionen, die in menschlichem Autopsiematerial nützlich sein könnten, werden im folgenden diskutiert.

Post-mortem-Stabilität und Gewebelagerung

Während man die Konzentration von Monoaminen, Lokalisierung und Anzahl von Neurotransmittern und eine Anzahl von Markerenzymen einfach bestimmen kann, nachdem das Autopsiematerial auf minus 70 °C eingefroren wurde und dies nicht notwendigerweise vom Zeitintervall des Todeszeitpunkts bis zur Autopsieentnahme abhängig ist, ist die Messung der Neurotransmitterfunktion dagegen von metabolisch aktiven funktionierenden „Synaptosomen" und damit von dem Zeitintervall zwischen Tod und Autopsie abhängig. Setzt man voraus, daß es unpraktisch ist, die Proben unmittelbar nach der Entnahme zu untersuchen, so ist es nötig, zwei Probleme vor der Messung der Funktion an Autopsiematerial zu lösen:

1. Eine Möglichkeit zur Lagerung der Proben in einem Gefrierstadium in der Weise, daß die funktionelle Aktivität nach dem Auftauen erhalten bleibt, muß entwickelt werden.
2. Es ist nötig, einen „Marker" für den Effekt des Zeitintervalls zwischen Tod und Autopsie zu finden, so daß Proben in verschiedenen Gruppen (z.B. jung vs. alt, normal vs. psychiatrisch krank usw.) nach diesem Parameter parallelisiert werden können.

Es gibt eine Anzahl verschiedener Wege des Einfrierens und Auftauens von Hirngewebe, die unter diesem Aspekt untersucht worden sind. Es wurde gefunden, daß ein langsames Einfrieren der herausgeschnittenen Hirnareale, in 0,32 M Sucrose gelagert, und ein daraufhin sich anschließendes schnelles Auftauen die synaptosomalen Präparationen erhielt und gute funktionelle Charakteristika ergab, so z.B. unstimulierte und veratrinstimulierte Atmung; Aspartat, Glutamat, GABA und Dopamin Freisetzungen (stimuliert von Veratrin und blockiert von Tetrodotoxin), auch „nipecotic acid-sensitive" GABA-Wiederaufnahme (16, 23, 24). Andere Methoden sind entwickelt worden, um die Funktion bei Lagerung zu erhalten, so z.B. das Einfrieren unter Zusatz von Dimethylsulfoxid (DMSO) (22).

Messungen der Gewebsatmung können als Marker für den Stoffwechselstatus einer Gehirnregion in vitro verwendet werden. In ersten Studien wurde gefunden, daß die Atmungsaktivität mit ansteigendem Todeszeitpunkt – Autopsie-Intervall im menschlichen Gehirn abnimmt und einen Wert von 50% (auf der Basis von Regressionslinien) innerhalb 10 Stunden nach dem Todeszeitpunkt erreicht (23). Eine neuere Studie hat ergeben, daß atmungsaktive Synaptosomen aus Gewebe gewonnen werden konnten bei Autopsiefällen, die einen plötzlichen Tod erlitten hatten (Krankheiten wie z.B. Herzinfarkt), daß aber Gewebe von Autopsiefällen, die nach einer längeren terminalen Phase starben (slow death cases), keinerlei metabolisch aktive Synaptosomen mehr produzierten (47). Dieser Mangel an metabolischer Aktivität in der „Slow-death-Gruppe" war verbunden mit einer Hirnacidose und einer Ansammlung von neurotoxischen Spiegeln von Milchsäure (25). Die Untersuchungen rufen sofort die Frage nach der Bedeutung vieler Post-mortem-Studien in der Literatur hervor, besonders von alterskorrelierten Studien, da viele der jüngeren Fälle vielleicht einen plötzlichen Tod erlitten, wogegen viele der älteren Fälle wahrscheinlich nach einer längeren Terminalphase starben. Das bedeutet natürlich, daß der Einsatz von nach Atmungsaktivität (oder alternativ nach Tod-Autopsieintervall plus Agoniestatus) parallelisierten Untersuchungsgruppen die erforderliche Zeit für die Stichprobenerhebung beträchtlich erhöht, aber um so gewichtiger sind dann die erzielten Resultate.

Monoamin-Wiederaufnahmeuntersuchungen

Im Jahre 1983 berichtete Harms (28), daß Gewebsschnitte von Rattengehirnen, die in situ bei Raumtemperatur 4–5 Stunden nach Dekapitation belassen wurden, in der Lage waren, ^{3}H-Noradrenalin und ^{3}H-5-Hydroxytryptamin zu akkumulieren und daß diese Wiederaufnahmeprozesse durch Desipramin und Fluvoxamin gehemmt wurden, zumindest mit Werten, die ähnlich denen waren, die man für frische Rattengehirnschnitte kannte. Der Autor demonstrierte außerdem die Aufnahme von 5-Hydroxytryptamin und Noradrenalin in die Gewebsschnitte des menschlichen Kortex (die 5 Stunden postmortal entnommen und direkt ohne Lagerung untersucht waren) und zeigte, daß die Fähigkeit von Desipramin, Fluvoxamin, Fluoxetin und Norzimeldin als Hemmer der Noradrenalinaufnahme ähnlich der war, die in der Ratte gefunden wurde, wogegen für 5-Hydroxytryptamin die Fähigkeit von Fluvoxamin und Norzimeldin ähnlich war, aber die Fähigkeit von Desipramin und Fluoxetin in menschlichem Gewebe höher war als im Rattengehirn (28). Stenström et al. (45) berichteten, daß die Aufnahme von 5-Hydroxytryptamin und Dopamin in menschlichem Gehirngewebe, das durch die Methode des langsamen Frierens und schnellen Auftauens („slow freeze – rapid thaw") präpariert war nachgewiesen werden konnte, wobei K_m-Werte für die Wiederaufnahme von 0.12 μM (5-Hydroxytryptamin, Hypothalamus) und 0.28 μM (Dopamin, Striatum) gefunden wurden. Weiterhin wurde gefunden, daß es einen beträchtlichen Unterschied in der Aufnahme der beiden Monoamine von Hirnregion zu Hirnregion gab (26) (Tabelle 3).

Tabelle 3. Vergleich der Dopamin und 5-Hydroxytryptaminaufnahme in isotone Homogenate mit ihrer Konzentration in vier Hirnregionen post mortem

	Dopamin		5-Hydroxytryptamin	
	Aufnahme[a]	Konzentration[b]	Aufnahme[a]	Konzentration[b]
Caudatus	100 ± 23	13 ± 8	8,7 ± 5,0	0,67 ± 0,24
Putamen	61 ± 6	19 ± 13	19 ± 11	1,6 ± 0,52
Hypothalamus	16 ± 11	1,8 ± 1,1	69 ± 7	1,6 ± 1,1
Frontalkortex	2,8 ± 0,2	0.20 ± 0,16	NG	0,05 ± 0,06

[a] Aufnahmewerte sind V_{max}-Wewrte in pmol g^{-1} Naßgewicht min^{-1}
[b] Konzentrationen in nmol g^{-1} Naßgewicht
Die Daten sind Mittelwerte ± SD, n = 4; NG = nicht gefunden; (Daten aus [24]).

Intra- und extraneuronale Monoamin-Oxidase

Die Aufnahmekapazität von menschlichem Hirngewebe kann auch benutzt werden, um die intra- und extraneuronalen Komponenten der zwei Formen des monoaminmetabolisierenden Enzyms Monoamin-Oxidase (MAO) zu bestimmen. Wesentlich ist, daß die Desaminierung niedriger Konzentrationen von 5-Hydroxytryptamin, Noradrenalin und Dopamin in Abwesenheit oder Anwesenheit selektiver Monoamin-Wiederaufnahmehemmer bestimmt werden kann, wobei die inhibitorsensitive Aktivität als Intraneuronalaktivität definiert ist (15). Während das Verhältnis von intra- zu extraneuronaler MAO-Aktivität auf diesem Weg nicht bedeutsvoll ist, da die intra- und extraneuronale Substratkonzentration unterschiedlich sein kann (37), ist es möglich, durch den

Gebrauch der selektiven Monoaminoxidasehemmer wie Clorgylin und 1-Deprenyl die Verhältnisse von MAO-A zu MAO-B-Aktivität sowohl intra- als auch extraneuronal im menschlichen Hirngewebe zu bestimmen (19). Diese Arbeitsweise ist durch Tierstudien untermauert worden, in denen man fand, daß Hemitranssection bei Ratten einen 90% Abfall der striatalen intraneuronalen Desaminierung des Dopamins ergab ohne einen begleitenden Abfall in der extraneuronalen Desaminierung (44). In menschlichem Autopsiematerial wurde durch zwei unabhängige Studien gezeigt, daß extraneuronale Dopamindesaminierung überwiegend durch MAO-B erbracht wurde, während die intraneuronale Desaminierung dieses Substrats überwiegend durch MAO-A erfolgte (36, 37, Abb. 2).

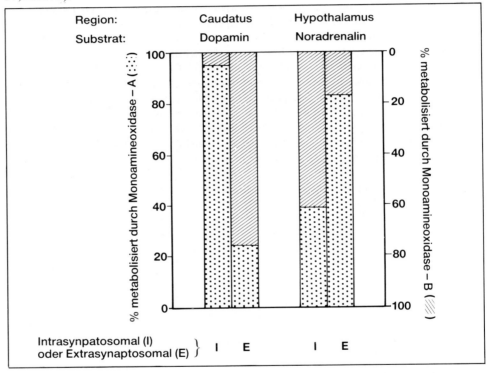

Abb. 2. Prozent der intra- und extrasynapsomalen Desamination von 0,25 μM Dopamin und 0,25 μM Noradrenalin im menschlichen Kaudatus und Hypothalamusproben.
n = 5 für Dopamin und n = 3 für Noradrenalin   (Daten von O'Carroll et al., 36)

Rezeptorvermittelter Inositol Phospholipidzusammenbruch

Obwohl es eine Anzahl pharmakologischer Tests gibt, die zur Messung der Rezeptorfunktion in vivo bei Tiermodellen geeignet sind, existieren relativ wenig Tests in vitro, die auf post-mortales Gewebe angewandt werden können. Eine Möglichkeit jedoch ist der rezeptorvermittelte Inositol-Phospholipidzusammenbruch („PI breakdown"). Eine Anzahl von Neurotransmittern und ihrer Agonisten sind in der Lage, durch Rezeptorvermittlung die Reaktionsgeschwindigkeit des PI breakdown zu steigern und Diacylglycerol und Inositol-1,4,5-Triphosphat (und Inositol-1,3,4-Triphosphat) zu bilden, die als postsynaptische second messenger angesehen werden (4, 17). So stimuliert z.B. der cholinergische Agonist Carbachol das PI breakdown über Aktivierung von muscarinischen Rezeptoren und Noradrenalin über Alpha$_1$-Adrenorezeptoren (9). Die Stimulierung durch Carbachol wurde auch in Cortexregionen bei der Ratte gefunden, die tiefgefroren aufbewahrt waren (entweder wurde DMSO benutzt oder die „slow freeze – fast thaw"-Methode), aber auch in kortikalen Gewebsbereichen der Ratte vier Stunden post-mortem (14). In der laufenden Studie wurde gefunden, daß die Incorporation von ^{3}H-Inositol in die Inositol Phospholipidfraktion beträchtlich reduziert war, genauso wie die Stimulation durch Noradrenalin (bei einer Kaliumkonzentration von 5.88 mM) nach der „slow freeze – fast thaw"-Methode (Tabelle 4, Abb. 3). Kürzlich jedoch ist gefunden worden, daß der PI breakdown als Antwort auf sowohl Carbachol als auch Noradrenalin durch Steigerung der freien K-Konzentration verstärkt werden kann (13, 20). Bei einer freien K-Konzentration von 18.2 mM reagieren die hippocampalen Gewebsschnitte, die tiefgefroren aufbewart wurden, sehr gut auf Noradrenalin (Abb. 3). Diese Studien würden die Theorie unterstützen, daß es möglich sein müßte, rezeptorvermittelten PI breakdown in Autopsiematerial als ein Maß für die Rezeptorfunktion anzusehen. Von den relativ wenig bis jetzt untersuchten Proben menschlichen Hirnmaterials gab es bisher sehr niedrige Reaktionsgeschwindigkeiten bei Inkorporation des ^{3}H-Inositol in die Phospholipidphase (O'Carroll, Fowler und Winblad, unveröffentlicht). Es ist jedoch zu hoffen, daß bessere Inkorporation dadurch erreicht werden kann, daß man Gewebe mit kurzer Zeitspanne zwischen Tod und Autopsie und damit hoher Respirationsgeschwindigkeit benutzt.

Tabelle 4. Inkorporation von ^{3}H-myo-Inositol in InsP und Lipidfraktionen Gewebestücken von frischem und tiefgefrorenem Gewebe nach 20–24 Stunden bei −70 °C

Parameter	Frisch	Gefroren
InsP (d.p.m.)	101 ± 150	450 ± 60
Lipid (d.p.m.)	12620 ± 1360	3880 ± 630

Das Gewebe wurde entweder frisch gewonnen oder nach der „slow freeze – quick thaw-Methode" von Hardy et al. (24). Kleine Gewebestücke wurden 60 Minuten bei 37 °C mit ^{3}Inositol inkubiert und der Gehalt an kombiniertem Inositol-Phosphat und Inositol-Phosphorlipid bestimmt (20). Ergebnisse sind die Mittelwerte ± SD (n = 5) nach 30minütiger Inkubation in Abwesenheit von 8,8 mM Li$^+$ und 5,88 mM KOH. Die Werte für frische und gefrorene Gewebestücke zeigen signifikante Differenz ($p < 0,01$); (two-tailed t-test).
(C.J. Fowler and A.M. O'Carroll, unpubliziert)

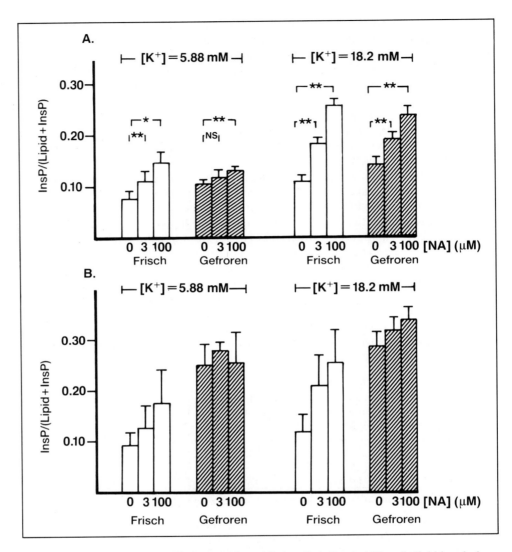

Abb. 3. Stimulation von A. Hippocampale and B. kortikale Inositol-Phospholipid-break-down (ausgedrückt als InsP/Lipid + InsP) von Noradrenalin in frischen miniprisms und in miniprisms für Regionen tiefgefroren gelagert bei $-70\,°C$ für 24–48 Stunden nach der „slow freeze – fast thaw"-Methode von Hardy et al. (24). Für weitere detaillierte Methodik (Fowler et al., 20). Die Proben werden inkubiert bei 8,8 mM Lithium und der angegebenen Konzentration von Kalium für 30 Minuten bei 37 °C. n = 5 für Hippocampus, n = 3 für Cortex, NS = nicht signifikante Differenz, * $p < 0,05$; ** $p < 0,01$ (two-trailed paired t-test). (C.J. Fowler und A.M. O'Carroll, unpubliziert)

Zusammenfassung

Das Ziel des vorgelegten Beitrags war, die Schwierigkeiten, die mit der Interpretation von neurochemischen Daten aus Studien an menschlichem Autopsiematerial verbunden sind, aufzuzeigen. Trotz dieser Schwierigkeiten ist festzuhalten, daß es beim Menschen eine veränderte Balance von Neurotransmitter-Funkionen mit steigendem Lebensalter gibt und daß dies in die Ätiologie der Depression im höheren Lebensalter eingreift. Bevor jedoch solche Feststellungen als gesichert angesehen werden können, ist es nötig, Methoden für Neurotransmitter-Funktionsuntersuchungen in postmortalem Gewebe zu entwickeln (wie z. B. Monoaminwiederaufnahme, Metabolismus und rezeptorvermittelte PI-breakdown, die oben diskutiert wurden). Es ist zu hoffen, daß die Anwendung solcher Techniken und die Sammlung von sorgfältig kontrolliertem Autopsiematerial, parallelisiert nach Atmungsaktivität, Post-mortem-Intervall und Todeszeitraum, in Zukunft eine Erklärung der Effekte des Alterns und einer Anzahl von Erkrankungen inklusive der Altersdepression auf die Funktion menschlicher Neurotransmitter zuläßt. Dies erlaubt auch den Einsatz neuer Medikamente.

Literatur

1. Allen SJ, Benton JS, Goodhardt MJ, Haan EA, Sims NR, Smith CCT, Spillane JA, Bowen DM, Davison AN (1983) Biochemical evidence of selective nerve cell changes in the normal ageing human and rat brain. J Neurochem 41: 256–265
2. Åsberg M, Träskman L, Thorén P (1976) 5-HIAA in the cerebrospinal fluid. A biochemical suicide predictor? Arch Gen Psychiat 33: 1193–1197
3. Bennett JP, Enna SJ, Bylund D, Gillin CJ, Wyatt RJ, Snyder SH (1979) Neurotransmitter receptors in frontal cortex of schizophrenics. Arch Gen Psychiat 36: 927–934
4. Berridge MJ (1984) Inositol triphosphate and diacylglycerol as second messengers. Biochem J 220: 345–360
5. Beskow J, Gottfries CG, Roos BE, Winblad B (1976) Determinations of monoamine and monoamine metabolites in the human brain: post mortem studies in a group of suicides and in a group of controls. Acta psychiat scand 53: 7–20
6. Blazer DG (1982) Depression in Late Life. C.V. Mosby Co., St. Louis. pp 19–31
7. Bowen DM, Spillane JA, Curzon G, Meier-Ruge W, White P, Goodhardt MJ, Iwangoff P, Davison AN (1979) Accelerated ageing or selective neuronal loss as an important cause of dementia. Lancet i: 11–14
8. Brody H (1975) Cell counts in cerebral cortex and brainstem. In: Katzman R, Terry RD, Bock KL (eds) Alzheimer's disease: senile dementia and related disorders. Aging, vol 7. Raven Press, New York, pp 345–352
9. Brown E, Kendall DA, Nahorski SR (1984) Inositol phospholipid hydrolysis in rat cerebral cortical slices: I. Receptor characterization. J Neurochem 42: 1379–1387
10. Burchinsky SG (1984) Neurotransmitter receptors in the central nervous system and aging: pharmacological aspect (review). Exp Gerontol 19: 227–239
11. Carlsson A (1985) Neurotransmitter changes in the aging brain. Danish Med Bull 32 (Suppl 1): 40–43
12. Carlsson A, Nyberg P, Winblad B (1985) The influence of age and other factors on concentrations of monoamines in the human brain. To be submitted
13. Candy JM, Court JA, Smith CJ (1985) Enhancement of the phosphatidylinositol response by raised extracellular potassium in rat cerebral cortex. Br J Pharmacol 84: 61P
14. Candy JM, Court JA, Perry RH, Smith CJ (1984) Carbachol-stimulated phosphatidylinositol hydrolysis in the cerebral cortex after freezing and post mortem delay. Br J Pharmacol 83: 356P
15. Demarest KT, Smith DJ, Azzaro AJ (1980) The presence of the type A form of monoamine oxidase within nigro-striatal dopamine-containing neurones. J Pharmacol Exp Ther 215: 461–468
16. Dowdall MJ, Szafranski J, Marsden CA (1983) Functional synaptosomes from frozen human brain: evidence from studies on dopamine release. J Neurochem 41 (Suppl): S139
17. Downes CP (1983) Inositol phospholipids and neurotransmitter-receptor signalling mechanisms. Trends Neurosci 6: 313–316

18. Fowler CJ (1984) Receptor binding studies: yet more cause for caution. Trends Pharmacol Sci 5: 498–499
19. Fowler CJ, Magnusson O, Ross SB (1984) Intra- and extraneuronal monoamine oxidase. Blood Vessels 21: 126–131
20. Fowler CJ, O'Carroll A-M, Court JA, Candy JM (1986) Stimulation by noradrenaline of inositol phospholipid breakdown in the rat hippocampus. Effect of the ambient potassium concentration. J Pharm Pharmacol 38: 201–208
21. Fowler CJ, Wiberg Å, Oreland L, Marcusson J, Winblad B (1980) The effect of age on the activity and molecular properties of human brain monoamine oxidase. J Neural Transm 49: 1–20
22. Haan EA, Bowen DM (1981) Protection of neocortical tissue prisms from freeze thaw injury by dimethyl sulphoxide. J Neurochem 37: 243–246
23. Hardy JA, Dodd PR (1983) Metabolic and functional studies on post-mortem human brain. Neurochem Int 5: 253–266
24. Hardy JA, Dodd PR, Oakley AE, Perry RH, Edwardson JA, Kidd AM (1983) Metabolically active synaptosomes can be prepared from frozen rat and human brain. J Neurochem 40: 608–614
25. Hardy JA, Wester P, Winblad B, Gezelius C, Bring G, Eriksson A (1985) The patients dying after long terminal phase have acidotic brains; implications for biochemical measurements on autopsy tissue. J Neural Transm 61: 253–264
26. Hardy JA, Wester P, Bäckström I, Gottfries J, Oreland L, Stenström A, Winblad B (1985) The regional distribution of dopamine and serotonin uptake and transmitter concentrations in the human brain. Submitted for publication
27. Hardy JA, Adolfsson R, Alafuzoff I, Bucht G, Marcusson J, Nyberg P, Perdahl E, Wester P, Winblad B (1984) Transmitter deficits in Alzheimer's disease. Neurochem Int 7: 545–563
28. Harms HH (1983) The antidepressant agents desipramine, fluoxetine, fluvoxamine and norzimelidine inhibit uptake of (^{3}H)noradrenaline and (^{3}H)5-hydroxytryptamine in slices of human and rat cortical brain tissue. Brain Res 275: 99–104
29. Lloyd KG, Hornykiewicz O (1972) Occurrence and distribution of aromatic L-amino acid (L-DOPA) decarboxylase in the human brain. J Neurochem 19: 1549–1559
30. Marcusson J, Oreland L, Winblad B (1984a) Effect of age on human brain serotonin (S-1) binding sites. J Neurochem 43: 1699–1705
31. Marcusson JO, Morgan DG, Winblad B, Finch CE (1984b) Serotonin-2 binding sites in human frontal cortex and hippocampus. Selective loss of S-2A sites with age. Brain Res 311: 51–56
32. McGeer EG, McGeer PL (1976) Neurotransmitter metabolism in the aging brain. In: Gershon S (ed) Neurobiology of Aging vol 3. Raven Press, New York, pp 389–403
33. Morgan DG, Marcusson JO, Finch CE (1984) Contamination of serotonin-2 binding sites by an alpha-1 adrenergic component in assays with (^{3}H)spiperone. Life Sci 34: 2507–2514
34. Murphy DL, Campbell IC, Costa JL (1978) The brain serotoninergic system in affective disorders. Progr Neuropsychopharmacol 2: 1–31
35. Nordberg A, Winblad B (1986) Brain nicotinic and muscarinic receptors in normal aging and dementia. Proceedings of the OHOLO conference, Israel, in press
36. O'Carroll A-M, Tipton KF, Fowler CJ, Ross SB (1985) Intra- and extrasynaptosomal deamination of dopamine and noradrenaline by the two forms of human brain monoamine oxidase. Implications for the neurotoxicity of N-methyl-4-phenyl-1,2,4,6-tetrahydropyridine in man. Submitted for publication
37. Oreland L, Arai Y, Stenström A, Fowler CJ (1983) Monoamine oxidase activity and localisation in the brain and the activity in relation to psychiatric disorders. Mod Probl Pharmacopsychiat 19: 246–254
38. Pare CMB, Young DPM, Price K, Stacey RS (1969) 5-Hydroxytryptamine, noradrenaline, and dopamine in brainstem, hypothalamus and caudate nucleus of controls and of patients committing suicide by coal-gas poisoning. Lancet 2: 133–135
39. Perry EK, Perry RH (1983) Human brain neurochemistry – some postmortem problems. Life Sci 33: 1733–1743
40. Rossor MN (1982) Neurotransmitters and CNS disease: dementia. Lancet ii: 1200–1204
41. Rossor M (1984) Biological markers in mental disorders: post-mortem studies. J Psychiat Res 18: 457–465
42. Severson JA, Marcusson J, Winblad B, Finch CE (1982) Age-correlated loss of dopaminergic

binding sites in human basal ganglia. J Neurochem 39: 1623–1631
43. Shih JC, Young H (1978) The alteration of serotonin binding sites in aged human brain. Life Sci 23: 1441–1448
44. Stenström A, Arai Y, Oreland L (1985a) Intra- and extraneuronal monoamine oxidase -A and -B activities after central axotomy (hemitransection) on rats. J Neural Transm 61: 105–113
45. Stenström A, Oreland L, Hardy JA, Wester P, Winblad B (1985b) The uptake of serotonin and dopamine by homogenates from frozen rat and human brain tissue. Neurochem Res 10: 515–523
46. Wester P, Hardy JA, Marcusson J, Nyberg P, Winblad B (1984) Serotonin concentrations in normal aging human brains: relation to serotonin receptors. Neurobiology of Aging 5: 199–203
47. Wester P, Bateman DE, Dodd PR, Edwardson JA, Hardy JA, Kidd AM, Perry RH, Singh GB (1985) Agonal status affects the metabolic activity of nerve endings isolated from post mortem human brain. Neurochem Path 3: 169–180
48. Willner P (1984) The validity of animal models of depression. Psychopharmacol 83: 1–16

Biochemische und pharmakologische Grundlagen der Psychopharmakatherapie der Depression im Alter

C. Hesse

1. Einleitung

Depressive Erkrankungen im Alter gehören zu den häufigsten psychischen Alterserkrankungen. Sie werden, häufiger als im Erwachsenenalter auftretende periodische Depressionen durch körperliche Erkrankungen oder aber, dies vor allem, psychoreaktiv ausgelöst (1). Ihre Entwicklung wird weniger durch besonders große Belastungen oder durch neurosenspezifische Konflikte im engeren Sinne gefördert, als durch die in dieser Lebensphase naturgemäß vorherrschende allgemeine Verzichts- und Verlustproblematik.

Im klinischen Bild zeigt sich eine Verschiebung von einer mehr affektiven zu einer mehr ins körperliche projizierten hypochondrischen Symptomatik. Dies führt dazu, daß viele Patienten den Arzt mit rein somatischen Symptomen konsultieren, und daß die als Ursache der dargestellten Symptomatik, den Beschwerden zugrunde liegende Depression vom Patienten in keiner Form angesprochen wird. Dies kann soweit gehen, daß als einziges isoliertes Symptom einer Depression eine Schlafstörung nachgewiesen werden kann (1).

Obwohl man nur bei den biochemisch verursachten Depressionen eine aus dem Wirkungsmechanismus der Pharmaka zu verstehende Wirkung erwarten kann, haben sich aus der Praxis insgesamt weitere Indikationen ergeben, die auch einen Therapieversuch bei einer (überwiegend) neurotischen Depression aussichtsreich erscheinen lassen.

Im folgenden soll zunächst auf einige Grundlagen der Pharmakotherapie im Alter eingegangen werden, bevor biochemische Veränderungen bei depressiven Erkrankungen und Vorstellungen zum Wirkungsmechanismus der Antidepressiva beschrieben werden. Daran wird sich ein Abschnitt über das klinisch-pharmakologische Verhalten der gängigen trizyklischen Antidepressiva, ihre Wirkungen in Korrelation zum Serumspiegel und ihre unerwünschten Nebenwirkungen und Interaktionen anschließen.

2. Biologische Veränderungen im Alter und ihre Konsequenzen für die Pharmakotherapie im Alter

Die letzten Jahre haben uns mit der Erkenntnis konfrontiert, daß das bis dahin favorisierte Defizitmodell des Alterns korrekturbedürftig ist. Es hat sich unter anderem zwar gezeigt, daß es sicher Veränderungen gibt, die auf das Altern eines Organismus zurückgeführt werden müssen. Es hat sich aber bei den Untersuchungen auch herausgestellt, daß diese Veränderungen keine so großen Einbußen der Fähigkeit des Körpers, ein biologisches Gleichgewicht einzustellen und zu halten, bewirken, daß ihnen ein Krankheitswert zugesprochen werden muß.

Andererseits ist es sicher so, daß sich die typischen Alterskrankheiten auf dem Substrat der natürlichen Altersveränderungen entwickeln, also von ihnen nicht ganz unabhängig sind. Betrachtet man aber ein rigoros im Hinblick auf seine Gesundheit selektiertes Kollektiv alter Menschen, so imponiert das geringe Ausmaß von physiologischen Veränderungen, die auf das Alter an sich zurückgeführt werden können.

Die Filtrationsleistung der Niere nimmt etwa vom 30. Lebensjahr an konstant um eine bestimmte Rate ab.

Der Wassergehalt des Körpers nimmt im Alter ab; es ist noch nicht ganz klar, ob sich dabei auch das Verhältnis von extrazellulärem zu intrazellulärem Wasser verschiebt.

Das Durstgefühl und damit die Fähigkeit des alten Menschen, auf Flüssigkeitsverluste adäquat zu reagieren, nimmt im Alter ab, daher ist die Gefahr der Austrocknung bei alten Patienten besonders groß.

Der Fettgehalt des Körpers nimmt üblicherweise im Verhältnis zur Muskelmasse etwas zu.

Die metabolische Kapazität der Leber bleibt im großen und ganzen erhalten, ist jedoch auf die fettfreie Körpermasse bezogen. Das bedeutet, daß das Körperfett adipöser Menschen vom Standpunkt des klinischen Pharmakologen her als „Rucksack" angesehen werden muß (5), den der Patient ohne Vorteile für sich lediglich als Ballast mit sich schleppt.

Die Herzleistung bleibt beim Gesunden erhalten (18).

Abgesehen von einer physiologischen Veränderung der Nierenkapazität gibt es also beim gesunden alten Menschen sogut wie keine physiologischen Veränderungen makroskopischer Parameter, die direkt auf das Altern zurückzuführen sind.

Die Diskussion darüber, wie sich dies auf der Ebene der Rezeptoren, also der Angriffspunkte für die Medikamente darstellt, wird derzeit recht intensiv geführt. Hinweisen, daß sich an Zahl und Empfindlichkeit der Rezeptoren kaum etwas ändert, stehen Befunde gegenüber, daß an einzelnen Punkten des Geschehens durchaus Veränderungen, und zwar in beiden Richtungen, zu beobachten sind (2, 10, 16).

Weitere für unser Thema wichtige Veränderungen im Alter betreffen einen isolierten Abfall der Aktivität der mischfunktionellen Oxygenasen in der Leber. Diese Enzyme sind, z.B. für die N-Desmethylierung, beim Amitriptylin und Imipramin und ihren Analogen (z.B. Clomipramin und Doxepin) verantwortlich (6). Dies bewirkt, daß im Alter der Abbau von Medikamenten über die Oxidation im weiteren Sinn (z.B. auch über eine Hydroxylierung) im Vergleich zu jüngeren Patienten verlangsamt ist.

Eine solche Verlangsamung ließ sich aber für den Stoffwechselweg der Konjugation (Acetylierung, Glukuronidierung, Sulfatierung, Benzoylierung) bisher nicht nachweisen. Diese unerwartet günstigen Beobachtungen lassen sich allerdings kaum auf den Alterspatienten anwenden, der dem Arzt in der Sprechstunde gegenübersitzt. Hier muß mit Beeinträchtigungen gerechnet werden, die der Patient in früheren Jahren, etwa aufgrund seiner Lebensweise, z.B. Rauchen, Fehlernährung, Bewegungsmangel, Übergewicht, Überlastung durch einseitig belastende schwere körperliche Arbeit oder auch Hochleistungssport, erworben hat. Alle diese vorher erworbenen Beeinträchtigungen überlagern sich den Belastungen, die die aktuelle Krankheit bedeutet. Schließlich muß damit gerechnet werden, daß der Organismus des alten Patienten nicht mehr, wie in jüngeren Jahren, bei störenden Einwirkungen von außen in der Lage sein wird, seine Homöostase aufrechtzuerhalten.

Im höheren Alter muß auch, wohl zum Teil aufgrund einer qualitativ und/oder quantitativ unzureichenden Ernährung, mit einem Rückgang der Konzentration an Serumproteinen gerechnet werden. Dadurch verringert sich die Anzahl der verfügbaren Serumbindungsstellen für Medikamente. Daher muß in manchen Fällen deswegen die Dosis des oder der Medikamente angepaßt werden.

Aus den beschriebenen Altersveränderungen ergeben sich einige Konsequenzen für die Pharmakotherapie bei alten Patienten. Der zunehmende Fettanteil im Körper, der abnehmende Anteil des Körperwassers und eventuell von Medikamenten bindenden Proteinen führen zu einem veränderten Verteilungsverhalten, besonders bei lipoidlöslichen Medikamenten. Dies äußert sich bei dieser wichtigen Stoffgruppe, zu der auch die trizyklischen Antidepressiva gehören, in einem Ansteigen der Rechengröße „Verteilungsvolumen". Da über das Verteilungsvolumen aber auch die Verweilzeit und die Wirkungsintensität eines Medikamentes bestimmt sind, leiten sich hieraus Konsequenzen für die Dosierung eines Medikamentes im Alter ab.

Klotz und Mitarbeiter fanden (7), daß sich das Verteilungsvolumen von Diazepam im Alter stark vergrößert, während die Oxidationshalbwertszeit anscheinend unverändert bleibt. Dies bedeutet, daß zur Elimination des Medikamentes in der Zeiteinheit eine geringere Menge zur Verfügung steht, da die Elimination nur an der frei im Serumwasser gelösten Substanz angreifen kann. Betrachtet man den Blutspiegelverlauf während der Eliminationsphase, hat eine Verlängerung der Halbwertszeit der Oxidation die gleiche Auswirkung auf die Wirkungsdauer des Medikamentes trotz eines prinzipiell anderen Mechanismus. Den gleichen Effekt bewirkt auch eine verminderte Leberdurchblutung durch Erniedrigung der hepatischen Clearance, ohne daß einer der anderen Faktoren sich ändern müßte.

Die verringerte Fähigkeit des alten Organismus, seine Homöostase aufrecht zu erhalten, erfordert ein genaues Abwägen der notwendigen Medikation. Jede medikamentöse Therapie stellt zwangsläufig einen Eingriff in das Gleichgewicht des Organismus dar. Eine medikamentöse Behandlung mit mehr als einem Medikament gleichzeitig birgt immer die Gefahr der Interaktion in sich. Dabei ist die Wirkung mehrerer gleichzeitig verabreichter (oder gleichzeitig im Körper befindlicher!) Medikamente fast immer auch qualitativ von der der reinen Addition der Wirkungen der Einzelkomponenten verschieden.

Interaktionen können durchaus günstig sein, wie etwa die Interaktion zwischen Digitalisglykosiden und Kalziumantagonisten. Sie sind aber grundsätzlich so lange als Risiko zu betrachten, als ihre Auswirkungen nicht bekannt sind. Grundsätzlich sind pharmakokinetische von pharmakodynamischen Interaktionen zu unterscheiden. Ein Beispiel für eine pharmakokinetische Interaktion ist die Wechselwirkung von nichtsteroidalen Antirheumatika mit Lithium (Erhöhung der tubulären Rückresorption) oder die Eigenschaft derselben Stoffgruppe, Antikoagulantien vom Coumarintyp vom Serumalbumin zu verdrängen. Wesentliche pharmakodynamische Interaktionen betreffen Medikamente mit zentraler Wirkung (Tanquilizer, Antidepressiva und Antihypertensiva) und die oben erwähnten oralen Antikoagulantien, dies im Fall einer Zusatztherapie mit Analgetika und Lipidsenkern. Informationen über Arzneimittelwechselwirkungen sind überall in der Literatur verstreut. Eine kurze Zusammenfassung findet sich bei Merkus et al. (11).

Nebenwirkungen mancher Medikamente lassen sich manchmal mit Vorteil zum Einsparen von anderen Medikamenten ausnutzen. So kann die abendliche Gabe eines eher sedierenden Antidepressivums (etwa vom Amitriptylintyp) die Verordnung eines Schlafmittels überflüssig machen. Die sedierende Komponente des Antidepressivums wird für die Schlafanbahnung genutzt, und der Patient verschläft darüber hinaus etwa auftretende Nebenwirkungen der hohen Wirkstoffkonzentration im Resorptionsmaximum.

3. Einige Vorstellungen zu den biochemischen Ursachen der Depression und zum Wirkungsmechanismus der trizyklischen Antidepressiva

In diesem Abschnitt soll auf einige Untersuchungsergebnisse aus epidemiologischen und psychopharmakologischen Studien eingegangen werden. Bei der Durchsicht des reichen Materials zeigte es sich, daß man von einer konsistenten und in sich schlüssigen Theorie der biologisch verursachten Depression auch heute, nach über dreißig Jahren intensiver Forschung, weit entfernt ist.
Hinweise auf eine biologische Ursache der endogenen Depressionen lieferten zunächst Beobachtungen bei Zwillingen und weitere genetische Studien an Familien, die zunächst überwiegend in den skandinavischen Ländern durchgeführt wurden. Ohne auf diese Untersuchungen hier weiter einzugehen, sei als ihr Ergebnis festgehalten, daß die Disposition, an einer Depression zu erkranken, vererbt werden kann. Je näher der Verwandtschaftsgrad zu einer erkrankten Person, desto größer ist die Wahrscheinlichkeit, ebenfalls an einer biologisch begründbaren „endogenen" Depression zu erkranken.
Nachdem das Imipramin als erstes Antidepressivum lediglich aufgrund sorgfältiger klinischer Beobachtung von Kuhn entdeckt worden war, kam man durch die Interpretation der pharmakologischen Wirkungen der ersten trizyklischen Antidepressiva im Tierversuch zu einer ersten biochemischen Hypothese zur Genese der Depression (10). Danach sollte eine Depression durch Mangel an verfügbaren Katecholaminen, vor allem an Noradrenalin und/oder an Serotonin entstehen. Nach den Resultaten der Tierversuche hemmen die trizyklischen Antidepressiva die Wiederaufnahme der einmal aus den präsynaptischen Vesikeln ausgeschütteten Katecholamine in die sezernierende Zelle und erhöhen so deren Konzentration und damit auch ihre Verfügbarkeit im synaptischen Spalt. Eine solche Hypothese erklärt die akuten Wirkungen der trizyklischen Antidepressiva im pharmakologischen Versuch, aber nicht die klinische Beobachtung, daß die Wirkung der trizyklischen Antidepressiva nicht sofort, sondern erst nach einer Latenzzeit von 8–14 Tagen einsetzt, wie jedem Kliniker bekannt ist. Lange Zeit blieb jedoch das Modell der akuten Wiederaufnahmehemmung im pharmakologischen Versuch nahezu das einzige und sicher das maßgebende Tiermodell für das pharmakologische Screening, das, allerdings nur zögernd, durch Pharmako-EEG-Untersuchungen (Itil, Saletu und Herrmann, um einige Forscher zu nennen) ergänzt wurde. Einer der ersten (und wohl auch der größte) Erfolge des EEG-Screenings war die Entwicklung des Mianserins (Tolvin).
Als mit der laufenden Entwicklung der trizyklischen Antidepressiva Substanzen gefunden wurden, die in spezifischer Weise die Wiederaufnahme entweder von Noradrenalin (z.B. Maprotilin) oder von Serotonin (z.B. Clomipramin oder Zimelidin) hemmten, tauchte bald die Frage nach der Existenz mehrerer, voneinander verschiedener Unterformen der endogenen Depression, etwa einer Noradrenalinmangel- oder einer Serotoninmangeldepression, auf. Bei allen Therapiestudien zeigte sich aber trotz der Euphorie der Pharmakologen, immer spezifischer und gezielter wirkende Substanzen entwickeln zu können, daß die trizyklischen Antidepressiva der ersten Generation, und hier

besonders das Amitriptylin, bei weitem die beste antidepressive Wirkung hatten. Die Ernüchterung ging soweit, daß auf einem Kongreß (CINP, Florenz 1984) diskutiert wurde, für eine antidepressive Wirkung sei der Einfluß des Medikamentes auf mehr als ein Neurotransmittersystem notwendig. „Schmutzige" Antidepressiva seien daher wirksamer als „saubere", also in ihrer Pharmakologie enger definierte Stoffe.

Hinweisen einer Arbeitsgruppe, sie habe Anzeichen für die Existenz von Subtypen der Depression gefunden, folgten meist in kurzer Zeit Veröffentlichungen anderer Gruppen, die diese Resultate nicht reproduzieren konnten. Die untereinander inkonsistenten Befunde und die Unmöglichkeit, die ebenfalls wirksamen Therapiemethoden des ECT und des Schlafentzuges mit der Aminmangelhypothese biologisch plausibel erklären zu können, zeigten einmal mehr, daß nach anderen Modellen zur Entstehung der endogenen Depression gesucht werden muß.

Von den Ansätzen, das Vorliegen oder Nichtvorliegen einer endogen Depression aus neuroendokrinologischen Untersuchungen feststellen zu können, hat sich die Untersuchung der Hypothalamus-Hypophysen-Nebennierenachse mit dem Dexamethasonhemmtest bisher als der erfolgversprechendste Ansatz erwiesen (3, 12). Untersuchungen in unserer Klinik (Ebeling und Husser) lassen allerdings auch hier kaum eine optimistische Prognose auf seine praktische Einsetzbarkeit für die Diagnostik in der Klinik zu.

Einer chronobiologischen Hypothese, die Halberg in einem Vortrag erläuterte, ist meines Erachtens bisher zu wenig Beachtung geschenkt worden. Danach können endogene Depressionen durch eine Verkürzung des endogenen zirkadianen Rhythmus entstehen, wenn nämlich die innere Eigenperiodik beim Patienten so kurz wird, daß die äußeren Reize, die normalerweise die endogene Periodik mit den äußeren Gegebenheiten koordinieren, nicht mehr in den sogenannten „Mitnahmebereich" der zirkadianen Periodik beim Patienten fallen. Durch solche Inkompatibilitäten der endogenen und der exogenen Periodik sind in Experimentalsituationen (z.B. Bunkerversuchen) schon depressive Störungen ausgelöst worden. Auch die Tatsache, daß in Pflanzenzellen durch Lithiumsalze Verlängerungen der endogenen zirkadianen Periodendauer ausgelöst werden können, und daß Lithiumsalze bei depressiven Patienten einem Rückfall vorbeugen können, spricht zusammen mit der Tatsache, daß Schlafstörungen für endogene Depressionen obligate Symptome darstellen, dafür, daß Störungen in der zirkadianen Eigenrhythmik auch etwas mit dem biologischen Mechanismus der Depressionsentstehung zu tun haben könnten. Ein Fehler der Schildkrautschen Aminhypothese, nämlich die Tatsache, daß die Effekte, auf die die klinische Wirksamkeit der Antidepressiva zurückgeführt werden, im Tierversuch akut, also sofort, auftreten, in der Klinik aber eine Latenz in der antidepressiven Wirkung von mindestens einer Woche auftritt, ließ bei der Forschung nach Effekten der Antidepressiva suchen, die erst nach einer Latenzzeit auftreten und die allen Antidepressiva, auch denen der „neueren Generation" und auch anderen etablierten Methoden zur Behandlung von Depressionen (z.B. ECT oder Schlafentzug) gemeinsam sind. Vetulani und Mitarbeiter (16) fanden nun bei der Charakterisierung der nordadrenalinabhängigen c-AMP-Stimulation im Rattenhirn eine Herabsetzung der postsynaptischen Empfindlichkeit der β-Rezeptoren, die die oben skizzierten Anforderungen an eine Beschreibung des Wirkungsverlaufes bei der Behandlung mit Antidepressiva erfüllt. Ein entsprechendes Postulat wurde auch von Segal im Jahre 1974 aufgestellt („We posit that the depression – prone patient has Catecholamine Receptors with heightened responsiveness"). Im Laufe der Jahre wurde dann auch gefunden, daß alle getesteten Antidepressiva diese sogenannte „Down-Regulation" zeigen (z. B. 13) und daß diese Herabregulierung auch bei wiederholter Behandlung mit ECT und mit Schlafentzug auftritt. Bemerkenswerterweise fand sich bei Gabe von Cocain keine Veränderung der Rezeptorsensitivität. Dies steht im Einklang mit der Tatsache, daß Cocain keine antidepressive Wirkung hat. Hingegen konnte bei der Gabe von β-Agonisten im Tierversuch eine selektive Herabregulierung von β-Rezeptoren demonstriert werden. Zwei der für andere Indikationen entwickelten β-Mimetika wurden auch als Antidepressiva geprüft (Salbutamol und Phenoterol) und zeigten eine entsprechende Wirkung (15). Beide Agonisten zeigen allerdings periphere Nebenwirkungen und eine schlechte Bioverfügbarkeit im ZNS.

Auf die Studien von Fowler et al. (4) an Autopsiematerial sei noch besonders hingewiesen. Vielleicht gelingt es, auf dem von ihnen beschrittenen Weg, der Frage von einem anderen Ausgangspunkt aus näherzukommen. Die Ergebnisse dieser Arbeitsgruppe zeigen aber auch, wie schwierig es ist, gut definierbares und daher aussagekräftiges Material für solche Studien zu erhalten. Ihre Annahme, daß mit der Balance der Neurotransmitter bei endogen depressiven Patienten etwas verändert sei, sollte weiter untersucht werden.

Die hier angeführten Forschungsergebnisse führen zumindest von den bisher meist verwendeten, an der akuten Wirkung der zuerst entdeckten trizyklischen Antidepressiva orientierten Modellen, zu plausibleren biologischen Modellen und eröffnen auch für die Ursachenforschung der Depression neue Möglichkeiten. Bei den hier beschriebenen Untersuchungen stellte sich außerdem heraus, daß sich bei der Herabregulation nur die Anzahl der Rezeptoren, nicht aber ihre Sensitivität oder Spezifität ändern. Dies Ergebnis ist im Einklang mit anderen Studien, die eine weit größere Dynamik der Zellmembran und der in ihr verankerten Organellen, und anscheinend auch die Erhaltung ihrer Funktionsfähigkeit im Alter ergeben, als man bisher angenommen hatte.

4. Zur Pharmakotherapie mit trizyklischen Antidepressiva in der klinischen Praxis

Trizyklische Antidepressiva haben sich bei der Behandlung von Depressionen im Alter unter Beachtung einiger Vorsichtsmaßnahmen gut bewährt. In eigenen Studien am Maprotilin (Ludiomil) und Amitriptylin (Saroten) hat es sich herausgestellt, daß Alterspatienten in etwa 2/3 der Dosis jüngerer Erwachsener benötigen, um den gleichen Serumspiegel zu erreichen. Überraschenderweise hat es sich bei diesen Studien gezeigt, daß die aufgrund des höheren Alters erwarteten Serumspiegelerhöhungen erst jenseits des 70. Lebensjahres einsetzen, das heißt, daß in Übereinstimmung mit den von Wood (17) berichteten Befunden, das biologisch definierte höhere Alter weit jenseits der bisher angenommenen Involutionszeit einsetzen dürfte.

Es zeigte sich weiter, daß die effektiven Serumspiegelbereiche beim Maprotilin genau denen der jüngeren Patienten entsprechen. Im Lichte der weiter oben angeführten Forschungsergebnisse sollte man daraus schließen können, daß sich die Ansprechbarkeit der Rezeptoren im Alter nicht oder nicht wesentlich ändert.

Für ein im Alter verändertes Verteilungsvolumen sprechen unsere vorläufigen Befunde, daß das molare Verhältnis von Nortriptylin zu Amitriptylin bei Alterspatienten im Vergleich zu jüngeren Erwachsenen nicht verschoben ist. Bei einer Veränderung der Oxidationskapazität sollte man eher eine Verschiebung zugunsten der Stammverbindung, hier des Amitriptylins, erwarten.

Trizyklische Antidepressiva haben eine chinidinartige Eigenwirkung auf den Herzmuskel. Dadurch können während der Therapie mit ihnen unter Umständen Antiarrhythmika vom Chinidintyp eingespart werden. Für die Herabsetzung der Krampfneigung empfiehlt sich die sorgfältige Überwachung der Serumelektrolyte, (besonders des Kaliums) wie sie auch bei der Digitalistherapie notwendig ist. Kardiotoxische Nebenwirkungen lassen sich bei sorgfältiger Überwachung des Patienten und guter Einstellung, wo möglich unter Serumspiegelkontrolle, vermeiden.

Eine Depressionsprophylaxe mit Lithium läßt sich auch im höherem Alter bei Anpassung der Dosis und Überwachung des Serumspiegels und der Schilddrüsenfunktion durchführen. Inwieweit eine Depressionsprophylaxe mit Carbamazepin die Lithiumtherapie ablösen könnte, und welche Vorteile diese Therapie hat, wird im Augenblick diskutiert. Auch hier ist die Überwachung des therapeutischen Serumspiegels sicher eine wesentliche Voraussetzung einer erfolgreichen Therapie. Es sei noch besonders auf die Interaktion von Lithium und nichtsteroidalen Antirheumatika (z.B. Butazolidin) hingewiesen. Die tubuläre Rückresorption von Lithium wird durch diese Medikamentengruppe erhöht. Damit steigen auch die Serumspiegel des Lithiums an.

Zu beachten ist immer, daß unter der antidepressiven Therapie nächtliche Delirien auftreten können. Neben leichten Formen des organischen Psychosyndroms sind Hypotonie, Exsikkose und verzögerte Ausscheidung bzw. Metabolisierung als die häufigsten auslösenden oder prädisponierenden Faktoren anzusehen.

In Verbindung mit den Antidepressiva und Neuroleptika kann auf Tranquilizer bei zahlreichen funktionellen, neurotische, depressiven und paranoidhalluzinatorischen Syndromen im Alter nicht verzichtet werden.

Im Hinblick auf die häufigen extrazerebralen Ursachen psychischer Störungen im Alter bildet die internistische Basistherapie die Grundlage jeder Behandlung. Sie dient der Verbesserung der physischen und psychischen Leistungsfähigkeit, besonders durch eine Verbesserung der Herz-Kreislauffunktion. Zeichen zerebraler Dekompensation wie zunehmende Vergeßlichkeit, Konzentrations-, Gedächtnis- und Schlafstörungen sollten als mögliche Zeichen einer kardialen Dekompensation sorgfältig beobachtet werden. Nur eine rechtzeitig einsetzende kausale Therapie des körperlichen Grundleidens kann das Fortschreiten eines hirnorganischen Prozesses verhindern, für längere Zeit aufhalten oder wenigstens verlangsamen.

Die hier angestellten Überlegungen sind deshalb so wichtig, weil bei Alterspatienten meist neben der Depression noch andere körperliche Krankheiten vorhanden sind und sich, wie etwa hirnorganische Psychosyndrome, hinter einer depressiven Symptomatik tarnen können.

Naturgemäß müssen diese Erkrankungen anders behandelt werden. Daraus ergibt sich sehr oft die Notwendigkeit einer Glykosidtherapie beim Vorliegen einer Herzinsuffizienz. Grundsätzlich ist die prophylaktische Verordnung von Herzglykosiden allerdings abzulehnen. Jeder Arzt sollte sich der Risiken bewußt sein, die sich aus dem geringeren, nicht von vornherein beurteilbaren, Bedarf an Glykosiden im Alter ergeben können. Inkompatibilitäten zwischen Herzglykosiden und Psychopharmaka sind nicht bekannt, eine schon vorhandene Herzinsuffizienz kann aber durch die kardiotrope Eigenwirkung mancher Psychopharmaka, besonders der trizyklischen Antidepressiva, verstärkt werden.

Zerebrale Durchblutungsstörungen lassen sich am besten durch eine Verbesserung der Herzleistung mit Glykosiden beheben. Dazu kommt, daß die Digitalisglykoside, unter ihnen besonders das Ouabain (Strophantin), eine ökonomisierende Wirkung auf die Natriumpumpe der Zellmembran ausüben und damit zu einer Senkung des zerebralen Energiebedarfs beitragen. Der Anteil der Natriumpumpe am Gesamtstoffwechsel des Gehirns wird auf immerhin 20% geschätzt. Eine im Effekt ähnliche, allerdings an anderer Stelle angreifende Ökonomisierung des zerebralen Stoffwechsel wurde in jüngster Zeit auch von den Ergotoxinen beschrieben.

5. Schlußbetrachtung

Die Pharmakotherapie im Alter, und dabei sicher in besonders hohem Maße die Pharmakotherapie des depressiven Alterspatienten, ist eine dankbare Aufgabe für den Arzt. Sie ist nicht zuletzt dankbar auch dadurch, daß sie das Wissen und das Können des Arztes voll fordert.
Dabei ist die Verschreibung eines Medikamentes nur der erste Schritt in der faktischen Realisierung eines Therapiezieles. Sie steht in der Mitte zwischen Diagnose und der – hoffentlich erfolgreichen – Beendigung der Behandlung.
Im ersten Schritt ist der Patient sehr sorgfältig im Hinblick auf seine physische und psychische Gesundheit zu untersuchen, wobei auch nach persönlichen Krisen, die bei alten Patienten oft Erkrankungen auslösen oder verschlimmern, gefragt werden muß. Anschließend muß das therapeutische Ziel definiert werden. Schließlich müssen die Mittel, dorthin zu gelangen, ausgewählt werden.
Dabei müssen therapeutische Maßnahmen in verschieden wichtigen Stufen angeordnet werden, von einer Pharmakotherapie aus vitaler oder notwendiger Indikation über weniger wichtige Interventionen bis hin zu wünschenswerten Korrekturen des Gesundheitszustandes. Therapeutische Ziele, die anders als über eine Pharmakotherapie erreicht werden können, sollten zunächst auf nicht medikamentösem Weg verfolgt werden.
Hat man entschieden, welche Leiden wie behandelt werden sollen, müssen die pharmakologischen Aspekte der geplanten Therapie optimiert werden, wobei physiologische und pathologische Veränderungen beim individuellen Patienten, aber auch Nebenwirkungen und Interaktionen der verschiedenen Medikamente, die gleichzeitig verwendet werden sollen, abgeklärt und gegeneinander abgewogen werden müssen.
Dann muß der Arzt dem Patienten sein therapeutisches Ziel mitteilen. Der Patient muß den Therapieplan verstehen und damit einverstanden sein. Sind Familienmitglieder in der Lage, dem Patienten bei der Einhaltung der ärztlichen Verordnung zu helfen, kann das für den Erfolg einer Pharmakotherapie entscheidend sein.
Auch bei psychisch kranken Alterspatienten sollten, nach einem Vorschlag von Lang (9) und vielen anderen, die folgenden Fragen vor Einleitung einer Pharmakotherapie gestellt und beantwortet werden:
Ist eine Behandlung wirklich notwendig?
Welche Auswirkungen sind zu erwarten?
Ist gewährleistet, daß die Verordnung auch tatsächlich eingehalten wird?
Pharmakotherapeutische Maßnahmen sind wie bei allen psychischen Krankheiten im Alter bei depressiven Erkrankungen besonders strengen Indikationen unterworfen (1). Keineswegs sollten sie routinemäßig gehandhabt werden. Sie setzen eine besonders fachärztliche Kompetenz und Erfahrung voraus, und sollten immer erst nach Abwä-

gung anderer Therapiemöglichkeiten eingesetzt werden. Bei der Anwendung der trizyklischen Antidepressiva nach wohlabgewogener Planung der gesamten Therapie, z.B. unter Einschluß von psychotherapeutischen und ergotherapeutischen Maßnahmen, handelt es sich sicher um eine effektive und für den Patienten segensreiche Therapie mit guten oder sogar sehr guten Erfolgschancen. Der allzu leichtfertige Einsatz von Psychopharmaka in der allgemeinärztlichen Praxis hat, zumal unter gerontopsychiatrischen Aspekten, zu einer unter therapeutischer Indikation nicht zu rechtfertigenden Polypragmasie geführt, der unbedingt entgegengewirkt werden muß.

Sehr oft ist das Hauptproblem einer Behandlung psychisch kranker Alterspatienten nicht die Einstellung auf eine medikamentöse Therapie sondern der sachgerechte Abbau der Medikamente, die dem Patienten von verschiedenen Ärzten oder auch von nichtärztlichem Personal gegeben werden. Eine Sedierung eines Alterspatienten zum Zwecke der Ersparnis von Heimpersonal, wie sie noch vorkommt, ist mit Sicherheit keine verantwortliche ärztliche Handlung. Darüber hinaus sollte sich der behandelnde Arzt durch eine von ihm festgestellte Polysymptomatologie niemals zu einer Polypragmasie verleiten lassen.

Sicherlich muß mit zunehmendem Alter des Patienten auch mit zunehmenden Grenzen für die Erfolgsaussichten einer Pharmakotherapie gerechnet werden. Diese Grenzen müssen Arzt und Patient akzeptieren lernen. Es ist sicher nicht richtig, von der jederzeitigen Machbarkeit aller Dinge ausgehen zu wollen. Auf der anderen Seite ist therapeutischer Nihilismus, der sich mit dem Alter des Patienten begründet, genauso abzulehnen. Hier muß sicher auch beim Heilhilfspersonal (z.B. Schwestern, Physio- und Ergotherapeuten) noch viel Aufklärungsarbeit geleistet werden.

Literatur

1. Bergener M (1983) Behandlung von psychiatrischen und neurologischen Affektionen im Alter. In: Franke H (ed) Gerotherapie. Gustav Fischer, Stuttgart, pp. 159–176
2. Brodde UE (1985) Drug Induced Changes in Human Beta-Adrenergic Receptors, Vortrag auf dem 6. Internat. „Symposium on Methods in Clinical Pharmacology, adressing the Question To Begin, to Continue or to Stop Treatment", Frankfurt, September 1985
3. Carroll BJ, Curtis G, Mendels J, Sugerman A (1976) Neuroendocrine Regulation in Depression, Arch gen Psychiat 33: 1039–1058
4. Fowler CJ, Hardy J, Nyberg P, O'Carroll AM, Wester P, Winblad B (1986) Biochemical Aspekts of Depression in Old Age-Studies in Post-Mortem Tissue and Strategies for the Future. (s. diesen Band)
5. Greenblatt D (1985) Diskussionsbemerkung auf dem 6. Internat. Symposium. Frankfurt, wie unter 2
6. Hesse C, O'Malley K, Drug Therapy in the Elderly-Biochemical, Pharmacological and Clinical Considerations. In: Bergener M (ed) Pychogeriatrics- an International Handbook.
7. Klotz U, Avant GR, Hoyumpa A, Schenker S, Wilkinson GR (1975) Effects of Age and Liver Disease on the Disposition and Elimination of Diazepamin Man J Clin Invest 15: 347–359
8. Kuhn K (1957) Über die Behandlung depressiver Zustände mit einem Iminodibenzylderivat (G 22355), Schweizer Med Wschr 87: 1135
9. Lang E (1980) Altern – Zur speziellen Geriatrie. MMG 5.140
10. O'Malley K (1985) Alpha Receptor Changes in the Elderly, Vortrag auf dem 6. Internat. Symposium, wie unter 2
11. Merkus FWHM, Rahn KH (1979) Arzneimittelinteraktionen – die Interaktionskarte. Acta Pharmaceutika Technologica 23: 7–22 (Sonderdruck)
12. Sachar EJ (1977) Endocrine Research in Psychiatry. In: van Praagh HM, Bruinfels J, Bohn,

Schelteman, Holkema (eds) Neurotransmission and Disturbed Behaviour, Symposium Organized by the Interdisciplinary Society of Biological Psychiatry, Tenth Anniversary. Utrecht
13. Sellinger-Barnette MR, et al. (1980) Neuropharmacology 19: 447–454
14. Schildkraut JJ (1965) The Catecholamine Hypothesis of Affective Disorders. A Review of Supporting Evidence. A J Psych 122: 509
15. Schöllnhammer G (1986) Privatmitteilung
16. Vetulani J, Stawarz RJ, Dingell JV, Sulser F (1976) A Possible Common Mechanism of Action of Antidepressant Treatment. Reduction in the Sensitivity of Noradrenergic cyclic AMP Generating System. Naunyn Scmiedeberg's Arch Pharmacol 239: 109–114
17. Stähelin HB (1982) Implications for Prescribing Practice. In: Bergener M, v. Hahn HP (eds) Influence of Old Age on the Effect of Drug. Gerontology 28, Suppl 1, pp 123–130
18. Wood AJJ (1985) Diskussionsbeitrag, 6. Internat. Symposium, Frankfurt, wie unter 2
19. Wood AJJ (1985) Beta Receptor Changes in the Elderly, Vortrag auf dem 6. Internat. Symposium Frankfurt, wie unter 2

Schlaf und Schlafstörungen bei Depressionen im Alter

H.W. Ebeling und U. Schrebb

1. Einführung

Guter Schlaf stellt eine der wichtigsten Voraussetzungen für ein gesundes Lebensgefühl und eine normale Leistungsfähigkeit dar. So konnten Johnson und Spinweber (16) in einer Längsschnittuntersuchung über 6 Jahre (1976–1981) an insgesamt 2929 Studenten zeigen, daß Schlafqualität und Leistung eine enge Beziehung aufwiesen.

Darüberhinaus können Schlafstörungen derart ausgeprägt sein, daß sie bereits Krankheitswert haben; bis heute kann jedoch keine sichere Aussage darüber getroffen werden, ob man krank ist bzw. sich fühlt, weil der Schlaf gestört ist (Insomnien) oder ob der Schlaf gestört ist, weil man krank ist (Schlafstörung als Symptom). So zeigten Untersuchungen von Kales et al. (17), daß Menschen mit Insomnien im Vergleich zu Kontrollpersonen auf allen 8 Skalen des MMPI erhöhte Werte aufwiesen. Dabei zeigte die Depressionsskala (2-D) die höchsten Werte, gefolgt von der Psychasthenie- (7-Pt) und von der Hysterieskala (3-Hy). Bei der Zuordnung von Insomnien zu Krankheitsbildern zeigte Coleman (5) in einer Follow-up-Studie an 8000 Patienten, daß die größte Gruppe der Schlafgestörten (ca. 35%) an psychiatrischen Erkrankungen entsprechend der DSM-III-Klassifikation (20) litt.

In der vorliegenden Arbeit werden bisherige Untersuchungen zu den Themen Schlaf und Depression bzw. Alter referiert und in Verbindung mit eigenen Untersuchungsergebnissen an depressiven Alterspatienten diskutiert. Dabei werden auch Untersuchungsmethoden vorgestellt, die an der Rheinischen Landesklinik Köln bei gerontopsychiatrischen Patienten zur Anwendung kommen.

2. Schlaf und Alter

Ältere Menschen zeigen deutliche Veränderungen ihres Schlafverhaltens. So klagen viele von ihnen über häufiges nächtliches Aufwachen und Schwierigkeiten beim Wiedereinschlafen. Auch Einschlafstörungen und Wachliegen am frühen Morgen sind nicht selten (11, 41, 43). Dadurch kommt es zum Gefühl, nicht ausgeschlafen zu sein, und zur Reduktion der Leistungsfähigkeit am Tage. Während einerseits häufig Schlaftabletten genommen werden, wächst andererseits tagsüber die Bereitschaft zum Einnicken, was jedoch nicht geeignet ist, das nächtliche Defizit auszugleichen (25, 32). Objektive Schlafuntersuchungen zeigen eine altersabhängige physiologische Verkürzung der reinen Schlafzeit, wobei der REM-Schlaf anteilmäßig stärker abnimmt (Abb. 1). Daneben kommt es bei älteren Menschen zu Veränderungen der Schlafarchitektur. Trotz unterschiedlicher methodischer Ansätze besteht Übereinstimmung darin, daß alte Menschen nachts häufiger aufwachen, länger wachliegen und nur schwer wieder einschlafen (2, 8) (Tabelle 1 u. Abb. 2). Im Schlafstadium 2 ist die Anzahl der Spindeln reduziert und deren Form weniger ausgestaltet (37). Der Tiefschlaf nimmt ab, wobei im wesentlichen das Schlafstadium 4 reduziert ist (vgl. 30). Einige Autoren berichten auch über eine altersabhängige Verkürzung der REM-Latenz (8, 40).

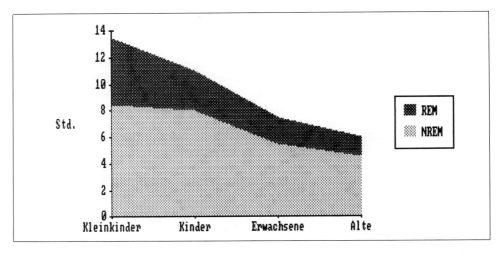

Abb. 1. Verteilung des REM- und NREM-Schlafs innerhalb von 24 Stunden, in Abhängigkeit vom Lebensalter nach Daten von Roffwarg et al. (34).

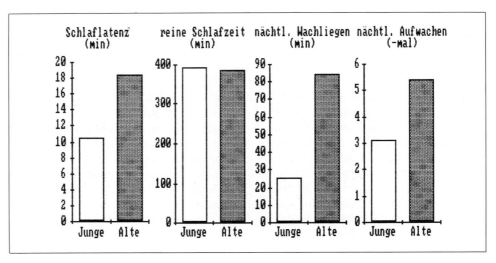

Abb. 2. Schlafvariablen in Abhängigkeit vom Lebensalter nach Daten von Feinberg et al. (8) (siehe Tabellen 1 u. 4).

Tabelle 1. Mittelwerte (MW) und Standardabweichungen (SA) schlafpolygraphisch erhobener Parameter an gesunden jungen und alten Probanden (nach Daten von Feinberg et al., 1967), Definition der Schlafvariablen siehe Tabelle 4.

	Junge MW	SA	Alte MW	SA
Schlaflatenz (min)	10.4	7.2	18.5	11.1
nächtl. Wachliegen (min)	25.6	13.3	83.9	29.8
reine Schlafzeit (min)	393.3	28.1	384.4	36.5
Stadium 3 (%)	9.6	5.0	16.5	8.5
Stadium 4 (%)	13.0	6.4	7.3	7.2
REM-Latenz (min)	68.8	13.9	58.1	19.1

3. Schlaf und Depression

Depressionen gehen in der Regel mit ausgeprägten Schlafstörungen einher. Überwiegend bestehen Ein- und Durchschlafstörungen sowie frühes morgendliches Erwachen. Allerdings ist für eine Gruppe depressiver Patienten auch eine Schlafsucht oder Hypersomnie bekannt (29). In einer Studie von Gillin et al. (12), konnte anhand polygraphischer Parameter gezeigt werden, daß sich Depressive sowohl von Gesunden als auch von Schlafgestörten durch vermehrte Wachzeiten am frühen Morgen und eine verkürzte REM-Latenz unterschieden, während Schlafgestörte im Vergleich mit Gesunden durch verzögertes Einschlafen und vermehrte Wachphasen auffielen.

In zahlreichen Untersuchungen der letzten Jahre wurde versucht, typische Schlafmuster als biologische Marker für endogene Depressionen zu finden. Der REM-Schlaf fand dabei ein besonderes Interesse. In Untersuchungen von Depressiven gegen gesunde Kontrollpersonen wurden von zahlreichen Autoren verkürzte REM-Latenzen als typisch für Depressive beschrieben (3, 10, 12, 22, 23, 36). Die Arbeitsgruppe um D. Kupfer wurde durch Arbeiten bekannt, die das Ziel hatten, mit Hilfe schlafpolygraphisch gewonnener Daten differentialdiagnostische Hinweise zur Depression zu erhalten. So wurde zunächst versucht, mittels REM-Latenz und REM-Dichte eine Unterteilung in primäre und sekundäre Depressionen vorzunehmen (22, 23). In einer späteren Arbeit mit streng alters- und schweregradkorrelierten Gruppen konnten jedoch keine Unterscheidungen mehr gemacht werden (39). Dies weist auf die besondere Bedeutung alterskorrelierter Untersuchungen hin. So konnten Ulrich et al. (40) bei 5 Altersgruppen (insgesamt 18–60 Jahre) von Depressiven eine Abnahme der REM-Latenz mit zunehmendem Alter von im Mittel 65 auf 30 Min. feststellen. Auch Gillin et al. (13) fanden 1981 in einer altersmäßig breit gestreuten Gruppe von Depressiven hochsignifikante Korrelationen zwischen dem Alter und der Schlafdauer, Anteil des Tiefschlafs, REM-Latenz und Wachliegen in den Frühstunden. Nichtdepressive psychiatrische Erkrankungen können ebenfalls mit Veränderungen von Schlafvariablen einhergehen. Bei Schlafuntersuchungen an Schizophrenen (27) und Zwangskranken (15) konnten ebenfalls verkürzte REM-Latenzen um 50 Min. nachgewiesen werden.

4. Eigene Untersuchungen

4.1. Fragestellung

Wegen des veränderten Schlafverhaltens im Alter können Störungen des Schlafs bei älteren Menschen nicht ohne weiteres als krankhaft angesehen werden. Es stellt sich die Frage, ob die an jüngeren Erwachsenen gewonnenen Ergebnisse auf ältere Menschen übertragbar sind. Wir wollten in unserer Untersuchung überprüfen, ob Depressivität bei Alterspatienten mit typischen Schlafstörungen verbunden ist.

4.2. Methodik

Wir untersuchten 25 nicht medikamentös behandelte Patienten (61–83 Jahre, Mittelwert 69.9 Jahre), die zur Behandlung auf offenen gerontopsychiatrischen Stationen in der Rheinischen Landesklinik Köln aufgenommen wurden (diagnostische Zuordnung nach DSM III: 14 typische Depressionen, 2 atypische Depressionen, 1 primär degenerative Demenz, 4 hirnorganische Psychosyndrome, 2 organische Persönlichkeitsstörungen, 2 affektive organische Syndrome). Bei der Aufnahme wurde neben den klinischen Routineuntersuchungen der psychische Befund anhand der Brief Psychiatric Rating Scale (BPRS) (31) und der Hamilton Depression Scale (HAMD, 24-Items) (14) durch einen erfahrenen Psychiater dokumentiert. Weiterhin wurden Schlafgewohnheiten und subjektive Schlafbeurteilung mithilfe eines Schlaffragebogens ermittelt.
Die Schlafpolygraphie erfolgte mittels eines mobilen 4-Kanal-Recorders (Medilog 4–24, Oxford Medical Systems Ltd., Oxford, England). Nach einer Adaptationsnacht wurden die Elektroden um 16.00 Uhr angelegt. Der Patient nahm dann am üblichen Stationsleben teil und konnte nach eigenem Befinden sein Patientenbett auf der Station aufsuchen und morgens aufstehen (sogenanntes Ad-lib-Protokoll) (9, 42). Schlafprotokolle wurden von der Schwester und vom Patienten selbst geführt.
Nach den Kriterien von Rechtschaffen und Kales (33) registrierten wir 1 EEG (C3/A2), 1 EMG (submandibular) und 2 EOG. Die Klassifikation erfolgte visuell anhand ausgeschriebener Registrierungen (10 mm/s) nach den Regeln von Rechtschaffen und Kales (33), ohne daß dem Auswerter Patientendaten bekannt waren. Ein Personal-Computer (Genie 16, Fa. Advanced Technology, England) errechnete die Basisdaten und erstellte die Grafiken (Abb. 8). Bei 4 Patienten waren die Schlaf-EEG-Registrierungen aufgrund von Artefakten nicht auswertbar, 2 Patienten erreichten nur das Schlafstadium 1 und wurden ebenfalls aus der Untersuchung genommen.
Wir unterteilten die Patienten nach dem Hamilton-Score in Depressive (D-Gruppe, HAMD-Score $> = 21$) und Nichtdepressive (ND-Gruppe, HAMD Score < 21) (Abb. 3). Mit dem u-Test nach Walter (26, S. 217ff.) wurde überprüft, ob sich beide Gruppen durch die Schlafparameter Schlaflatenz, nächtliches Wachliegen, REM-Latenz oder REM-Aktivität unterscheiden ließen. Beim Signifikanztest wurden die 4 Einzelentscheidungen bei $\alpha = 0.05/4$ getroffen (38, S. 117ff.).
Gruppenunabhängig errechneten wir lineare Korrelationskoeffizienten zwischen objektiven Schlafparametern und psychiatrischen Symptomenkomplexen aus BPRS und HAMD sowie Alter. Auf eine Signifikanzprüfung wurde hier verzichtet, da wegen der hohen Anzahl der durchgeführten Einzeltests nach einer Alpha-Adjustierung das Gesamtrisiko, eine falsche Nullhypothese anzunehmen, unvertretbar gestiegen wäre (38, S. 117ff.).

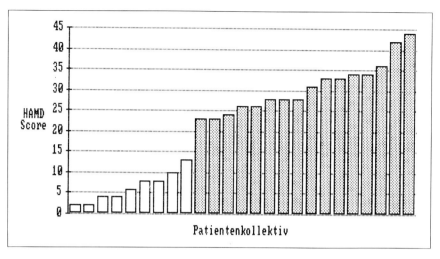

Abb. 3. Untersuchte Patienten, geordnet nach dem Gesamtscore der HAMD-Skala.
Score < 21: ND-Gruppe
Score > = 21: D-Gruppe

4.3. Ergebnisse

Schlafstörungen nehmen bei Depressiven im Rahmen des Krankheitsbildes einen höheren Stellenwert ein (Abb. 4). Die lineare Korrelation zwischen der subjektiven Beurteilung der Art der Schlafstörung und objektiven Methoden zeigt, daß Patienten nur Einschlafstörungen relativ sicher abschätzen können (Tabelle 2).

Tabelle 2. Lineare Korrelationskoeffizienten zwischen subjektiven Schlafstörungen (Items 4, 5 u. 6 der HAMD) und schlafpolygraphisch ermittelten Wachzeiten, Definition der Schlafvariablen siehe Tabelle 4.

HAMD-Item	Ein-schlafens 4	Störung des Durch-schlafens 5	morgendl. Schlafens 6
Schlaflatenz	0.45	0.03	0.08
nächtl. Wachliegen	0.16	0.24	0.10
morgendl. Wachliegen	−0.17	0.03	−0.07

Beim Vergleich der Schlafparameter zwischen der D- und der ND-Gruppe konnte lediglich eine signifikant verlängerte Schlaflatenz in der D-Gruppe beobachtet werden ($p < 0.05$) (Tabelle 3). Auch bei der Bestimmung von Korrelationskoeffizenten zwischen Schlafparametern und Faktoren der HAMD und BPRS fanden wir höhere Beziehungen zwischen Schlaflatenz und den Faktoren BPRS-ANDP ($r = 0.64$) sowie HAMD-Anxiety ($r = 0.50$) (Abb. 5 u. 6). Die REM-Latenz zeigte eine Korrelation von -0.49 zum Alter (Abb. 7).

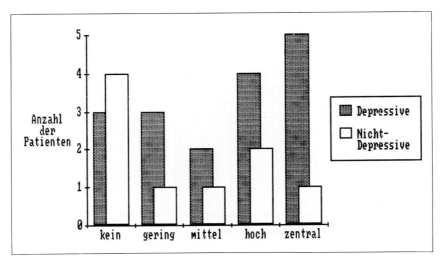

Abb. 4. Stellenwert, den die untersuchten Patienten ihren Schlafstörungen im Rahmen ihres Beschwerdebildes beimessen.
Schlafstörungen machen
kein: ca. 0%
gering: ca. 1– 25%
mittel: ca. 26– 50%
hoch: ca. 51– 75%
zentral: ca. 76–100%
der Gesamtsymptomatik aus.

Tabelle 3. Mittelwerte (MW) und Standardabweichungen (SA) schlafpolygraphisch erhobener Parameter an gerontopsychiatrischen depressiven (D-) und nichtdepressiven (ND-) Patienten, Definition der Schlafvariablen siehe Tabelle 4.

	D-Gruppe (n = 11)		ND-Gruppe (n = 8)	
	MW	SA	MW	SA
HAMD-Score	28.0	6.4	6.5	4.0
Schlaflatenz (min)	52.8*	23.5	24.5*	13.4
nächtl. Wachliegen (min)	99.8+	66.7	128.8+	74.8
reine Schlafzeit (min)	407.0	87.4	363.4	77.2
Stadium 1 (%)	32.6	8.3	34.4	8.2
Stadium 2 (%)	33.7	10.1	28.5	10.8
Stadium 3 (%)	11.0	7.7	10.8	3.7
Stadium 4 (%)	0.8	1.5	1.1	0.8
REM-Schlaf (%)	24.9	10.9	26.4	12.3
REM-Latenz (min)	66.6+	51.7	53.0+	37.2
REM-Aktivität	124.2+	67.2	146.5+	85.9

* $p < 0.05$ (u-Test nach Walter, (26, S. 217ff.))
+ n. s.

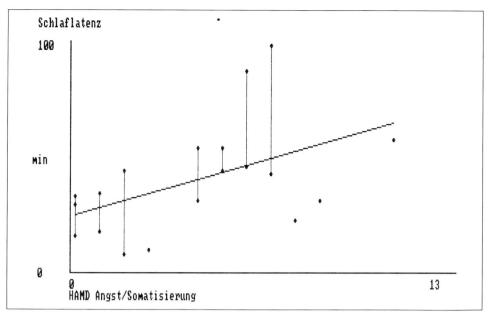

Abb. 5. Abhängigkeit der Schlaflatenz vom Faktor I der HAMD (Items Angst – psychisch, Angst – somatisch, gastrointestinale Symptome, allgemeine Symptome, Hypochondrie, Krankheitseinsicht) r = 0.50.

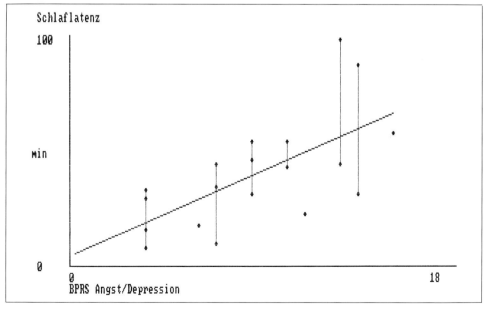

Abb. 6. Abhängigkeit der Schlaflatenz vom Faktor I der BPRS (Items Körperbezogenheit, Angst, Schuldgefühle, depressive Stimmung) r = 0.64.

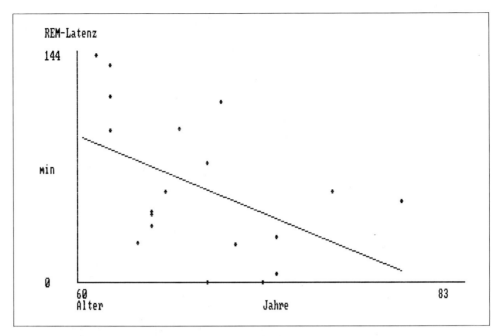

Abb. 7. Abhängigkeit der REM-Latenz vom Alter (r = −0.49).

Tabelle 4. Definitionen von Schlaf-EEG-Variablen.

Parameter	Definition
Schlaflatenz:	Zeit vom Löschen des Lichts bis zum ersten Auftreten von Schlafstadium 2
nächtliches Wachliegen:	Zeit des Wachliegens zwischen Einschlafen (erstmaliges Auftreten von Schlafstadium 2) und letztem Aufwachen
reine Schlafzeit:	Zeit zwischen Einschlafen und letztem Aufwachen abzüglich der Wachzeiten
morgendliches Wachliegen:	Zeit vom letzten Aufwachen bis zum Aufstehen
REM-Latenz:	Zeit vom Einschlafen bis zum ersten Auftreten von REM-Schlaf
REM-Aktivität:	semiquantitative Bewertung (Skala 0–8) von schnellen konjugierten Augenbewegungen pro Minute REM-Schlaf

4.4. Diskussion

4.4.1. Diskussion der Methodik

Schlaf-EEG-Messungen sollten möglichst unter Alltagsbedingungen erfolgen, müssen jedoch häufig aus untersuchungstechnischen Gründen standardisiert werden. Es ist bekannt, daß Variationen in den Untersuchungsbedingungen Schlafvariablen verändern (6). Das von uns durchgeführte Ad-lib-Protokoll, welches dem Patienten ermöglicht,

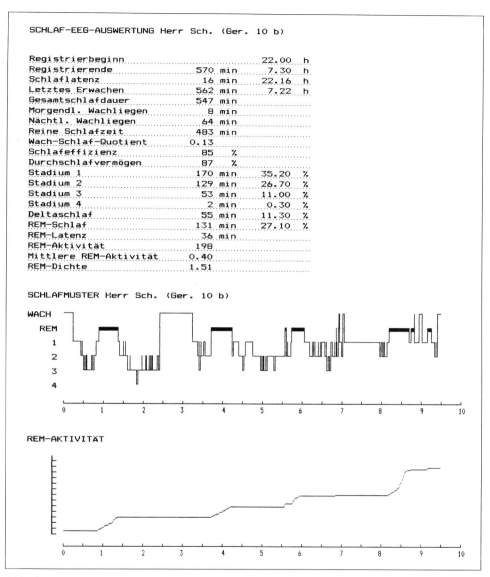

Abb. 8. Auswertung einer Schlaf-EEG-Registrierung

die Zeit des Zubettgehens und Aufstehens selbst festzulegen, macht den Vergleich mit Untersuchungen, bei denen diese Zeiten vorgegeben sind, schwierig, da Schlaflatenz, nächtliches Wachliegen und reine Schlafzeit unterschiedlich sind (18). Viele Autoren beschreiben einen sogenannten „First Night Effekt", der durch Anpassungsschwierigkeiten an die ungewohnte Laborumgebung bedingt ist und Vermehrung von Wachzeiten und Stadium 2, Verminderung des REM-Schlafs und Ansteigen von Schlaf- und REM-Latenz zur Folge hat (1, 28, 35). Die von uns angewandte mobile Registrierung zeigt im Vergleich mit der konventionellen Laborableitung praktisch gegensinnige Effekte (21). Dies spricht für eine geringere Belastung durch die Untersuchungsmethode, welche im übrigen von unseren Patienten nahezu problemlos akzeptiert wurde. Ein Nachteil dieser Methode besteht in der fehlenden Korrekturmöglichkeit auftetender Störungen, die bei unserer Untersuchung in 4 Fällen nicht verwertbare Registrierungen erbrachte.

Da die für Depressionen typischen Schlafveränderungen zustandsabhängig sind, d. h. in der Remissionsphase weniger ausgeprägt bzw. nicht mehr vorhanden sind (4, 7, 19, 36) und die Schlafvariablen auch keine differentialdiagnostische Zuordnung innerhalb der Gruppe der Depressionen zulassen (39), unterteilten wir unsere Gruppen anhand des Gesamtscores des HAMD. Da das Ziel unserer Untersuchung darin bestand, Veränderungen des Schlafverhaltens bei Depressionen im Alter diagnostisch zu verwerten, stellten wir in der Kontrollgruppe möglichst weitgehende Übereinstimmung mit Ausnahme des Faktors Depressivität her (Alter, Hospitalisierung, psychiatrische Erkrankung, unselektierte Aufnahme in die Untersuchung). Eine gesunde Kontrollgruppe ist im Zusammenhang mit unserer Fragestellung nicht erforderlich.

4.4.2. Diskussion der Ergebnisse

Betrachtet man den Stellenwert, den die Alterspatienten ihren Schlafstörungen beimessen (siehe Abb. 4), so fällt auf, daß beide Gruppen lediglich dort einen Unterschied aufweisen, wo der Anteil der Schlafstörungen am Beschwerdebild zwischen 75 und 100% beträgt. Hieraus ist zu sehen, daß bei Alterspatienten Beschwerden auch über ausgeprägte Schlafstörungen noch keine eindeutigen Hinweise für Depressivität geben. Erst massive, nahezu das gesamte Beschwerdebild beherrschende Schlafstörungen scheinen mit dem Faktor Depressivität verbunden zu sein. Es stellt sich die Frage, ob die subjektive Beurteilung des Schlafs durch den Patienten mit objektiven Messungen nachvollzogen werden kann. Die Prüfung auf Korrelationen zwischen den Patientenangaben über Ein-, Durch- und Morgenschlafstörungen und den Schlaf-EEG-Parametern Schlaflatenz sowie nächtliches und morgendliches Wachliegen erbrachte eine hohe Beziehung zwischen Einschlafstörungen und Schlaflatenz ($r = 0.45$) (s. Tabelle 2). Auch in der Untersuchung von Kupfer et al. 1984 (24) zeigte sich hier bei jüngeren Depressiven eine Korrelation von 0.54. Dies zeigt, daß lediglich Einschlafstörungen vom Patienten selbst relativ sicher eingeschätzt werden können.

Bei unseren apparativen Schlafmessungen zeigen sich tendenziell die bekannten altersabhängigen Schlafveränderungen wie Verlängerung der Schlaflatenz, vermehrtes nächtliches Wachliegen, reduzierter Schlaf im Stadium 4 sowie Verkürzung der REM-Latenz (vgl. Tabelle 1 u. 3). Die absoluten Differenzen zwischen der Altersgruppe von Feinberg et al. (8) und unseren Gruppen psychiatrischer Alterspatienten sind wohl auf die unterschiedliche Gruppenzusammensetzung und Untersuchungsmethodik zurückzuführen.

Bei separater Betrachtung unserer Gruppen findet sich lediglich eine signifikant verlängerte Schlaflatenz in der D-Gruppe ($p < 0.05$). Dieser Befund wurde von zahlreichen Autoren u.a. bei depressiven nicht geriatrischen Erwachsenen unterschiedlicher diagnostischer Zuordnung erhoben, jedoch auch bei Insomnien (7, 10, 19, 23). Daher wird der Schlaflatenz keine diagnostische Spezifität zugemessen. Die von den genannten Autoren als differentialdiagnostisches Kriterium für Depression beschriebene REM-Latenz ließ bei Alterspatienten keine Unterscheidung zu. Dies trifft auch für die übrigen von uns untersuchten Parameter (s. Tabelle 3) zu.

Bei der Bestimmung von linearen Korrelationskoeffizienten zwischen Faktoren des BPRS bzw. HAMD und den erhobenen Schlafdaten zeigte nur die Schlaflatenz hohe Beziehungen zu den Symptomenkomplexen Anxiety (HAMD) und Anxiety-Depression (BPRS) (s. Abb. 5 u. 6). Da aus den oben beschriebenen Gründen eine Signifikanzprüfung unzweckmäßig ist, müssen diese Ergebnisse an unabhängigen Daten überprüft werden und können im Rahmen des Gesamtergebnisses nur vorsichtig interpretiert werden.

Zusätzlich fanden wir eine hohe Korrelation von REM-Latenz und Lebensalter ($r = -0.49$). Dies deutet darauf hin, daß die REM-Latenz bei älteren im Gegensatz zu jüngeren Erwachsenen wohl eher ein biologisches Merkmal des Alterns als einen Hinweis auf Depressivität darstellt. In der Tendenz zeigt sich auch in den Altersgruppen von Ulrich et al. (40) eine Abnahme der REM-Latenz mit zunehmendem Alter; allerdings wurden nur Probanden bis 60 Jahre untersucht. Die absoluten Zahlen sind wegen Unterschieden in der Gruppen- und Alterszusammensetzung und Untersuchungsmethodik nicht vergleichbar.

Bei zusammenfassender Betrachtung unserer Untersuchungsergebnisse scheint die verlängerte Schlaflatenz bei Alterspatienten eng mit depressiver Symptomatik verbunden zu sein. Möglicherweise läßt die Veränderung der Schlaflatenz Aussagen zum Krankheitsverlauf zu; zu überprüfen wäre auch, ob kurzwirkende Hypnotika, sogenannte Einschlafmittel, sich in Verbindung mit Antidepressiva bei älteren Menschen günstig auswirken.

Danksagung
Wir danken Frl. Elke Rosenbaum für die freundliche Unterstützung bei der Registrierung der Schlafpolygraphien.

Literatur

1. Agnew HW, Webb WB, Williams RL (1966) The first night effect: an EEG study of sleep. Psychophysiology 2: 263–266
2. Agnew H Jr, Webb W (1968) Sleep patterns of healthy elderly. Psychophysiol 5: 229
3. Anseau M, Thase M, Kupfer DJ, Taska LS, Reynold CF (1985) EEG sleep in age- and gender-matched older psychotic depressives, non-psychotic depressives, and controls. In: Koella WP, Rüther E, Schulz H (eds) Sleep 84. Gustav Fischer, Stuttgart, New York, p 446–448
4. Avery D, Wildschidtz G, Rafaelsen O (1982) REM-latency and temperature in affective disorder before and after treatment. Biological Psychiatry 17 (4): 463–470
5. Coleman RM (1983) Diagnosis, treatment and follow-up of about 8000 sleep/wake disorder patients. In: Guilleminault C, Lugaresi E (eds) Sleep/Wake Disorders: Natural History. Raven Press, New York, p 87–97
6. Dement W, Seidel W, Carskadon M (1984) Issues in the diagnosis and treatment of insomnia. In: Hindmarch I, Ott M, Roth T (eds) Sleep benzodiazepines and performance. Springer Berlin, Heidelberg, New York, Tokyo, p 11–43
7. Duncan WC, Pettigrew KD, Gillin JC (1979) REM-architecture changes in bipolar and unipolar depression. Am J Psychiatry 136
8. Feinberg I, Koresko RL, Heller N (1967) EEG sleep patterns as a function of normal and pathological aging in man. J Psychiat Res 5: 107–144
9. Feinberg I (1974) Changes in sleep cycle patterns with age. J Psychiat Res 10: 283–305

10. Feinberg M, Gillin JC, Carroll BJ, Greden JF, Zis AP (1982) EEG studies of sleep in the diagnosis of depression. Biological Psychiatry 17 (3): 305–316
11. Gerard P, Collins K, Dore C, Exton-Smith A (1978) Subjective characteristics of sleep in the elderly. Age and Aging, Suppl 7: 55–63
12. Gillin JC, Duncan W, Pettigrew KD, Frankel BL, Snyder F (1979) Successful separation of depressed, normal and insomniac subjects by EEG sleep data. Arch Gen Psychiat 36: 85–90
13. Gillin JC, Duncan WC, Murphy DL, Post RM, Wehr TA, Goodwin FK, Wyatt RJ, Bunney WE (1981) Age-related changes in sleep in depressed and normal subjects. J Psychiat Res 4: 73–78
14. Hamilton M (1960) A rating scale for depression. J Neurol Neurosurg Psychiat 23: 56–62
15. Insel TR, Gillin JC, Moore A, Mendelson WB, Loewenstein RJ, Murphy DL (1982) The sleep of patients with obsessive-compulsive disorder. Arch Gen Psychiat 39: 1372–1377
16. Johnson LC, Spinweber CL (1983) Quality of sleep and performance in the Navy. A longitudinal study of good and poor sleepers. In: Guilleminault C, Lugaresi E (eds) Sleep/Wake Disorders: Natural History, Epidemiology and Long-Term Evolution. Raven Press, New York, p 13–28
17. Kales A, Caldwell AB, Soldatos CR, Bixler EO, Kales JO (1983) Biopsychobehavioral correlates of insomnia, II: pattern specifity and consistency with the Minnesota Multiphasic Personality Inventory. Psychosom Med 45: 341–356
18. Kales A, Kales JD (1984) Evaluation and treatment of insomnia. Oxford University Press, New York, Oxford
19. Kerkhofs M, Hoffmann G, De Martelaere V, Linkowski P, Mendlewicz J (1985) Sleep EEG recordings in depressive disorders. Journal of Affective Disorders 9: 47–53
20. Koehler DJ, Saß H (1984) Diagnostisches und statistisches Manual psychischer Störungen DSM III, übersetzt nach der dritten Auflage des Diagnostic and Statistical Manual of Mental Disorders der American Psychiatric Association. Beltz, Weinheim, Basel
21. Körner E, Ladurner G, Flooh E, Reinhart B, Wolf R, Lechner H (1982) Nachtschlafuntersuchungen. Mobile Registrierung im Vergleich mit konventioneller Laborableitung. Z EEG-EMG 13: 154–156
22. Kupfer DJ (1976) REM latency. A psychobiologic marker for primary depressive disease. Biological Psychiatry 11 (2): 159–174
23. Kupfer DJ, Foster FG, Coble P, McPartland RJ, Ulrich RF (1978) The application of EEG sleep for the differential diagnosis of affective disorders. Am J Psychiatry 135: 69–74
24. Kupfer DJ, Bulik CM, Grochocinski V (1984) Relationship between EEG sleep measures and clinical ratings of depression. Journal of Affective Disorders 6: 43–52
25. Lewis S (1969) Sleep patterns during afternoon naps in the young and elderly. Br J Psychiatry 115: 107–108
26. Lienert GA (1973) Verteilungsfreie Methoden in der Biostatistik, Band I, 2. Auflage, Anton Hain, Meisenheim am Glan
27. Maggini C, Guazelli M, Rocca R, Pieri M, Lattanzi L, Massimetti G (1985) REM latency in depressed and schizophrenic patients. In: Koella WP, Rüther E, Schulz H (eds) Sleep 84. Gustav Fischer, Stuttgart, New York, p 443–445
28. Mendels J, Hawkins DR (1967) Sleep laboratory adaptation in normal subjects and depressed patients ("First Night Effect"). Electroenceph clin Neurophysiol 22: 556–558
29. Michaelis R (1967) Schlafsucht bei phasischen Depressionen. Nervenarzt 38 (7): 301–305
30. Miles LE, Dement WC (1980) Sleep and aging. Sleep 3 (2): 119–220
31. Overall JE, Gorham DR (1962) The brief psychiatric rating scale. Psychol Rep 10: 799–812
32. Prinz P (1977) Sleep patterns in the healthy aged: Relationship with intellectual function. J Gerontol 32: 179–186
33. Rechtschaffen A, Kales A (1968) A manual of standardized terminology, techniques and scoring system for sleep stages of human subjects. Public Health Service, U.S. Government Printing Office, Washington D.C.
34. Roffwarg HP, Muzio JN, Dement WC (1966) Ontogenetic development of the human sleep-dream cycle. Science 152: 604–619
35. Schmidt HS, Kaelbing H (1971) The differential laboratory adaptation of sleep parameters. Biological Psychiatry 3: 33–45
36. Schulz H, Lund R, Cording C, Dirlich G (1979) Bimodal distribution of REM sleep latencies in

depression. Biological Psychiatry 14 (4): 595–600
37. Smith J, Karacan I, Yang M (1979) Automated measurement of alpha, beta, sigma and theta burst characteristics. Sleep 1: 435–443
38. Stelzl I (1982) Fehler und Fallen der Statistik für Psychologen, Pädagogen und Sozialwissenschaftler. Hans Huber, Bern Stuttgart Wien
39. Thase ME, Kupfer DJ, Spiker DG (1984) Electroencephalographic sleep in secondary depression: A revisit. Biological Psychiatry 19 (6): 805–814
40. Ulrich R, Shaw DH, Kupfer DJ (1980) Effects of aging on EEG sleep in depression. Sleep 3 (1): 31–40
41. Webb WB, Campbell SS (1980) Awakenings and the return to sleep in an older population. Sleep 3 (1): 41–46
42. Webb WB (1982) Sleep in older persons: Sleep structure of 50- to 60-year-old men and women. J Gerontol 37: 581–586
43. Welstein L, Dement W, Mitler M (1978) Insomnia in the San Francisco Bay Area: A continuing survey on complaints and remedies. Sleep Res 7: 254

Therapie

Pharmakotherapie der Altersdepression

M. Gastpar

Die Zunahme der Altersgruppe der über 65jährigen ist in den Industriestaaten heute eine bedeutsame Tatsache. Entsprechend nehmen Alterskrankheiten und damit auch depressive Erkrankungen im Alter zu (8). Ihre Behandlung kann nicht nach einem einfachen Schema erfolgen, da sich die Patienten in einem sehr unterschiedlichen biologischen Alter befinden, das z.T. stark vom biographischen abweicht. Die Spanne reicht vom vorzeitig gealterten 60jährigen Menschen mit beginnenden Zeichen seniler Demenz bis zum vitalen 85jährigen, der noch voll im Leben steht und die aktuelle Erkrankung eher als vorübergehende, unangenehme Behinderung erlebt.

Grundsätzlich sind Altersdepressionen gleich zu behandeln wie depressive Erkrankungen des mittleren Erwachsenenalters. Das Behandlungskonzept umfaßt deshalb auch alle 3 klassischen Bereiche: Prophylaxe, Akuttherapie und Langzeitbehandlung. Stets sind jedoch 4 Punkte zu beachten, die in diesem Lebensalter speziell wichtig oder speziell schwierig zu handhaben sind. Es handelt sich

1. um das gehäufte Vorkommen somatischer Erkrankungen, die einer gesonderten Behandlung bedürfen,
2. um Veränderungen in der Metabolisierung von Medikamenten und damit auch in der Toleranz für Medikamente,
3. um den Einfluß dementieller Prozesse,
4. um soziale Einflußfaktoren, die bei der Chronifizierung depressiver Zustände eine wesentliche Rolle spielen und auch für die Compliance entscheidend sind.

1. Prophylaktische Pharmakotherapie

Störungen des Tag-/Nachtrhythmus bis zur totalen Tag-/Nachtumkehr nehmen mit steigendem Alter zu. Sie können zu reaktiven psychischen Belastungen, aber auch zu körperlicher Vernachlässigung führen und enden dann oft mit einem erschöpfungsdepressiven, von ängstlicher Unsicherheit geprägten Zustand. Deshalb ist die Behandlung von *Schlafstörungen* im Alter eine wichtige prophylaktische Aufgabe. Neben organisatorischen Maßnahmen ist oft auch der Einsatz eines leichten Schlafmittels, von z.B. 500 mg Chloralhydrat oder 15 mg Oxazepam (Adumbran®, Seresta®, Anxiolit®) als prophylaktische Maßnahme wichtig.

Der *Abbau kognitiver Fähigkeiten* im Alter kann einerseits zu Lebensproblemen und in der Folge zu reaktiv-depressiven Entwicklungen führen. Andererseits gehen damit auch organisch-depressive Zustände einher. Daraus ergibt sich, daß die sozial ins Gewicht zu fallen beginnende zerebrale Leistungsabnahme durch Verhaltensmaßnahmen und pharmakologische Behandlung beeinflußt werden soll. Zwar befinden wir uns immer noch in einem gewissen Beweisnotstand bezüglich der Wirksamkeit von Nootropica, doch ist ihr Einsatz in Frühstadien aufgrund der Klinikerfahrungen trotzdem oft berechtigt. In Frage kommen aber höchstens Substanzen wie Co-Dergocrin-Mesilat (Hydergin®), Piracetam (Nootropil®) oder Vincamin. Eine Kombination mit kleinen Dosen eines klassischen Antidepressivums ist oft hilfreich.

Nicht zuletzt ist auch die optimale Behandlung *körperlicher Leiden* im Alter eine wichtige prophylaktische Maßnahme, kommt es doch immer wieder vor, daß z.B. eine optimale Digitalisierung zu einer weitgehenden Reduzierung begleitender depressiver Symptome bei herzkranken Alterspatienten führt.

2. Akutbehandlung der Altersdepression

Grundsätzlich gelten bei der Akutbehandlung der Altersdepression die gleichen Leitlinien, wie sie generell in unzähligen Artikeln für die Depressionsbehandlung ganz allgemein publiziert sind (4).

2.1. Interaktionen bei körperlicher Krankheit

Spezielle Probleme ergeben sich aus der häufigen Kombination von körperlicher und depressiver Erkrankung. In einer eigenen Pilotstudie mit einem neuen Antidepressivum, dem Serotoninaufnahmehemmer Citalopram (3), fanden wir unter 10 Patienten über 60 Jahren, 8 mit einer behandlungsbedürftigen, respektive bereits behandelten körperlichen Erkrankung. Es handelte sich viermal um eine arterielle Hypertension, zweimal um eine koronare Herzkrankheit und je einmal um einen Morbus Parkinson, eine chronische Zystitis und einen mittelschweren Diabetes mellitus. Gleichermaßen geht aus der Jahresstatistik der Depressionsabteilung unserer Klinik hervor, daß bereits 60% der erwachsenen, hospitalisierten depressiven Patienten eine gleichzeitige körperliche Krankheit aufweisen, daß aber bei Patienten über 65 Jahre dies in knapp 85% der Fall ist. Schließlich konnten wir auch in einer epidemiologischen Studie an Patienten in der Allgemeinpraxis feststellen, daß nur in 10% der Patienten mit einem psychiatrischen Leiden dieses als Erstdiagnose vom Arzt aufgeführt wurde, d.h. also, daß beim Großteil der depressiven Patienten eine körperliche Krankheit als Erstdiagnose figurierte. Dies führt zu Problemen der Interaktion zwischen den Medikamenten für die körperliche und Medikamenten für die depressive Erkrankung. Vor allem trifft dies für die trizyklischen Antidepressiva zu, da sie Wirkungen in mehreren Transmittersystemen entfalten und damit die Chance einer Interaktion groß ist. So verstärken Anästhetica und Antihistaminica die sedative und hypotensive Eigenschaft von Antidepressiva, vermindern Antazida die Resorption von Antidepressiva, verstärken Anticholinergica die Gefahr einer Glaukomprovokation und des Ausbruchs eines medikamentösen Delirs. Antihypertensiva vom Typ Clonidin, Guanethidin und Methyldopa konkurrieren mit den Antidepressiva an den noradrenergen Rezeptoren, was zur Verminderung des antihypertensiven Effektes und teilweise zur Entkoppelung der Blutdruckregulation mit massiven Schwankungen des Blutdruckes führt. Diese Liste praktisch wichtiger Interaktionen ist keineswegs vollständig. Als praktische Konsequenz ergibt sich daraus, daß beim polymorbiden, depressiven Alterspatienten vermehrt auf solche Interaktionen geachtet werden muß, und daß im Zweifelsfalle eher auf Antidepressiva der zweiten Generation ausgewichen werden muß. Es handelt sich im wesentlichen um die folgenden Medikamente:

Mianserin	=	Tolvon®, Tolvin®
Trazodon	=	Thombran®, Trittico®
Fluvoxamin	=	Floxyfral®, Fevarin®

Von den klassischen Antidepressiva, die wohl immer noch eine etwas bessere antidepressive Wirkung aufweisen als diejenigen der zweiten Generation, gibt es einige Vertreter, die bezüglich Verträglichkeit, insbesondere auch der anticholinergen Wirkung, ein günstigeres Profil haben und deshalb bei Alterspatienten ebenfalls geringe Probleme bereiten. Es sind dies

Maprotilin	=	Ludiomil®
Trimeprimin	=	Stangyl®, Surmontil®
Doxepin	=	Aponal®, Sinquan®
Lofepramin	=	Gamonil®
Amitriptylinoxid	=	Equilibrin®, Ambivalon®

Die Auflistung dieser sogenannt besser verträglichen Antidepressiva bedeutet aber nicht, daß man nicht auch mit Erfolg und ohne größere Schwierigkeiten klassische trizyklische Antidepressiva vom Typ des Imipramins (Tofranil®) bei Alterspatienten verwenden kann.

2.2. Metabolismus und Toleranz

Es besteht eine weitgehende Übereinstimmung darüber, daß der Abbau der Antidepressiva beim alten Menschen verzögert erfolgt, damit seine Toleranz für diese Medikamente eher verringert ist, und die Dosierung im Normalfall eher niedrig gewählt werden soll. Klinisch experimentelle Belege dafür gibt es für Maprotilin (9), dargestellt in Abb. 1, für Zimelidin (1) und in geringerem Maße auch für Mianserin (10, 12). Im Einzelfall können die Verhältnisse aber ganz anders liegen. So behandelten wir kürzlich zwei Patienten mit Altersdepressionen mit mehreren Ampullen Anafranil® pro Tag per infusionem mit gutem klinischen Erfolg, ohne daß Toleranzprobleme respektive unerträgliche Nebenwirkungen aufgetreten wären. Generell kommt es aber bei älteren Patienten in diesem Dosisbereich doch viel rascher als bei Jüngeren zu Tremor und zu Störungen der Muskelkoordination, sichtbar an Gangstörungen. Eine Regel kann lauten, daß Patienten mit einer Altersdepression ohne vorherige Behandlung mit durchschnittlich deutlich niedrigeren Dosen behandelt werden sollten, während entsprechende Patienten mit langjähriger Vorbehandlung, starke Raucher oder Patienten mit einer Alkoholanamnese überdurchschnittlich hohe Dosen benötigen.

2.3. Einfluß dementieller Prozesse

Mit der Zunahme der Altersgruppe 65–85 Jahre bei depressiven Patienten, nimmt auch die Bedeutung dementieller Prozesse zu. Generell ist die Differentialdiagnose zwischen Altersdepression mit Pseudodemenz und echter altersbedingter seniler Demenz recht schwierig, da die Resultate der klinischen Beobachtung nur teilweise mit den Ergebnissen der Computertomographie im Sinne unterschiedlicher Grade der zerebralen Atrophie korrelieren. Auch diagnostische Tests wie der Dexamethason-Suppressionstest haben gerade in dieser Altersgruppe keinen differentialdiagnostischen Beitrag gebracht

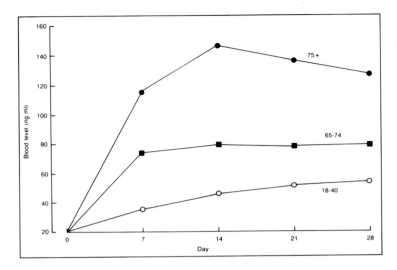

Abb. 1. Mittlere Maprotilin-Konzentration im Blut von sechs über 75jährigen (●——●), acht 65- bis 74jährige (■——■) und dreizehn Patienten im Alter von 18 bis 40 Jahren (○——○). Alle Patienten erhielten 50 mg Maprotilin abends über 28 Tage.

(7, 11). Auch die testpsychologische Untersuchung solcher Patienten ist nicht einfach, da die meisten Instrumente aufwendig und wenig praktikabel sind für ältere Patienten. In einer noch nicht publizierten Studie aus München haben sich interessanterweise vor allem einzelne Untertests des Hamburg-Wechsler-Intelligenztests insgesamt als am brauchbarsten erwiesen (2). Letztlich bleibt nichts anderes übrig als ein primärer Therapieversuch mit Antidepressiva, der bei Erfolglosigkeit von einer zweiten Behandlungsphase mit einer Kombination Antidepressivum/Nootropicum gefolgt wird. Die Applikation bei dieser Indikation von Nootropica sollte jedoch auf etwa 2 Monate Dauer beschränkt werden, sofern keine meßbaren Verbesserungen der zerebralen Funktionsstörungen festgestellt werden.

2.4. Soziale Faktoren und ihre Wirkung

Therapieresistenz und Rezidive bei Altersdepression sind oft eine Folge ungelöster sozialer Konflikte. Es ist ohne weiteres verständlich, daß Patienten in einer ihnen hoffnungslos und unattraktiv erscheinenden Situation kaum Chancen haben, nur mit Hilfe eines Antidepressivums ihre alte Energie und Spontaneität wieder zu erlangen. Dieser Indikationsbereich ruft deshalb am stärksten nach einer Kombination zwischen Psycho-, Sozio- und Pharmakotherapie.

Auch die Compliance, die letztlich über den Erfolg einer Pharmakotherapie entscheidet, ist das Resultat psychologischer und sozialer Einflüsse. Es ist deshalb gut zu wissen, daß mit Ausnahme von Trazodon und Dibenzepin (ohne Retardform) kaum ein Antidepressivum existiert, das nicht in einer einzigen Dosis pro Tag verabreicht werden könnte. Eine zusätzliche Erhöhung der Compliance kann mit einer sogenannten Pill-Box erreicht werden, die für jeden Tag einer Woche zwei oder drei Fächer enthält, die einmal wöchentlich von der Gemeindeschwester oder dem Hausarzt aufgefüllt werden. Auf diese Weise können der Patient und alle anderen am Therapieplan beteiligten Personen die korrekte Einnahme der Medikamente leicht überprüfen. Schlußendlich ist auch die schriftliche Abgabe der medikamentösen Verschreibung nicht nur für den Apotheker, sondern eben auch für den Patienten gerade in diesem Lebensalter, wenn Frischgedächtnisstörungen und Merkfähigkeitsprobleme eine zunehmende Rolle spielen, eine Selbstverständlichkeit.

3. Langzeitbehandlung

Auch bei depressiven Patienten im höheren Lebensalter sind die klassischen Formen der medikamentösen Langzeittherapie anwendbar. Eher weitverbreitet ist die Verwendung von Antidepressiva über mehrere Jahre bei Patienten mit rezidivierender, endogener unipolarer Depression. Daß jedoch auch in dieser Altersgruppe die Lithium-Langzeittherapie bei der bipolar verlaufenden manisch-depressiven Psychose ohne weiteres möglich ist, ist weniger bekannt. Es ist lediglich in Rechnung zu stellen, daß die Nierenfunktion mit zunehmendem Alter physiologischerweise abnimmt, und damit die notwendige tägliche Lithiumdosis deutlich reduziert werden muß. Ohnehin werden heute für die prophylaktische Behandlung Lithiumspiegel von 0,4 bis 0,6 mval/l angestrebt, und nicht mehr wie früher, Spiegel zwischen 0,8 und 1,0 mval/l. Wissen muß man ebenfalls, daß Diuretica vom Thiazid-Typ, die also ihre Wirkung über eine Natriumausscheidung erzielen, durch kompensatorische Lithiumresorption den Lithiumspiegel massiv erhöhen und ohne Dosiskorrektur zu einer Lithiumintoxikation führen. Praktisch wichtig ist dies bei den vielen, an einer arteriellen Hypertonie leidenden Alterspatienten, die mit einem solchen Diureticum, eventuell als Kombinationspräparat, behandelt werden.

4. Therapeutisches Vorgehen

Wenn man die vorstehenden Erörterungen in einen schematischen Therapieplan umzusetzen versucht, dann ergibt sich etwa folgendes schrittweises Vorgehen: Nach einer genauen Untersuchung, die körperliche, psychiatrische und soziale Aspekte einschließt, wird zuerst der vorliegende depressive Zustand nosologisch klassifiziert. Am praktikabelsten ist immer noch eine Einteilung nach dem sogenannten Kielholz-Schema in somatogene, endogene und psychogene Depression. Bei Vorliegen der Indikation für eine Behandlung mit einem Antidepressivum wird primär eines der unter Punkt 2.1. angegebenen, gut verträglichen klassischen Antidepressiva verwendet. Dabei ist zu beachten, daß mit einer niedrigen Dosis begonnen und die Dosis nicht zu rasch gesteigert wird. Wenn innerhalb 3 Wochen kein Erfolg eintritt, sind zusätzliche Abklärungen sinnvoll, etwa in Richtung zerebralorganisches Leiden oder hormonelle Störungen.
Liegen keine weiteren interferierenden psychologischen oder organischen Einflüsse vor, wird ein zweiter Behandlungsversuch mit einem anderen Antidepressivum vorgenommen. Nachdem die auf dem Markt erhältlichen Antidepressiva sehr unterschiedliche biochemische Wirkungsspektren haben, ist die Auswahl eines anderen Wirkungsspektrums beim zweiten Therapieversuch sinnvoll (vgl. Tab. 1).

Tabelle 1. Einteilung der Antidepressiva nach ihren biochemischen Eigenschaften

	NE	SE	DA	H_1	Ach	$5\text{-}HT_2$
Desimipramin	+	−	−	−	+	
Imipramin	+	(+)	−	+	+	
Maprotilin	+	−	−	+	(+)	(−)
Fluvoxamin	−	+	−	−	−	
Trazodone	(+)	+	−	−	−	+
Mianserin	+	−	−		(+)	+
Amitriptylin	(−)	+	−	+	+	+
Trimeprimin	−	−	−	+	+	

NE = Noradrenalin-Aufnahmehemmung
SE = Serotonin-Aufnahmehemmung
DA = Aktivierung dopaminerger Neurone
H_1 = Wirkung an Histamin-1-Rezeptoren
Ach = Anticholinerge Wirkung
$5\text{-}HT_2$ = Wirkung auf Serotonin-2-Rezeptoren

Wenn auch dieser Therapiephase kein Erfolg beschieden ist, sollte je nach Patient entweder zu einem Antidepressivum der zweiten Generation (siehe Abschnitt 2.1.) gegriffen werden, oder eine neue Therapiestrategie eingeschlagen werden. Dazu gehört die Anwendung eines Monaminoxydasehemmers (6, 5) oder die Kombination des Antidepressivums mit einem Neurolepticum. Auch die Verwendung einer Serotoninvorstufe (5-Hydroxytryptophan = Levothym®, L-Tryptophan), oder der Einsatz der Elektrokrampfbehandlung sollte erwogen werden. Schlußendlich darf nicht vergessen werden, daß sich unter dem Bild einer schwer gehemmten Depression vor allem im höheren Lebensalter immer wieder einmal ein Morbus Parkinson verbirgt, der dann mit L-Dopa (Madopar®) rasch und erfolgreich behandelt werden kann.

Bei leichteren depressiven Zuständen in der Ambulanz kann man hingegen bereits in der ersten Therapiephase ein Antidepressivum der zweiten Generation verwenden und erst später bei Erfolglosigkeit auf die klassischen trizyklischen Antidepressiva zurückgreifen.

Zusammenfassend kann festgehalten werden, daß die Grundsätze der Pharmakotherapie der Depression des Erwachsenenalters auch für die Patienten im höheren Alter gelten. Kompliziert wird die Behandlung durch das häufige Vorliegen einer gleichzeitigen somatischen Erkrankung, den oft veränderten Metabolismus und die interferierenden Einflüsse durch beginnende senile Demenz und soziale Probleme des Älterwerdens. Antidepressiva der zweiten Generation sind wegen ihres günstigeren Nebenwirkungsspektrums bei älteren Patienten sehr geeignet, doch sollte bei einem Therapieversager auf ein klassisches trizyklisches Antidepressivum zurückgegriffen werden. Bei gekonnter Handhabung der skizzierten therapeutischen Möglichkeiten kann auch bei der Behandlung der Altersdepression Wirksames geleistet werden.

Literatur

1. Dehlin O, Björnsson G, Lundström J (1981) Zimelidine to geriatric patients: A pharmacokinetic and clinical study. Acta Psychiat Scand, Suppl 290, 63: 410
2. Engel RR, Satzger W (unveröffentlichtes Manuskript) Kompendium alterssensitiver Leistungstests.
3. Gastpar M, Gastpar G (1982) Preliminary Studies with Citalopram (LU 10-171), a Specific 5-HT-Reuptake Inhibitor, as Antidepressant. Prog Neuro-Psychopharmacol & Biol Psychiat 6: 319–325
4. Gastpar M (1984) Depressionstherapie in der Praxis. Schweiz Rundschau Med (PRAXIS) 73: 705–708
5. Georgotas A, Kim OM, Hapworth W, Bow AD, Friedman E (1983) Monoamine Oxidase Inhibitors and Affective Disorders in the Elderly. Psychopharmacol Bull 19, No 4: 662–665
6. Jenike MA (1984) The Use of Monoamine Oxidase Inhibitors in the Treatment of Elderly, Depressed Patients. J Am Geriatr Soc 32: 571–575
7. Katona CLE, Aldridge CR (1985) The Dexamethasone Suppression Test and Depressive Signs in Dementia. J Affect Disorders 8: 83–89
8. Kielholz P (1981) Prophylaxe der Altersdepressionen. Schweiz Ärztezeitung 62: 2580–2584
9. Luscombe DK (1981) Interaction studies: the influence of age, cigarettes smoking and the oral contraceptiva on blood concentrations of maprotiline. In: McIntyre JNM (ed) Depressive Illness. Cambridge Med Publ, Northhampton, pp 61–62
10. Maguire K, McIntyre I, Norman T, Burrows GD (1983) The Pharmacokinetics of Mianserin in Elderly Depressed Patients. Psychiatry Research 8: 281–287
11. McKeith IG (1984) Clinical Use of the DST in a Psychogeriatric Population. Brit J Psychiatry 145: 389–393
12. Montgomery S, McAuley R, Montgomery DB (1978) Relationship between mianserin plasma levels and antidepressant effect in a double-blind trial comparing a single night-time and divided daily dose regimes. Brit J Clin Pharmacol, Suppl 1, 5: 71S

Zur psychoanalytisch orientierten Psychotherapie depressiver Syndrome im Alter

A. Haag

Trotz der hohen Prävalenz psychischer Erkrankungen im Alter (5, 6) hat sich die Psychoanalyse zum Thema Alter oder Psychotherapie im Alter zurückhaltend geäußert. In der BRD steht H. Radebold, der sich mit einem explizit psychoanalytischen Ansatz mit seiner interdisziplinären Arbeitsgruppe in Kassel auf einen breiten Erfahrungshintergrund stützt, weitgehend allein da. Seine ermutigenden Forschungsergebnisse und Therapieberichte sind vorwiegend in gerontologischen oder psychiatrischen Organen publiziert worden, und es sieht so aus, als seien seine Erkenntnisse nur wenig in das psychotherapeutische Denken eingegangen. Bei Durchsicht der letzten 25 Jahrgänge der „Psyche", der Zeitschrift der Deutschen Psychoanalytischen Vereinigung, fand ich nur einen Beitrag, der sich mit dem Problembereich Alter befaßt, nämlich den Aufsatz von Grete Bibring aus dem Jahre 1969 (3). Wie ist das zu verstehen? Freud, der ja bekanntlich vor einer psychoanalytischen Behandlung von Patienten jenseits des 50. Lebensjahres warnte (7), ist bereits 1920 von Karl Abraham mit dem berühmten Satz, „das Alter der Neurose sei belangreicher als das des Neurotikers" (1, S. 265), widerlegt worden. Inzwischen hat sich das Spektrum psychoanalytischer Behandlungstechniken vor dem Hintergrund neuer Erkenntnisse, die die Dynamik menschlicher Beziehungen mehr in den Vordergrund rücken, stark erweitert. Und wenn der therapeutische Hebel an den menschlichen Beziehungen und ihren pathologischen Ausformungen ansetzt, so ist das ein Faktor, der alte Menschen nicht ausschließen dürfte.
Die Zähigkeit, mit der sich das Vorurteil der Nichttherapierbarkeit älterer Menschen bei den Psychoanalytikern hält, stimmt nachdenklich. Die gängigen Argumente, z.B. der verminderten Gedächtnisleistung, der mangelnden Flexibilität, oder daß eine psychoanalytische Behandlung durch die Mobilisierung infantiler Ängste zu einer Verschlechterung der Symptomatik führen könnte, die in Anbetracht einer verminderten Lebensperspektive eher schädlich wäre, muten an wie Schutzbehauptungen. Dieses ändert sich auch nicht, wenn man einräumt, daß diese Argumente im Einzelfall eine gewisse Gültigkeit haben können. Fragt man nach den wirklichen Gründen, so scheinen die Widerstände der Therapeuten auf verschiedenen Ebenen zu liegen. Die am nächsten liegende Antwort ist sicher die, daß es einfach schwierig ist, sich als Jüngerer in die Probleme eines Älteren einzufühlen. In der üblichen Praxis sieht es so aus, daß Therapeut und Patient sich entweder im Alter nicht wesentlich unterscheiden oder der Patient jünger ist. Der Therapeut kann sich vor dem Hintergrund seiner Erinnerungen an eigene Lebensbewältigungsstrategien der Vergangenheit, die ihm nolens volens als Maßstab dienen, in die Krisen seiner Patienten einfühlen. Anders ist es, wenn er sich in Situationen hineinversetzen soll, die sich in einer für ihn selbst noch unbekannten und mit beunruhigenden Assoziationen verbunden Zukunft abspielen. Levin (11) sieht die Widerstände gegen eine Behandlung älterer Patienten in verschiedenen Ängsten der Therapeuten, so z.B. vor einer Konfrontation mit dem eigenen Älterwerden, vor der

Mobilisierung nicht gelöster Konflikte mit den eigenen Eltern, vor einem möglichen Tod des Patienten während der Therapie, vor einem therapeutischen Mißerfolg oder vor dem abschätzenden Urteil von Kollegen, die Therapie im Alter für sinnlos halten. Radebold (15) weist auf die Umkehr der klassischen Übertragungskonstellation hin: Der ältere Patient kann im Therapeuten sein reales oder phantasiertes Kind oder Enkelkind sehen, auf welches alle Ängste, Befürchtungen, Erwartungen und Phantasien projiziert werden, ohne daß das „letzte Kind" diesen gerecht werden kann. In dieser „umgekehrten Ödipuskonstellation" (8) können im Therapeuten Schuldgefühle ausgelöst werden, evtl. auch durch abgewehrte Todeswünsche den Eltern gegenüber. Es liegt auf der Hand, daß so die therapeutische Arbeit behindert werden und daß es zu pathologischen Bindungen kommen kann, die umso fataler sind, je isolierter der alte Patient lebt. Darüberhinaus besteht gerade bei depressiven Patienten die Neigung, den Therapeuten und seine Möglichkeiten mit einer Allmacht auszustatten, die notwendigerweise zu Enttäuschungen führen muß.

Aber nicht nur Vorurteile und Ängste des Therapeuten, sondern auch eine mangelnde Ermutigung durch die *Umgebung* des Patienten ist ausschlaggebend für die Tatsache, daß sich so wenig alte Menschen um eine psychotherapeutische Behandlung bemühen. In einer Zeit rasanten sozialen und technologischen Wandels, in der Leistungsfähigkeit und Jugendlichkeit zu den allgemeingültigen Idealen gehören, müssen Altersbedürftigkeit, Schwäche und Hinfälligkeit per se pathologisiert werden. So herrscht in unserer Gesellschaft, die an historischem Bezug und Traditionen ohnehin wenig interessiert ist, für die Alten ein an sich Depressionen generierendes Klima, d.h. es gehört schon ein ganzes Quantum an Stabilität und Integrität dazu, als alter Mensch *nicht* depressiv zu werden und *nicht* neidvoll und bedrückt die früher innegehabte und verlorene Stärke und Macht zurückzuwünschen. Depressionen und Alter werden zu einem Junktim und Alter zu einer Krankheit, die nicht behandelbar ist. Aus diesem Grunde bekommen gerade Patienten, die möglicherweise gut psychotherapeutisch zugänglich wären, gar nicht erst die Chance einer solchen Behandlung. Vertieft und chronifiziert sich die Symptomatik, werden die Alten zum Problem für die Umgebung und kommt es zu gröberen psychopathologischen Auffälligkeiten, dann ist es oft, zumindest für eine Psychotherapie, zu spät, und das negative Vorurteil der Nichtbehandelbarkeit realisiert sich.

Ein weiterer Aspekt des Widerstandes liegt in den alten Menschen selbst bzw. in dem inzwischen veränderten kulturellen Klima, in dem sie leben: Die sicher übertriebene Tendenz der allgemeinen Psychologisierung vieler Lebensbereiche, die oft die Funktion hat, sich der Verantwortlichkeit für eigenes Handeln und insbesondere Fehlhandeln zu entledigen, ist ein Symptom der Moderne, an der die Psychoanalyse selbst nicht ganz unschuldig ist. Alte Menschen sind sehr viel stärker in dem Bewußtsein aufgewachsen, daß sie selbst für sich und ihr Handeln verantwortlich sind. So verarbeiten sie insbesondere seelische Beeinträchtigungen schuldhaft und ziehen sich eher voller Scham zurück, als daß sie Hilfe im psychischen Bereich suchen würden.

Bei einer Durchsicht der untersuchten Patienten der Poliklinik der Universitäts-Nervenklinik in Hamburg waren im Zeitraum eines Jahres, vom 1.10.84 bis zum 30.9.85 nur 5,2% der psychiatrischen Patienten über 60 Jahre alt. Damit ist diese Gruppe im Vergleich zur Altersverteilung der Gesamtpopulation (in Hamburg waren 1984 23,7% der Bevölkerung über 60 Jahre alt) deutlich unterrepräsentiert. Ich kann auf die vielschichtigen Gründe nicht ausführlicher eingehen, glaube aber, daß u.a. die Somatisierung psychischer Beeinträchtigungen hier eine immense Rolle spielt. Dieses ist auch ein bisher nicht bewältigtes Problem der Inneren Medizin, die 60jährige Patienten zu den jüngeren zählt. Dabei darf nicht übersehen werden, daß Patienten mit körperlichen Symptomen auch oft bessere Chancen haben, ärztliche Hilfe zu bekommen: Aus den beschriebenen patienteninhärenten Gründen haben die Körpersymptome häufig die Funktion einer Legitimation. Die vielzitierte Multimorbidität alter Menschen findet wahrscheinlich nicht zuletzt auch hier ihre Wurzeln.

Unter den über 60jährigen Patienten der Psychiatrischen Poliklinik hatten 56% eine depressive Erkrankung. Bevor ich mich der psychotherapeutischen Behandelbarkeit der Depression im Alter zuwende, scheinen mir einige allgemeinen Bemerkungen über die Depression wichtig: Vom psychiatrisch-psychotherapeutischen Standpunkt aus betrachtet, gibt es wohl kaum eine Erkrankung, die so viele verschiedene Ausdrucksformen und Verläufe entwickeln kann wie die der Depression. Allein auf der deskriptiven Ebene zeigt sie die unterschiedlichsten Gesichter: z.B. der psychotische depressive Stupor, in dem jede affektive Regung eingemauert ist, chronische Verstimmungszustände, Suizidalität, depressive Dekompensationen in Krisen bei sonst stabilen, in sich harmonischen Persönlichkeiten. Oder man findet sie hinter ihren Masken: hinter Suchten, psychosomatischen Symptombildungen, Leistungsabfall, Erschöpfungszuständen etc. Vom psychodynamischen Standpunkt sehen wir das depressive Syndrom als gemeinsame Endstrecke lebensgeschichtlicher als auch im aktuellen Bezug auftretender Problemkonstellationen. Dabei bedeuten alle jene Erlebnisse im Leben, die eine intensive neue Anpassung verlangen, wie z.B. Veränderungen der somatischen, psychischen und sozialen Funktionen eine Herausforderung für das Individuum, die zu Neurosen oder auch Psychosen führen kann (3). Dieses alles wird kompliziert durch biologische und konstitutionelle Faktoren, die auch für uns Analytiker außer Frage stehen.

Eine depressive Reaktion bzw. die Fähigkeit, depressiv zu reagieren, das scheint mir wichtig zu betonen, ist ein „universelles, subjektives Erlebnis, das als unerläßlicher Bestandteil zur menschlichen Entwicklung und zur Bewältigung von Konflikten, Frustation, Enttäuschung und Verlust gehört" (18, S. 57). Ja, die klinische therapeutische Erfahrung zeigt sogar, daß die Unfähigkeit, depressiv zu reagieren, häufig auf eine schwere narzißtische Psychopathologie hinweist und für eine Psychotherapie prognostisch als äußerst ungünstiges Zeichen zu werten ist. Ich komme noch einmal auf diesen Aspekt zurück.

Das depressive Syndrom ist auf regressive Prozesse sowohl auf der Triebebene als auch im Ich zurückzuführen, die nicht unbedingt gleichzeitig zu verlaufen brauchen. Diese Prozesse, die zu einer Icheinschränkung, zu einem Rückzug von der Welt führen, gehören auch zur normalen Trauer. Die Übergänge zur Depression sind fließend. Als pathologisch erkennen wir sie erst, wenn ihre Intensität und Dauer anhält und sich verbindet mit einem Absinken des Selbstgefühls oder einer narzißtischen Entleerung und einem dauernden und situativ kaum zu beeinflussenden Gefühl von Hilf- und Hoffnungslosigkeit. Bei einem großen Teil der Patienten kommt es im Zusammenhang mit Verlusten zu einer *regressiven Somatisierung*. Unerträgliche Gefühle wie Trauer, Angst, Wut, Schuld und Zorn, die in der Folge von Verlusten und narzißtischen Kränkungen entstehen, werden auf den Körper projiziert. Ich habe an anderer Stelle die Dynamik solcher Somatisierungen als Verlustverarbeitungsstrategien diskutiert, wie z.B. die identifikatorische Übernahme der Symptomatik eines verstorbenen Angehörigen. Ich habe dort das Beispiel einer Patientin mit einer funktionellen Herzsymptomatik nach dem Tode des Mannes an einem Myokardinfarkt beschrieben (9). Für die therapeutische Arbeit ist es wichtig, die hinter den Symptomen verborgenen abgewehrten Affekte zu dechiffrieren und bewußt zu machen und das ins Wanken gebrachte psychische Gleichgewicht in der therapeutischen Beziehung wieder herzustellen. Dieses ist in unterschiedlichem Ausmaß möglich. Vor dem Hintergrund eines psychosomatischen Verständnisses einer reparativen Funktion körperlicher Symptome (2, 14) für die intrapsychische und interpersonelle Homöostase ist das Respektieren körperlicher Beschwerden oft auch notwendig.

Die Bewältigung von Trauerprozessen nach Verlusten ist in den einzelnen Lebensphasen für die emotionale Reifung des Menschen eine notwendige Erfahrung und prägt die Individualität und Lebensgestaltung jeder Persönlichkeit. Während es hier jedoch im jüngeren und mittleren Alter unterschiedliche Kompensations- und Reparationsmöglichkeiten gibt, das herabgesetzte Selbstgefühl wieder zu stabilisieren, ist dieses im Alter, wenn zu den irreparablen Verlusten von Angehörigen, körperlicher Leistungsfähigkeit und sozialer Anerkennung noch oft der Verlust der Zukunft – insbesondere bei nichtreligiösen Menschen – als naturgegebenes Faktum hinzukommt, ungleich schwieriger.

Für die *Indikation* einer psychoanalytischen Behandlung im Alter gelten zunächst als grobe Kriterien, daß die psychodynamische Konfiguration nicht durch eine schwerwiegende Organpathologie, überwältigende Traumatisierungen oder eine massive Regression überschattet wird (10). Sind diese Kriterien erfüllt, unterscheidet sich die Indikationsstellung für eine psychoanalytische Behandlung nach dem bisherigen Wissensstand nicht wesentlich von der für jüngere Patienten: Neben der Fähigkeit, ein therapeutisches Bündnis einzugehen eine gewisse Introspektionsfähigkeit, kein unüberwindbarer sekundärer Krankheitsgewinn sowie die Fähigkeit, auf den Therapeuten bestimmte frühere Beziehungsmuster zu übertragen, die für die therapeutische Arbeit nutzbar zu machen sind. Radebold (15) betont zu Recht, daß die sozialen Verhältnisse relativ sicher sein sollten und der Therapeut nicht die einzige Bezugsperson für den Patienten darstellen sollte. *Reaktive depressive Verstimmungen* sowie *exazerbierte depressiv-neurotische Entwicklungen* mit nachweisbaren längeren symptomfreien Intervallen haben je nach der prämorbiden Persönlichkeitsstruktur die beste Prognose. Die Beziehungsfähigkeit als Ausdruck der Fähigkeit, Vertrauen zu haben, die auch gleichsam ein Indikator für die Schwere der depressiven Erkrankung ist, ist für die Behandlung das wichtigste Kriterium. Patienten mit einer schweren narzißtischen Störung oder schizoiden Persönlichkeitsstruktur machen die größten Probleme. Während diese Patienten in jüngeren Jahren nur in Ausnahmefällen zum Therapeuten kommen, können sie im Alter, wenn ihre narzißtische Abwehrorganisation angesichts der realen Einbußen an Einfluß und Leistungsfähigkeit zusammenbricht, den Therapeuten sehr bedrängen. Diese Patienten werden mehr durch Neid und Wut als durch Trauer und Depression bestimmt. Auf die Notwendigkeit psychotherapeutischer Hilfe reagieren sie mit Gefühlen von Beschämung und der Vorstellung, gescheitert zu sein. Ihre magische Erwartung geht eher in Richtung einer Wiederherstellung ihrer alten Grandiosität als einer Reifung im Sinne einer Umorientierung und angstfreien Anpassung an die Bedingungen der letzten Lebensphase (4).

Das *therapeutische Setting* sollte flexibel gehandhabt werden, d.h. die Stunden können kürzer und länger sein, die Frequenz wechselnd. Auch Hausbesuche und telefonische Stunden sind gelegentlich notwendig. Über Gruppentherapien mit alten Patienten liegen vor allem von der Kasseler Arbeitsgruppe eindrucksvolle Erfahrungen und Ergebnisse vor (16, 17), sollen hier jedoch nicht näher diskutiert werden. Als optimale Behandlungsform hat sich in der Einzeltherapie eine problemzentrierte einsichtsorientierte Behandlung von 1–2 Sitzungen pro Woche erwiesen. Radebold (15) betont, daß das Angebot, sich bei eventuellen Schwierigkeiten auch nach der Beendigung der Therapie zu melden, bei manchen Patienten entscheidend zur Stabilisierung beiträgt. In diesem Zusammenhang ist zu bemerken, daß die Beendigung der Behandlung bei alten Patienten eine qualitativ spezifische Dynamik hat. Die immer wiederkehrenden Lebenskrisen des Menschen haben als gemeinsamen Nenner das Thema von Trennung und Individuation. Die Auflösung dieser „Modellneurose" (12), die auf unterschiedlichem entwicklungspsychologischem Niveau stattfindet, gehört zum Thema jeder psychoanalytischen Behandlung und führt in früheren Lebensjahren zu einem Neubeginn. Die Beendigung einer Therapie mit alten Menschen wird zu einem Abschied, der die Chance dieses Neubeginns nur noch selten impliziert. Der Abschied bekommt durch das Todesthema gleichsam eine existenzielle Dimension.

Die *Therapieziele* bei älteren und alten Menschen orientieren sich an einer Wiedergewinnung des psychophysischen Gleichgewichts unter den Bedingungen subjektiver und objektiver altersspezifischer Veränderungen (13). Dazu gehört eine Modifizierung des Ichideals, das sich zunehmenden Einschränkungen, z.B. im intellektuellen und sozialen Bereich, anpaßt, ohne daß dieses mit Scham und Schuldgefühl erlebt werden muß. Wichtig ist auch ein Zulassenkönnen von Passivität und Abhängigkeit unter Aufrechterhaltung der Selbstachtung trotz verminderter körperlicher Möglichkeiten, sowie das Ertragen von Verlusten, ohne ganz zu verzweifeln. Unter der Prämisse, daß eine depressive Dekompensation durch aktuelle Konflikte oder Verluste immer eine Wiederbelebung älterer psychodynamisch relevanter Aspekte impliziert, können falsche bzw. neurotische Einstellungen, Wünsche und Erwartungen durchaus auch in höherem Alter korrigiert werden. Dabei ist gerade der Aspekt der Versöhnung von großer Bedeutung. Hier ist nicht die kompromißlerische oder resignative Form einer Pseudoversöhnung gemeint, sondern der Gewinn einer neuen Perspektive – auch in der Retrospektive –, die über den Weg eines neuen Verständnisses Verbitterung und Schuldgefühl lösen kann.

Einige Aspekte des Beschriebenen möchte ich abschließend durch ein klinisches Beispiel in groben Zügen illustrieren:

Die 66jährige Patientin wird mir von der Medizinischen Poliklink wegen einer Fülle funktioneller Beschwerden überwiesen: Schlaflosigkeit, Herzklopfen, Oberbauchbeschwerden, innere Unruhe. Außerdem berichtet sie über ihre Unfähigkeit, sich zu freuen oder zu weinen, sie schildert, wie sie sich von einem Panzer umgeben fühlt, der sie, die sonst Tüchtige und Lebensbejahende von der Welt fernhält. Von ihren 3 Kindern aus der ersten Ehe sowie den Enkelkindern hat sie sich zurückgezogen.

Die Beschwerden bestehen seit 3 Jahren und traten kurz nach dem Tode des zweiten Mannes, den sie hingebungsvoll zu Hause bis zuletzt gepflegt hat, auf. Jetzt besteht ihr Leben aus täglichen Besuchen auf dem Friedhof, wo sie sich am Grab des Mannes und der Eltern bis zu 4 Stunden aufhält, ärztlichen Untersuchungen und Grübeleien. Sie hat in der Wohnung viele Fotos ihres Mannes aufgestellt. Nachts hat sie das Gefühl, daß er neben ihrem Bett steht.

Sie hat mein Angebot therapeutischer Sitzungen trotz eines langen Weges dankbar angenommen. In den ersten Stunden kommt sie jedoch regelmäßig zu spät, weil sie, nachdem sie ihren Bus pünktlich verlassen hat, zunächst die falsche Richtung einschlägt. Als ich sie direkt frage, ob sie sich mit einer Schuld belastet fühlt, „beichtet" sie mir unter großen Schwierigkeiten ihre bisher nie preisgegebenen Geheimnisse: Daß sie in der Minute des Todes ihres Mannes nicht bei ihm war, daß sie trotz seiner ständigen Fragen nicht in der Lage war, ihm die fatale Krebsdiagnose mitzuteilen und ihn ständig belogen habe, daß sie ihm auch nie erzählt habe, daß sie zum Zeitpunkt der Eheschlie-

ßung bereits hysterektomiert und für ihr Gefühl eigentlich keine rechte Frau mehr gewesen sei. Ihre Schudgefühle machen den Mann zum ganz Guten, sie selbst wird zur Bösen. Ihre körperlichen Symptome sind Buße für ihre Untreue und ihren mangelnden Mut. Sie meint, wenn sie mit ihrem Mann über seine Diagnose gesprochen hätte, hätte er vielleicht mehr gegen die Krankheit kämpfen können und würde noch leben. In der therapeutischen Arbeit kommt die Patientin bald auf den Vater zu sprechen, an dem sie sehr gehangen hat und den sie verlor, als sie 14 Jahre alt war. Der Vater war wegen eines Hirntumors ins Krankenhaus gekommen, die Mutter verbot den Kindern, ihn zu besuchen und später auf die Beerdigung zu gehen. Nach seinem Tode habe man der Mutter nichts angemerkt, sie sei „völlig normal" zur Tagesordnung übergegangen. Das Thema Vater blieb in der Familie tabu. Diese Tabuisierung führte zu einer Überidealisierung des Vaters und einem tiefabgewehrten Haß auf die Mutter, der die Patientin unbewußt die Schuld am Tode des Vaters gab, so wie sie sich jetzt schuldig am Tode des Mannes fühlte. Die Beziehung zur Mutter wird für einige Stunden zur zentralen Thematik: Die Patientin hatte zu ihr zeitlebens eine formale, durch Pflichtbewußtsein geprägte Beziehung. Die Mutter lebte im gleichen Haus, war ihr lästig, was ihr ständig ein schlechtes Gewissen bereitete, das sie dadurch kompensierte, daß sie sich rührend um die herbe und stumm aggressive Frau kümmerte. Nach dem Tode des Mannes hat die Patientin die Phantasie, ihren Kindern ebenso lästig zu sein wie die Mutter es ihr war. Sie zieht sich zurück, ruft nicht mehr an, ist aber insgeheim tief gekränkt, daß die Kinder sich nicht mehr um sie kümmern. In der Therapie wird die pathologische Identifikation mit der Mutter deutlich. Sie beginnt vorsichtig, über die Mutter nachzudenken und trauert über die verpaßte Chance, sie mit ihren eigentlichen Gefühlen nie richtig kennengelernt zu haben. Sie kann die auf die Mutter projizierten Phantasien korrigieren oder in Frage stellen, parallel kommt es zu einer Entlastung und auch zu einer realistischeren Einstellung dem Manne gegenüber. Dieser hatte sie durch seine gelegentlichen Kleinlichkeiten erheblich eingeengt, was sie ihm nie hatte sagen können. „Harmonie ist das Wichtigste für mich". In der Therapie erfährt sie, daß diese Harmonie nur um den Preis vieler schmerzlicher Gefühle aufrechterhalten wurde.
Sie macht mir die Arbeit leicht, denkt viel nach, bringt in den Stunden viel Material, sie kann sich zunehmend vertrauensvoll öffnen, als sie spürt, daß ich sie nicht verurteile. Nach etwa 2 Monaten verschwinden die nächtlichen Erscheinungen, sie reduziert die Fotos und die Friedhofsbesuche, die zuletzt zwanghaften Charakter angenommen hatten. Auch körperlich fühlt sie sich besser. Im weiteren Verlauf veranlaßt sie eine klärende Aussprache mit dem Sohn, der seinerseits auf ihren Rückzug verletzt reagiert hatte. Sie erkennt, daß sie sich in ihrem Verhalten den Kindern gegenüber nicht wesentlich anders als die Mutter verhalten hat. Und langsam beginnt sie, wieder Kontakt zu pflegen und Anteil zu nehmen.
Die Therapie, die etwa 3/4 Jahr in Anspruch nahm, liegt jetzt 2 Jahre zurück. Vor kurzem hat die Patientin mich wieder besucht. Sie erinnert sich an viele Einzelheiten der Behandlung, vieles hat sie weiter beschäftigt. Sie hat die alten Verbindungen wieder aufgenommen, fühlt sich gemocht, macht Reisen mit ihren Enkelkindern – den Kindern gegenüber ist sie gelegentlich noch etwas mißtrauisch. Sie betreut regelmäßig 2 Kinder eines Ehepaares in der Nachbarschaft. In dieser Familie fühlt sie sich wohl und geborgen. Gelegentlich denkt sie an ihren eigenen Tod. Sie berichtet gerührt, daß eins der beiden Kinder, ein 10jähriger Junge, ihr neulich erklärt hat, daß er, wenn sie tot sei, ihr Grab pflegen werde, solange er lebe.

Bei dieser pathologischen Trauerreaktion, die zu dem depressiven Syndrom geführt hat, hatten die Schuldgefühle die Funktion, destruktive Gefühle von Enttäuschung und Wut zu vermeiden, die ihre Wurzeln tief in der Vergangenheit hatten. In der Therapie ist es zu einer gewissen Individuation gekommen, d.h. einer Lösung aus der pathologischen Identifikation mit der Mutter, und die Patientin konnte sich weitgehend als eigenständige Persönlichkeit sehen, die Recht auf ihr individuelles Leben und ihr individuelles Trauern hat.

Die vorgestellte Patientin ist sicher sehr viel gesünder als die Patienten, die die meisten geriatrisch tätigen und interessierten Kollegen in ihrer täglichen Praxis erleben. Bei der 3jährigen Krankengeschichte würde ich jedoch an einer spontanen Remission zweifeln. Sicher wäre es eines Tages zu einer Chronifizierung gekommen, bei der Psychotherapie wenig gegriffen hätte. Hier ist es die Aufgabe der Psychotherapeuten, die eingangs diskutierten Vorurteile zu revidieren und Möglichkeiten anzubieten.

Literatur

1. Abraham K (1920) Zur Prognose psychoanalytischer Behandlungen in fortgeschrittenem Lebensalter. In: Abraham K, Psychoanalytische Studien Bd. II, Fischer, Frankfurt (1971), S. 262–266
2. Beck D (1981) Krankheit als Selbstheilung. Insel, Frankfurt
3. Bibring GL (1969) Das hohe Alter: Passiva und Aktiva. Psyche 23, Stuttgart, S. 262–279
4. Cohen NA (1982) On Loneliness and the Aging Process. Int J Psychoanal 63: 149–155
5. Cooper B, Sosna U (1983) Psychische Erkrankungen in der alten Bevölkerung. Nervenarzt 54: 239–249
6. Dilling H, Weyerer S (1978) Epidemiologie psychischer Störungen und psychiatrische Versorgung. Urban u. Schwarzenberg, München Wien Baltimore
7. Freud S (1905) Über Psychotherapie. G.W.V. Frankfurt
8. Grotjahn M (1955) Analytische Psychotherapie im Alter. In: Petzold H, Bubolz E (Hrsg), Psychotherapie mit alten Menschen. Junfermann, Paderborn. (1980), S. 77–88
9. Haag A (1985) Psychosomatische Aspekte funktioneller Störungen bvei der Bewältigung von Verlusten im Alter. In: Bergener & Kark (Hrsg) Psychosomatik in der Geriatrie. Steinkopff, Darmstadt
10. Kahana RJ (1971) Strategies of Dynamic Psychotherapy with the Wide Range of Older Individuals. J Geriatric Psychiatry 12: (1979) S. 71–100
11. Levin S (1977) Normal Psychology of the Aging Process. Revisited. II. Introduction, J Geriatric Psychiatry 10: 27–45
12. Mann J (1978) Psychotherapie in 12 Stunden. Walter, Olten Freiburg
13. Muslin H, Epstein LJ (1980) Preliminary Remarks on the Rationale for Psychotherapy in the Aged. Compreh Psychiatry 21, 1: 1–12
14. Overbeck G (1984) Krankheit als Anpassung. Suhrkamp, Frankfurt
15. Radebold H (1980) Der psychoanalytische Zugang zu den älteren und alten Menschen. In: Petzold H, Bubolz E (Hrsg), Psychotherapie mit alten Menschen. Jungfermann, Paderborn, S 89–108
16. Radebold H (1983) Gruppenpsychotherapie im Alter. Vandenhoeck und Ruprecht, Göttingen
17. Schlesinger-Kipp G, Warsitz P (1984) Der Sog des Schweigens und die unwillkürliche Erinnerung. In: Fragmente Kassel, S. 40–93
18. Zetzel ER (1974) Depression. In: Zetzel ER, Die Fähigkeit zu emotionalem Wachstum. Klett, Stuttgart, S. 57–66

Familiendynamische Aspekte der Therapie depressiver Alterspatienten*

J. Bruder

Ein Fall

Viele Psychiater haben eine besonders lebendige Erinnerung an ihren ersten Patienten, der sich suizidierte. Folgender Fall, der mich schon vor 15 Jahren – als er sich ereignete – sehr bewegte, hat im Laufe der Zeit eher noch an Bedeutung für mich gewonnen:
Eine 70jährige Frau, die aus den ehemaligen Ostgebieten stammte, war erstmals an einer Depression erkrankt, in der hypochondrische Ängste im Vordergrund standen. Wochenlang schon befand sie sich in unserer stationären Behandlung, ohne daß sich eine wesentliche Besserung erkennen ließ, abgesehen davon, daß man das gleichförmige, körperzentrierte Klagen durch höhere Dosen von sedierenden Medikamenten (neben den antidepressiven) insgesamt etwas dämpfen konnte. Ich erinnere mich noch lebhaft an ihre motorische Durchsetzungsfähigkeit, was z.B. immer wieder dazu führte, daß sie an meiner Tür scharrte, um sie – egal, wie ich reagierte – kurz darauf zu öffnen. Und dann klagte sie. Sie führte kreisende Bewegungen vor dem Bauch aus, um ihre Sorge über ein dort befürchtetes Karzinom zu unterstreichen. Die Erinnerung an mein Gefühl der Ungeduld, in das sich Resignation und Hoffnungslosigkeit mischte, überlagert von der Anstrengung, ihr kontrolliert zu begegnen, ist noch wach in mir. Meist griff ich auch ihre Hände, während ich zum xten Male in begrenztem Umfang auf sie einging und sie dabei langsam aus dem Zimmer leitete. Während solcher kurzen, aber häufigen Dialoge mit dieser Frau, die so gar nicht erreichbar zu sein schien, meinte ich manchmal in ihrem zumeist starr-sorgenvollen Blick Zeichen wachen Beobachtens zu bemerken. So wie beschrieben verlief auch die letzte Begegnung mit dieser Patientin an einem fortgeschrittenen Freitagabend, dem letzten Arbeitstag vor meinem ersten Urlaub nach Beginn der Facharztausbildung. Diese Begegnung gehörte zu den bedrückenden Ereignissen des Tages, der ansonsten von dem üblichen Bemühen um Erledigung alles Aufgeschobenen gekennzeichnet war. Besonders deutlich blieb mir das Gefühl in Erinnerung, daß meine Anstrengung ergebnislos geblieben sei, zumal ich ja nun für einige Zeit abwesend sein würde. – Zu den ersten Informationen nach der Rückkehr aus dem Urlaub gehörte, daß diese Patientin in den frühen Morgenstunden des folgenden Tages aus dem Fenster gesprungen war und starb.

Ein Rest von Beziehung besteht weiter

Im Hinblick auf die vielen psychisch kranken alten Menschen ohne Angehörige, für die diese Patientin steht, sollen die familiendynamischen Aspekte des Themas auf die Beziehung zu den therapeutisch Bemühten ausgeweitet werden. Damit löst sich der Widerspruch zwischen Thema und Fallbeispiel – der isoliert lebenden Patientin – auf. Da zeigt sich z.B. an meiner Reaktion, die für den noch wenig Erfahrenen sicher typisch

---

* Aus der Arbeit der Ärztlichen Beratungsstelle für ältere Bürger und ihre Angehörigen, Rüsternweg 26a, 2000 Norderstedt – (Projekt A22 des Sonderforschungsbereiches 115 der Deutschen Forschungsgemeinschaft an der Universität Hamburg: „Entwicklung und Evaluation eines familientherapeutischen Hilfsangebotes für kranke alte Menschen und ihre Familien" (Leiter: Dr. med. J. Bruder)).

war, etwas, was auch Familienangehörige erleben: Die mangelnde Wahrnehmung des Restes von Beziehungsfähigkeit, der dennoch beim Depressiven vorhanden ist. Dieser Sachverhalt stellt einen wichtigen Inhalt der therapeutischen Bemühungen um Angehörige von Depressiven dar. Ich versuche ihnen immer wieder zu verdeutlichen, daß ihre fortgesetzte Präsenz im Anhören, manchmal auch Fragen, im Zur-Seite-Sein, den letzten Stützpunkt der Bindung ans Leben darstellen kann. Dabei ist es wohl wichtig, sich zu verdeutlichen, daß in der tief depressiven Negation der Lebensberechtigung, des Lebendigseins, ihrem Wesen nach auch das destruktive Bedürfnis enthalten sein kann, den Nächsten in diese nihilistische Überzeugung mit einzubeziehen. Dieses war in meinem Beispiel im Ansatz der Fall, indem ich meine Einflußmöglichkeiten gleich Null erachtete, jedenfalls im Hinblick auf diese Patientin.

Das Risiko, die Depression als unaufhaltsames Altersdefizit aufzufassen

Etwas anderes ist typisch an diesem Beispiel: Die vermeintlich unabsehbare Dauer der Erkrankung. Die immanente Note der Hoffnungslosigkeit, der Verneinung, ist noch um die Dimension der Unbegrenztheit, der sozusagen zeitlosen Dauer erweitert. Dies hat weniger wegen der tatsächlich verlängerten durchschnittlichen Dauer von Altersdepressionen Bedeutung, sondern gewinnt an Gewicht erst im Zusammenhang mit der ständig vorhandenen Bedrohung durch eine resignative, defizitbetonte Alterswahrnehmung. Der Angehörige und Betreuende Altersdepressiver muß sozusagen nicht nur gegen die Unberechenbarkeit der depressiven Phase ankämpfen, sondern er muß stets auch noch zusätzlich dagegen ankämpfen, alle Symptome gemeinsam den unaufhaltsamen defizitären Entwicklungen von Alterseinschränkungen und -verlusten zuzuschreiben. An dieser Stelle sind natürlich auch all die untergründigen Altersängste und die damit verbundenen Verdrängungsstile und -mechanismen angesprochen, die jeder hat, und es lohnt sich, daran zu erinnern, daß diese an sich ja notwendigen Verdrängungstechniken um so wirksamer und deshalb oft unbemerkter sind, je größer und elementarer und verbreiteter die auslösende Angst ist.

Eine bisher vernachlässigte Frage

Im folgenden soll versucht werden, auf einige weitere Gesichtspunkte der Beziehungsdynamik depressiver Alterskranker und ihrer Therapie einzugehen. Am Rande sei darauf hingewiesen, daß es eine Diskrepanz zwischen der Vielzahl von familien- und familiendynamikorientierten Untersuchungen über Schizophrenie (Bateson et al., 1969; Boszormenyi-Nagy u. Framo, 1975), die auch über die Medizin hinaus diskutiert worden sind, und den verhältnismäßig wenigen Untersuchungen über die Familien- und Paardynamik Depressiver gibt (Hell, 1980, 1982; Hautzinger et al., 1982). Kaum beachtet blieb bisher die Frage, wie sich das Zusammenleben mit einem depressiven alten Menschen auf die Beziehung auswirkt und zu welchen therapeutischen Erwägungen es Anlaß gibt.

Unterschiede zwischen ehelicher und intergenerativer Beziehung

Welches sind die wesentlichen beziehungsdynamischen Unterschiede zwischen dem Erleben des depressiv Kranken durch seinen Ehepartner und dem durch seine Kinder? Als Selbstverständlichkeit sei einer Antwort auf diese Frage vorausgeschickt, daß das Erleben der Depression in beiden Konstellationen natürlich am stärksten bestimmt ist durch die Qualität der vorbestehenden Beziehung. Deshalb soll nicht nach den Reaktionen in einer schon früh als Fehlentscheidung eingeschätzten Ehe gefragt werden, die kurz vor ihrer Auflösung steht, in die das Kranksein (möglicherweise im Zusammenhang damit) hineinwirkt, und es soll nicht von einer intergenerativen Beziehung ausgegangen werden, in der schon immer eine große Unsicherheit hinsichtlich des gegenseitigen Akzeptiertseins bestand und in der die Beziehung nur aus äußeren Notwendigkeiten oder Zwängen heraus fortgesetzt wurde. Es geht also um die Reaktion in einer durchschnittlich selbständig gewählten und solidarisch entwickelten Partnerschaft und um das wechselseitige Erleben in durchschnittlich geglückten Eltern-Kind-Beziehungen mit einem Normalmaß an zugewandten Gefühlen, so problematisch man die Annahme solcher Durchschnittswerte auch finden mag.

Der wichtigste natürliche Unterschied zwischen der Eltern-Kind-Beziehung und der Ehe ist das Hineingeborensein bzw. die Freiwilligkeit dieser Beziehung. Gebahnt durch die besonders in der Kleinkindphase mit ihren Autonomieschüben gemachten Ambivalenzerfahrungen von Symbiosebedürfnis und aggressiv-trotziger Abwendung kann das Erlebnis, hilflos der Eigengesetzlichkeit und Unbeeinflußbarkeit der Elternperson ausgeliefert zu sein, durch deren schwere Depression wieder mobilisiert werden. Depression ist ja *nicht nur* Leiden des alten Menschen, sein Erstarrtsein, sondern sie ist auch eigengesetzliche Unerreichbarkeit, und damit auch elterliche Macht, denn sie macht hilflos. Sehr verstärkend auf die innere Spannung zwischen Trotz und Abhängigkeit wirkt dabei die Tatsache, daß der depressive alte Mensch mit seinem häufigen Klagen das Bild der Schwäche und Hilfsbedürftigkeit betont, was ihn in besonderer Weise vor Angriff und heftigen Reaktionen der Umwelt schützt.

Rollenumkehr

Natürlich ist dieses Problem in vielen Fällen depressiver Elternpersonen nicht von dem Problem und den Schwierigkeiten der Rollenumkehr abzutrennen. Besonders dort, wo depressionsunabhängige Defizite vorliegen und schon seit längerem Hilfeleistungen der Kinder erfordert haben, verlangt und erzeugt die anhaltende Depression eine oft erhebliche Zunahme an Unterstützung durch die Kinder. Je nach Schweregrad der Depression kann damit verbunden sein, in autoritär fürsorglicher Weise für die Kranken zu entscheiden. Dies bedeutet in übertragenem Sinn die Realisierung frühkindlicher Allmacht- und Bemächtigungsphantasien über die Eltern, deren Domestizierung ja erhebliche Teile der Erziehung dienen. Wenn jetzt sozusagen unter der Legitimation der Realität solche Machtumkehr stattfindet, kann dies nicht anders als mit erheblichen Ängsten und Schuldgefühlen bei den Angehörigen verbunden sein. Nicht selten führt es dazu, daß die notwendigen Aktivitäten und auch die dazugehörigen Einstellungsänderungen sich verzögert entwickeln. Andererseits kann es natürlich, wenn solches Hineinwachsen in eine neue Rolle gelingt, günstig für die oben beschriebene Ambivalenzspannung sein, wenn die Hilfsmaßnahmen sozusagen einen physiologischen Rahmen, eine kreative Umgestaltung von im Kern aggresiv-trotzigen Affekten abgeben. Im therapeutischen Umgang mit derartigen Kranken und ihren Angehörigen kommt es sehr darauf an, zunächst einmal auf den physiologischen Charakter solcher ambivalenter emotionaler Abläufe hinzuweisen. Denn auch heute noch bedeuet es ja für viele Menschen kein selbstverständliches Wissen, daß in engen, libidinös hochbesetzten Beziehungen zumindest kurzfristig auch heftige aggressive Affekte auftreten dürfen und durchaus kein Zeichen von Beziehungsversagen oder emotionaler Insuffizienz darstellen. Hier geht es also um Entängstigung im Hinblick auf die eigenen Reaktionen; darüber hinaus ist es wichtig, und dies gilt natürlich für die Angehörigen von allen depressiv Kranken, die Natürlichkeit der aggressiven und Auflehnungsregungen im Umfeld von Depressionen zu verdeutlichen. Damit kann es für den Angehörigen möglich werden, sich zumindestens gelegentlich aus erschöpfenden Interaktionen mit dem Kranken herauszubegeben und mit verstehender Distanz auf seine Situation zu schauen.

Die Angst, selbst depressiv zu werden

Einen im Gegensatz zu Depression in der Partnerschaft bedeutsamen und belastenden Umstand macht die Tatsache der verwandtschaftlichen Ähnlichkeit und der erblichen Belastung aus. Es ist ja gerade ein Merkmal guter ärztlicher Betreuung, in einer entängstigenden, nicht überfordernden Weise auf die Aufklärungsbedürfnisse der Angehörigen einzugehen. Der Entlastung dient z.B., wenn das Kausalitätsbedürfnis, das ja zumeist ein Schuldzuweisungsbedürfnis ist, gebremst wird, oder wenn Kernvorgänge des depressiven Erlebens, also der Verlust des Selbstgefühls und der Selbstbewertung, am eigenen Erleben ansatzweise verdeutlicht werden. Dies schafft – erträgliches – Verständnis, reduziert die unheimliche Fremdheit der Erkrankung, erzeugt also wünschenswerte Erfahrungen. Andererseits kann dies im Zusammenhang mit der verwandtschaftlichen Nähe, besonders in Beziehungen, die durch Reifungsprozesse der Kinder aus spätpubertären Gegenpositionen und trotzigen Abgrenzungsbedürfnissen herausgefunden und im Zuge dieser Entwicklung sogar das Erkennen von Ähnlichkeiten ermöglicht haben, auch einen erhöhten Pegel von Angst erzeugen, aus der Ähnlichkeit heraus ähnlich krank zu reagieren oder zu werden. Die Aufklärung über ein präzises genetisches Risiko ist dann überhaupt nicht zu trennen von einer derartigen Erwartungsangst.

Irritation durch pseudodementives Syndrom

Im Zusammenhang mit einem Sog zu Resignation und Hoffnungslosigkeit in der Nähe depressiver Dynamik war bereits von alterstypischen Defiziten und Verlusten die Rede. Die häufige Realität des Alterns mit der permanenten Forderung, Einschränkungen der Begegnungen, des Erlebens und der Potentiale zu verarbeiten, ohne daß Selbstwert und Lebensgefühl zu instabil werden, stellt bereits einen besonders fruchtbaren Nährboden für depressive Erschütterungen und Veränderungen dar (Radebold, 1979). Dem steht ein erhöhtes Risiko bei den Angehörigen gegenüber, emotionale Veränderungen aufgrund der deutlichen Fähigkeitsverluste als bleibend anzusehen. Tatsächlich ist ja die Durchdringung von objektiven Einschränkungen und affektiven Reaktionen auf diese beim Alternden sehr groß; dies zeigt sich besonders, wenn man an die wechselseitige Verstärkung und Blockade kognitiver und emotionaler Abläufe denkt. Dies kann wiederum zu einer starken Verunsicherung der Angehörigen führen, sie hilflos machen und Ohnmachtsgefühle auslösen (Bruder, 1986). Man denke nur daran, daß die erwähnten Wechselwirkungen, besonders im kognitiven Bereich, unter Umständen sogar ein pseudodementes Bild erzeugen können. Dabei sind die Angehörigen dann besonders ungeschützt ihrem eigenen Mißtrauenspotential ausgeliefert, aus dem heraus sie meinen, Willkürakten der Kranken ausgesetzt zu sein oder sich künftig mit wieder auflebenden konflikthaften Persönlichkeitszügen der alten Elternperson auseinandersetzen zu müssen. Vielfältigste Irritationen können die Folge sein und geduldiges, auf das emotionale Verständnistempo der Angehörigen abgestimmtes Erklären notwendig machen.

Die Frage nach dem Unterschied zwischen Ehe und intergenerativen Beziehungen ist durch die dargestellten Überlegungen zum Teil bereits beantwortet. Vieles spricht dafür, daß das Risiko starker, unbewußt gesteuerter aggressiver Auflehnungsreaktionen und dazugehöriger, anstrengender Kontrollbemühungen in ehelichen Beziehungen nicht so stark ist. Die Tatsache der Entscheidung füreinander mit den dabei wirksamen Wahrnehmungen gegenseitiger Eigenschaften und die unbewußten Ahnungen von deren Zusammenpassen, aber auch die lange gegenseitige Erfahrung von Anlehnungs-, Regressions- und Unterstützungsbedürfnissen schafft einen deutlich anderen Erfahrungshintergrund für das Erleben der Depression des Partners.

Alterseinschränkung als Angriff auf das Selbstgefühl

Es ist sicher unstrittig, daß in den Defiziten und dadurch ausgelösten Ängsten ein ständiges Risiko depressiven Gestimmtseins bis hin zu schweren depressiven Verfassungen liegt. Angehörige Depressiver immer wieder darauf aufmerksam zu machen, was die defizitäre Phase des Altwerdens unter anderem bedeutet, kann ihnen sehr helfen. Dazu zählt die Aufgabe des Lebensprinzipes von Kompetenz und Stärke, das über viele Jahrzehnte hin gültig war. In diesen Jahrzehnten wurden Schwierigkeiten überwunden, wurde Anerkennung gewonnen durch das Bemühen, die jeweils betroffenen Kompetenzen und Qualitäten möglichst noch zu verbessern, zumindest in voller Stärke einzusetzen. Dieses Prinzip gilt in der Defizitphase nicht mehr. Deshalb ist in jeder Einschränkung, besonders im geistig emotionalen Bereich und gerade in den leichteren Ausprägungsgraden, potentiell die Bedrohung für den Betreffenden enthalten, nun nicht mehr in seinen Durchsetzungswünschen akzeptiert zu werden und an Anerkennung einzubüßen. Dieser Angriff auf das Selbstgefühl – hier zunächst befürchtet als Zusammenspiel von eigenen Veränderungen und abwertenden Reaktionen der Umwelt – stellt den Kernvorgang der schweren Depression dar, in der die Abwertung dann ausschließlich vom erbarmungslos gewordenen, unreifen und ungemilderten Über-Ich vorgenommen wird (Battegay, 1985).

Offener, angstfreier Umgang mit Defiziten

Besonders unter prophylaktischen Gesichtspunkten stellt es eine wichtige Vorbeugung gegen depressive Reaktionen dar, einen offenen Umgang mit Defiziten zu erzeugen.

Dies ist schwer. Die beste Basis ist sicher eine emotional sehr zugewandte Beziehung, in der beide Seiten sich ihrer Gefühle sicher sind. Dabei ist die Chance, daß bei Nachlassen der Kräfte und vermehrtem Angewiesensein auf die Jüngeren Ängste auftauchen, vergleichsweise besonders gering.

Aber auch oder sogar gerade in Beziehungen, die nicht besonders gut, sondern nur durchschnittlich sind, muß versucht werden, mit den sich ausbildenden Defiziten bewußt, nicht leugnend und vor allen Dingen unängstlich umzugehen. Nur wenn dies eine frühe Erfarung ist, also möglichst schon in der Phase mit gelegentlichen, nur leichten Einschränkungen gemacht wurde, also wenn ängstliche Instabilisierungen noch durch das Erlebnis überwiegend erhaltener Leistungsfähigkeit ausgeglichen werden können, kann sich ein solches offenes Klima entwickeln. Dann kann auch bei allmählich zunehmenden Einbußen die Sicherheit fortbestehen, in den engsten Beziehungen nicht bedroht zu sein. Damit ist beziehungsstörendem Verhalten am wirksamsten vorgebeugt, also z.B. dem Leugnen, chaotischen Versuchen, ein Mißgeschick zu vertuschen, der Verweigerung von Hilfsmaßnahmen oder depressivem Rückzug. Dieser offene, angstfreie Umgang mit Defiziten verhindert einen zentralen destruktiven Vorgang in intergenerativen Beziehungen mit Hilfebedürftigen, nämlich das Kippen einer noch weitgehend partnerschaftlichen Beziehung zu einer Beziehung mit großem Machtgefälle, in der das pflegerische Element ganz im Vordergrund steht und in der die Begegnung nur noch eine geringe Rolle spielt. In dem Moment, wo der Jüngere im Gespräch mit dem Älteren die Erfahrung macht, daß dieser sich selbst darin nicht mehr reflektieren kann, z.B. also nicht mehr wahrnimmt und vor allem darauf nicht mehr angesprochen werden kann, daß er einen Denkfehler gemacht oder etwas zum wiederholten Male mitgeteilt hat, läuft in dem jüngeren Begegnungspartner folgendes ab: „Er (oder sie) merkt es nicht mehr, und ich kann ihn auch nicht darauf ansprechen, weil er sich dadurch zu sehr bedroht fühlt". Damit ist das wohl zentrale Element annähernd symmetrischer enger Beziehungen verlorengegangen, nämlich das beiderseitige Bewußtsein, im Dialog sich jeweils selbst und unter Umständen auch selbstkritisch sehen zu können.

Wenn hingegen ein älter werdender Mensch auch bei fortgeschrittenen Defiziten weiterhin zu Äußerungen fähig ist wie: „Bitte hab' etwas Geduld mit mir, mein Verstand hat nachgelassen und ich brauche mehr Zeit für eine Entscheidung...", dann kommt es nicht zu diesen Veränderungen, jedenfalls nicht so schnell.

Schlußbemerkung

Zum Schluß möchte ich noch einmal auf den Selbstmord meiner Patientin zurückkommen; die Frage, ob etwas hätte anders gemacht werden können, ist noch offen. Um einfache Zweifel auszuräumen: Meinen Urlaub hatte ich ihr angekündigt. Aber diese Ankündigung war mehr als Selbstverständlichkeit erfolgt, ohne meine Erwartung, daß sie bei ihr auch nur die geringste emotionale Bewegung auslösen würde. Vielleicht hätte ich etwas mehr davon ahnen können, daß ich trotz ihres ungeminderten Klagens Bedeutung für sie hatte, und vielleicht hätte dies für sie spürbarer ausgedrückt werden müssen. Womöglich wäre in ihr dadurch eine Ahnung entstanden, daß ihr depressiver Nihilismus auf den Widerstand meiner therapeutischen Zuversicht gestoßen war.

Literatur

1. Bateson G, Jackson DD, Laing RD, Lidz T, Wynne LC u. a. (1969) Schizophrenie und Familie. Suhrkamp, Frankfurt
2. Battegay R (1985) Depression: Psychophysische und soziale Dimension, Therapie. Huber, Bern, Stuttgart, Toronto
3. Boszormenyi-Nagy J, Framo JL (Hrsg) (1975) Familientherapie-Theorie und Praxis. Rowohlt, Reinbek
4. Bruder J (1986) Bedeutung der Familie für die Versorgung Alterskranker. In: Schütz R-M (Hrsg) Geriatrie in der Praxis, Urban u. Schwarzenberg, München (im Druck)
5. Hautzinger M, Hoffmann N, Linden M (1982) Interaktionsanalysen depressiver und nichtdepressiver Patienten und ihrer Sozialpartner. Zeitschrift für experimentelle und angewandte Psychologie Band 29/2, S 246–263
6. Hell D (1980) Die Sozial- und Familienbeziehungen Depressiver. Fortschritt Neurol Psychiat 48: 447–457
7. Hell D (1982) Ehen depressiver und schizophrener Menschen. Springer, Berlin, Heidelberg, New York
8. Radebold H (1979) Der psychoanalytische Zugang zu dem älteren und alten Menschen. In: Petzold H, Bubolz E (Hrsg) Psychotherapie mit alten Menschen. Jungfermann-Verlag, Paderborn

Anschrift des Verfassers:
Dr. J. Bruder
Beratungsstelle f. ältere Bürger und ihre Angehörigen
Rüsternweg 26a
2000 Norderstedt

Zur Psychodiagnostik von Depressionen im Alter: Ergebnisse und Probleme der Messung psychosozialer Stützfaktoren

L. Blöschl

Zu den wichtigsten Trends in der Psychodiagnostik depressiver Störungen in den letzten Jahren gehört das zunehmende Interesse, das der Erfassung der interpersonellen Aspekte im Depressionsproblem gewidmet wird. Die zu diesem Zweck entwickelten Erhebungsverfahren sollen die gebräuchlichen Selbst- und Fremdeinschätzungsskalen zur Erfassung emotionaler, kognitiver und somatischer Depressionsindikatoren (21, 4) selbstverständlich nicht ersetzen, sondern sie im Sinn einer multimethodalen diagnostischen Vorgehensweise ergänzen. Aus der großen Vielfalt von theoretischen und erhebungsmethodischen Zugängen, die diesbezüglich heute bereits vorliegen, sei im folgenden eine aktuelle Forschungsrichtung näher dargestellt, die gerade auch für den Bereich der Altersdepressionen von besonderer Relevanz erscheint. Sie betrifft die Messung psychosozialer Stützfaktoren in der natürlichen sozialen Umwelt des Patienten, d.h. die Messung supportiver interpersoneller Beziehungen, die in jüngster Zeit eine außerordentlich rasche und teilweise recht unübersichtliche Entwicklung genommen hat. Dabei soll zunächst ein kurzer Überblick über die diagnostischen Ansätze zur Erfassung supportiver Beziehungen im Rahmen depressiver Störungen im allgemeinen gegeben werden. Im Anschluß daran wird auf Möglichkeiten und Probleme, die sich in diesem Zusammenhang speziell im Hinblick auf depressive Störungen des höheren Lebensalters abzeichnen, näher einzugehen sein.

Global formuliert besagt die Grundannahme des Supportkonzepts, daß es für das Verständnis der psychosozialen Komponenten psychopathologischer Zustandsbilder notwendig ist, nicht nur das Vorhandensein von aversiven Einflußfaktoren, sondern zugleich auch das Fehlen von bestimmten positiven Einflußfaktoren im Lebensumfeld des Probanden zu erfassen. Ist das Ausmaß an unterstützenden Beziehungen, wie sie im Normalfall als Hilfen zur Bewältigung von Lebensschwierigkeiten zur Verfügung stehen, deutlich reduziert, so werden die Auswirkungen solcher Schwierigkeiten auf die psychophysische Befindlichkeit entsprechend stärker ausgeprägt sein. Hypothesen dieser Art, die die Balanceverhältnisse zwischen aversiven und positiven Lebensbedingungen in den Mittelpunkt stellen, sind bereits für ein breites Spektrum von Störungsbildern vorgelegt und empirisch überprüft worden; die Befassung mit der Problematik mangelhafter psychosozialer Stützfaktoren bei depressiven Personen nimmt dabei eine besonders prominente Stelle ein (17, 5, 6).

Nachdem in der Anfangsphase der einschlägigen Forschung vorwiegend einfache Ad-hoc-Indizes zur Erhebung unterstützender Kontakte herangezogen wurden, ist in den letzten Jahren eine größere Anzahl von relativ umfassenden Supportskalen und Supportfragebögen entwickelt worden. Diese Supportskalen und Supportfragebögen werden üblicherweise als Selbstberichtverfahren, bzw. im Rahmen strukturierter Interviews vorgegeben, d.h. sie stellen primär Maße der erlebten psychosozialen Unterstützung dar, obwohl in einigen Untersuchungen auch Fremdbeurteilungsdaten miterhoben werden (8, 2). Grundsätzlich wird in den betreffenden Verfahren darauf abgezielt, Informationen über das Ausmaß und die Art von psychosozialen Ressourcen in verschiedenen Lebensbereichen (Familie, Beruf, Freundschafts- und Freizeitkontakte, u.a.) und in bezug auf verschiedene Problemsituationen zu gewinnen. Unter dem erhebungsmethodischen Aspekt ist dabei zwischen allgemeinen Supportmaßen und personenspezifischen Supportmaßen zu unterscheiden. Im ersten Fall werden eher globale Daten über Ausmaß und Art der Unterstützung, die der Proband in seiner sozialen Umwelt erfährt, erhoben. Im zweiten Fall werden zuerst die wichtigsten Kontaktpersonen des Probanden konkret identifiziert (etwa mittels Vornamen oder Initialen) und dann Ausmaß und Art der Unterstützung, die von jeder der genannten Personen geboten wird, unter verschiedenen quantitativen und qualitativen Gesichtspunkten näher bestimmt. Die inhaltlichen Dimensionen psychosozialer Stützfaktoren, auf die in den einzelnen Verfahren Bezug genommen wird, variieren entsprechend der Komplexität der Thematik und je nach dem theoretischen Ausgangspunkt beträchtlich, doch werden etwa Aspekte der emotionalen Unterstützung (Zuwendung und Verständnis), der informativen Unterstützung (Rat und Bestätigung) und der instrumentellen Unterstützung (praktische und materielle Hilfe), wenn auch in unterschiedlicher Form, in den meisten Verfahren angesprochen.

Fragt man nach der Reliabilität und der Validität solcher Supportmaße, so kann zunächst festgehalten werden, daß in jüngster Zeit die Bemühungen um die Absicherung der Reliabilität der betreffenden Maße deutlich intensiviert worden sind; wie die empirischen Befunde zeigen, lassen sich zumindest bestimmte Aspekte supportiver Beziehungen in der natürlichen sozialen Umwelt mit mittlerer bis hoher Zuverlässigkeit erfassen (14, 1, 15, u.a.). In bezug auf die klinische Relevanz von Supportmaßen zeichnet sich in den meisten einschlägigen Arbeiten ab, daß zwischen Supportdefiziten und depressiven Störungsindikatoren signifikante Zusammenhänge in der erwarteten Richtung bestehen, bzw. daß depressive Patienten über ein signifikant geringeres Ausmaß an psychosozialen Stützfaktoren verfügen als nichtdepressive Kontrollpersonen. Die festgestellten Zusammenhänge sind allerdings in der Regel nur mäßig hoch und offensichtlich von einer Reihe von Moderatorvariablen beeinflußt, deren empirische Analyse eben erst begonnen hat (12, 7). Aussagen hinsichtlich der sequentiellen und kausalen Beziehungen zwischen Supportdefiziten und depressiver Befindlichkeit dürfen derzeit nur mit Vorsicht getroffen werden, ist doch ein erheblicher Anteil der Untersuchungen zum Supportproblem korrelativer Natur. Erste Befunde aus Längsschnittstudien und prospektiven Studien legen die Annahme nahe, daß solche Defizite sowohl als mögliche Vulnerabilitätsfaktoren und mitverursachende Faktoren als auch als mögliche Folgen depressiver Störungen zu betrachten sind. Auch in bezug auf die Mechanismen des Zusammenwirkens zwischen Indikatoren aversiver und positiver Lebensbedingungen sind noch zahlreiche Probleme ungelöst. Während in einigen Untersuchungen festgestellt wurde, daß das Fehlen supportiver Beziehungen generell, d.h. sowohl unter hoher Lebensbelastung als auch unter durchschnittlicher und niedriger Lebensbelastung, mit höheren Depressionswerten verbunden ist, sind Zusammenhänge dieser Art in anderen Untersuchungen speziell unter hoher Lebensbelastung nachgewiesen worden (26, 6).

Trotz aller noch offenen Fragen spricht der gegenwärtige Stand der empirischen Forschung jedoch insgesamt deutlich dafür, daß die Rolle psychosozialer Stützfaktoren

bzw. mangelhafter psychosozialer Stützfaktoren im Rahmen des komplexen Bedingungsgefüges depressiver Zustandsbilder nicht außeracht gelassen werden darf.
Wie steht es auf diesem Hintergrund nun speziell um die Erfassung von Supportdefiziten bei älteren depressiven Personen? Probleme sozialer Desintegration haben in der Altersforschung seit langem unter verschiedenen Aspekten Beachtung gefunden; dementsprechend liegt auch bereits eine Anzahl von diagnostischen Verfahren vor, die auf die Erfassung der psychosozialen Ressourcen älterer Menschen gerichtet sind (vgl. im angloamerikanischen Sprachraum 16, im deutschen Sprachraum 10, 11, 24). Der Schwerpunkt der Untersuchungen supportiver Beziehungen im höheren Lebensalter liegt derzeit allerdings auf der subklinischen Ebene, d.h. in der Überprüfung des Zusammenhangs zwischen psychosozialen Stützfaktoren und Indikatoren der Lebenszufriedenheit bzw. der Stimmungslage (18, 19, u.a.); Untersuchungen im eigentlich klinischen Bereich sind dagegen noch relativ selten (20, 3, u.a). Die bisher mitgeteilten Befunde scheinen im allgemeinen die oben ausgeführten Zusammenhänge zwischen reduzierten supportiven Beziehungen und depressiven Störungsbildern auch für ältere Depressive zu bestätigen; eine Intensivierung der einschlägigen Studien im Bereich von Altersdepressionen wäre jedoch dringend erforderlich. Zieht man in Betracht, daß im höheren Lebensalter unvermeidbare krankheits- und verlustbedingte Belastungen generell an Häufigkeit zunehmen, so gewinnt die Frage nach den psychosozialen Ressourcen, die zur Bewältigung dieser Stressoren in der unmittelbaren sozialen Umwelt zur Verfügung stehen, in besonderer Weise an Bedeutung. Dabei ist freilich anzumerken, daß die allgemeinen erhebungsmethodischen Gesichtspunkte, die in der Psychodiagnostik älterer depressiver Personen beachtet werden müssen, in bezug auf Ansätze zur Kontakt- und Supportmessung besondere Aufmerksamkeit verdienen. Angesichts der Tatsache, daß Umfang und Art der sozialen Beziehungen in verschiedenen Lebensbereichen von Altersstufe zu Altersstufe variieren (23), dürfen Aussagen über Kontakt- und Supportdefizite nur auf dem Hintergrund von entsprechenden Vergleichsdaten getroffen werden. Zudem wird die Vorgabe von einigermaßen umfassend konzipierten Skalen und Fragebögen zur interpersonellen Beziehungsstruktur schon von jüngeren Probanden und Probanden im mittleren Erwachsenenalter gelegentlich als ermüdend und verwirrend erlebt; bei älteren depressiven Personen ist der Einsatz solcher Verfahren in der Regel nur in Interviewform und unter sorgfältiger Prüfung der Verständlichkeit und der Angemessenheit der Fragen und der zeitlichen Dauer der Befragung praktikabel.
Abschließend und zusammenfassend formuliert läßt sich sagen, daß die Verwendung von Supportmaßen in der Depressionsforschung bisher eine Reihe von interessanten Ergebnissen erbracht hat und für die zukünftige Forschung fruchtbare Perspektiven eröffnet. Gleichzeitig muß jedoch unterstrichen werden, daß die Entwicklung der betreffenden Maße erst in den Anfängen steht. Der Fortschritt dieser Ansätze wird wesentlich davon mitbestimmt sein, inwiefern es gelingt, zusammen mit der Weiterführung der entsprechenden empirischen Analysen auch das theoretische Verständnis der Prozesse, die den festgestellten Tendenzen zugrundeliegen, weiterzuentwickeln und zu vertiefen, d.h. zu einem zunehmend differenzierteren Verständnis des Supportbegriffs zu gelangen. So darf etwa, um nur einen relevanten Punkt hervorzuheben, bei aller Bedeutung des positiven Stellenwerts supportiver Beziehungen nicht übersehen werden, daß solche stützenden Kontakte potentiell auch mehr oder weniger subtile negative Auswirkungen mit sich bringen können (9, 22). Wie sich in mehreren empirischen Stu-

dien abzeichnet, scheinen effiziente supportive Beziehungen durch ein gewisses Ausmaß an Reziprozität, d.h. an Wechselseitigkeit des Gebens und Nehmens charakterisiert zu sein (25, 13). Massive Verschiebungen dieser Reziprozitätsverhältnisse, wie sie gerade im höheren Lebensalter nicht selten sind, könnten unter bestimmten Umständen dazu führen, daß das Erhalten von Hilfe und Unterstützung zwar einerseits als notwendig und wünschenswert erlebt wird, zugleich aber eine erhebliche Belastung für die Selbsteinschätzung und das Selbstwertgefühl des Betroffenen darstellt. Ob und in welchem Ausprägungsgrad es im Einzelfall zu solchen Entwicklungen kommt, wird selbstverständlich von den bisherigen Lebensgewohnheiten und Lebenseinstellungen des älteren Menschen ebenso abhängen wie von zahlreichen anderen persönlichkeitspsychologischen und situativen Faktoren. Grundsätzlich sollten jedoch auch Aspekte dieser Art in den weiteren Bemühungen um die Erfassung der Struktur und der Funktion supportiver interpersoneller Beziehungen in zunehmendem Ausmaß berücksichtigt werden.

Literatur

1. Barrera M Jr (1981) Social support in the adjustment of pregnant adolescents. Assessment issues. In: Gottlieb BH (Ed) Social networks and social support. Sage Beverly Hills, pp 69–96
2. Billings AG, Cronkite RC, Moos RH (1983) Social-environmental factors in unipolar depression: Comparisons of depressed patients and nondepressed controls. J abnorm Psychol 92: 119–133
3. Blazer DG (1983) Impact of late-life depression on the social network. Amer J Psychiat 140: 162–166
4. Blöschl L (1981) Psychodiagnostik depressiver Zustände. Z diff diagnost Psychol 2: 7–30
5. Blöschl L (1983) Soziale Integration, Depression und Alter. In: Berner P, Zapotoczky HG (Hrsg) Depression im Alter. Brüder Hollinek Wien, S 42–52
6. Blöschl L (1984) Research on social contact and social support in depression. Studia Psychol 26: 299–306
7. Blöschl L (1985) The assessment of interpersonal relationships in clinical psychology: Problems and perspectives. Paper presented at the 7th Meeting of Psychologists from the Danubian Countries, Sept 22–27 1985, Varna Bulgaria
8. Brim J, Witcoff C, Wetzel RD (1982) Social network characteristics of hospitalized depressed patients. Psychol Rep 50: 423–433
9. Bruhn JG, Philips BU (1984) Measuring social support: A synthesis of current approaches. J behav Med 7: 151–169
10. Bungard W (1975) Isolation und Einsamkeit im Alter. Peter Hanstein Köln
11. Cooper B, Sosna U (1980) Family settings of the psychiatrically disturbed aged. In: Robins LN, Clayton PJ, Wing JK (Eds) The social consequences of psychiatric illness. Brunner/Mazel New York, pp 141–157
12. Dean A, Ensel WM (1982) Modelling social support, life events, competence, and depression in the context of age and sex. J Community Psychol 10: 392–408
13. Griffith J (1985) Social providers: Who are they? Where are they met? and the relationship of network characteristics to psychological distress. Basic appl soc Psychol 6: 41–60
14. Henderson S, Byrne DG, Duncan-Jones P (1981) Neurosis and the social environment. Academic Press Sydney
15. Holahan CJ, Moos RH (1983) The quality of social support: Measures of family and work relationships. Brit J clin Psychol 22: 157–162
16. Kane RA, Kane RL (1981) Assessing the elderly. Lexington Books, Lexington Mass
17. Leavy RL (1983) Social support and psychological disorder: A review. J Community Psychol 11: 3–21
18. Lowenthal MF, Haven C (1968) Interaction and adaptation: Intimacy as a critical variable. Amer Sociol Rev 33: 20–30

19. Moriwaki SY (1973) Self-disclosure, significant others and psychological well-being in old age. J Health soc Behav 14: 226–232
20. Murphy E (1982) Social origins of depression in old age. Brit J Psychiat 141: 135–142
21. Rehm LP (1976) Assessment of depression. In: Hersen M, Bellack AS (Eds) Behavioral assessment: A practical handbook. Pergamon Press New York, pp 233–259
22. Sandler IN, Barrera M Jr (1984) Toward a multimethod approach to assessing the effects of social support. Amer J Community Psychol 12: 37–52
23. Shulman N (1975) Life-cycle variations in patterns of close relationships. J Marr Fam 37: 813–821
24. Sosna U (1983) Soziale Isolation und psychische Erkrankung im Alter. Campus Frankfurt/M
25. Surtees PG (1980) Social support, residual adversity and depressive outcome. Soc Psychiat 15: 71–80
26. Turner RJ (1981) Social support as a contingency in psychological well-being. J Health soc Behav 22: 357–367

Psychologische Therapieansätze bei Depressionen im Alter

M. Hautzinger

Es ist erfreulich zu beobachten, daß eine psychotherapeutische Behandlung älterer Menschen zunehmend akzeptiert und als erfolgsversprechend beurteilt wird (Breslau und Haug (2)). Ich möchte in diesem Beitrag auf Möglichkeiten psychologischer und psychotherapeutischer Interventionen bei depressiven Störungen im Alter eingehen.

Folgende Argumente lassen mich zu der Überzeugung kommen, daß *keine* Behandlung älterer, depressiv verstimmter Menschen ohne psychologische Maßnahmen adäquat ist:

1. Wie in den vorausgehenden Arbeiten dargestellt, lassen sich in der Gruppe der 65-jährigen Menschen drei große Gruppen psychiatrischer Auffälligkeiten beobachten: Hirnorganische Veränderungen (Demenzen, ICD 290, 293 mit 33% Anteil), neurotische, persönlichkeitsbedingte, reaktive und psychosomatische Krankheiten (ICD 300, 301, 302, 305–309 mit 44% Anteil), sowie affektive Psychosen (ICD 296–299 mit 15% Anteil), siehe dazu Blazer (1), Weyerer (14) und Hautzinger (7). Wir haben es also im Alter mit einem Überwiegen psychogener Störungen zu tun, die durch den nicht zu vernachlässigenden Anteil psychischer Reaktionen bei den beiden anderen Gruppen ergänzt werden.
2. Die vielfach berichtete Entdifferenzierung klar abgegrenzter psychopathologischer Zustände im Alter (17, 13), sowie die umweltabhängigere, somatisierte und mehr durch Angstleben geprägte Erscheinungsform der Depressionen im Alter (7, 4) macht die diagnostische Beurteilung schwer, erlaubt jedoch den Schluß, daß endogene Muster möglicherweise zu schnell als Ursache dieser Depressionen angesehen werden.
3. Eine Zunahme aversiver Nebeneffekte der pharmakologischen Behandlung bei älteren Patienten ist häufig (11). Dies wird einerseits durch die Veränderung der Resorption antidepressiver Stoffe bedingt, andererseits lassen die Behandlungen älterer Menschen eine pharmakologische Therapie durch die mit dem Alter verbundene Zunahme körperlicher Gebrechen und chronischer Krankheiten nur begrenzt zu.
4. In vielen Experimenten und Feldstudien wurde demonstriert, daß der Erfahrung des Kontrollverlusts, dem Mangel an sozialer Unterstützung, dem Ungleichgewicht positiver zu belastenden alltäglichen Lebenserfahrungen und der kognitiven Verarbeitung dieser Faktoren zentrale Bedeutung bei der Depressionsbehandlung (trotz möglicher biologischer Mitbeteiligung) zukommt (4).

Es lassen sich daher für das Verständnis depressiver Störungen im Alter folgende *psychologischen Zusammenhänge* formulieren:

a) Der älterwerdende Mensch sieht sich in unserer Gesellschaft zwangsweise einer Reihe von Veränderungen und Verlusten ausgesetzt, die im sozialen Vergleichsprozeß überwiegend negativ bewertet werden, meist zu einer Einschränkung seines Lebensraums führen und Handlungspläne dauerhaft unterbrechen.

b) Diese Veränderungen sind überwiegend kognitiver, sozialer, aber auch physiologischer Natur und zum größten Teil von dem Individuum nicht kontrollierbar.
c) In jedem Entwicklungsabschnitt muß ein Mensch mit Veränderungen fertig werden. In der Lebensphase ab dem 65. Lebensjahr treten jedoch zu bewältigende, kritische, negative Lebensereignisse gehäuft auf. Es gilt dabei vor allem mit Beschränkungen und Verlusten fertig zu werden.
d) Diese Veränderungen treffen auf Personen, die aufgrund ihrer Vorgeschichte (Lernerfahrung, Sozialisation, Berufserfahrung, Bildung) und ihren kognitiven Verarbeitungsweisen, damit unterschiedlich gut fertig werden.
e) Depressive Veränderungen treten mit großer Wahrscheinlichkeit unter diesen Bedingungen dann auf, wenn die ältere Person an alten Zielvorstellungen, die nun nicht länger realisierbar sind, festhält, das persönliche Anspruchsniveau weiterhin hoch ist, bzw. sich den veränderten Gegebenheiten nicht entsprechend anpaßt, zur Bewältigung der neuen Situationen es an Fertigkeiten, instrumentellen Verhaltensweisen, Problemlösestrategien und sozialer Unterstützung fehlt, und damit die veränderte Umwelt noch weniger kontrollierbar erlebt wird. Durch diesen Prozeß des Älterwerdens gehen eine ganze Reihe positiver Verstärker verloren, besonders dann, wenn früher nur eine Verstärkungsquelle dominierte (z. B. Arbeitstätigkeit), die nun nicht länger erreichbar ist. Der somit eintretende eingeschränkte Lebensbereich wird zu einer gleichförmigen Stimulussituation, was zu einer Sättigung der verbliebenen Verstärker beiträgt und eine weitere Erhöhung der aversiven Lebenslage bedingt. Liegen zudem in der früheren Lerngeschichte wiederholte Erfahrungen der Hilfosigkeit und des Ausgeliefertseins, dann trägt diese Einstellung, verbunden mit internaler, stabiler und unveränderbarer Ursachenzuschreibung der negativen Er-

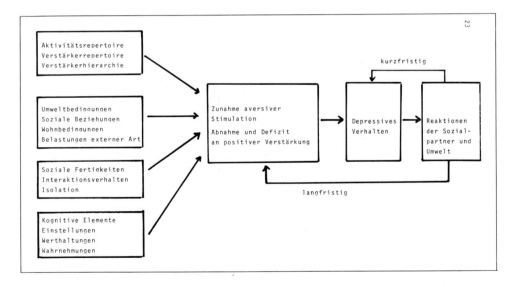

Abb. 1. Ätiologische Komponenten depressiver Störungen, gleichzeitig Ansatzpunkte einer Psychotherapie

fahrungen und Mißerfolge zur Verschlimmerung der eingetretenen Lage bei. Depressive Störungen treten demnach dann auf, wenn massive bzw. als massiv erlebte, unkontrollierbare bzw. als unkontrollierbar angenommene Bedingungen vorherrschen, die Person diese als subjektiv bedeutsam wahrnimmt, kein Verhalten zur Bewältigung und Veränderung verfügbar hat und sich selbst als unfähig einschätzt (s. Abb. 1). Psychotherapeutische Hilfen bei depressiven Störungen im Alter sollen an den sich hier andeutenden kritischen Punkten ansetzen. Ziele psychologischer Interventionen reichen von der Etablierung kurzfristiger Maßnahmen (wie Krisenintervention, unmittelbare Unterstützung, Problemlösung, Motivierung), über informierende und koordinierende Maßnahmen (wie Aufklärung, Planung und Versorgung mit Möglichkeiten der Hilfe), bis hin zu mittel- und längerfristigen psychotherapeutischen Maßnahmen in Form von Einzel- und Gruppentherapien, innerhalb oder außerhalb von Institutionen.

Grundprinzipien der therapeutischen Arbeit mit älteren Menschen

In weit stärkerem Maße als bei jüngeren Patienten spielt das Verhältnis zum Arzt oder Psychologen eine entscheidende Rolle. Der meist jüngere Therapeut muß so „einfache" Dinge wie Zeit, Geduld, Mißtrauenstoleranz, Aufmerksamkeit und Kompetenz mitbringen. Der Therapeut älterer Patienten muß ein aktiver Advokat dieser Gruppe sein. Es lassen sich einige Grundprinzipien für die psychotherapeutische Arbeit mit der älteren Patientengruppen formulieren (vgl. 15, 7):
1. Die Probleme älterer Patienten sind immer multiple. Diese Vielschichtigkeit psychischer, physischer, sozialer und umweltbedingter Einflüsse muß vom Therapeuten bedacht und bei einer Behandlung berücksichtigt werden. So mag ein älterer Patient über Einsamkeit, Niedergeschlagenheit und Schlafprobleme klagen, doch gleichzeitig muß die physische Beeinträchtigung durch den Verlust der Sehkraft, die angespannte finanzielle Lage und der Druck der Umwelt in ein Altersheim überzusiedeln, mitberücksichtigt werden. Um eine derartige Problemvielfalt adäquat behandeln zu können sind enge Kontakte zu anderen Berufsgruppen und Hilfsdiensten nötig.
2. Psychotherapeuten, die mit älteren Menschen arbeiten müssen mit dem Phänomen des Alterns vertraut sein. Zur richtigen Unterscheidung psychopathologischer Prozesse von normalen Entwicklungsbedingungen des Alterns, muß ein Therapeut die biologischen (körperliche Funktionsebene), psychologischen (Entwicklungsaufgaben und -prozesse) und soziologischen (Rollenerwartungen und -druck) Veränderungen des Älterwerdens kennen.
3. Psychotherapeuten sollten in der Arbeit mit älteren Patienten realistische, doch positive Erwartungen haben. Sehr leicht bleiben bei dem Therapeuten negative und stereotype Ansichten über das Altern unentdeckt bestehen. Dies mag sich in Überzeugungen äußern, daß viele der Schwierigkeiten älterer Patienten als schicksalhaft, unveränderbar und progressiv schlechterwerdend angesehen werden. Zur Begegnung derartiger Haltungen ist der Zugang über einen problemlöseorientierten Ansatz hilfreich. Selbst die Diagnose progressiver gesundheitlicher Beeinträchtigungen kann nicht bedeuten, daß bestimmte konstruktive Verbesserungen bzw. Stabilisierungen nicht doch erreicht werden können.

4. Psychotherapeuten sollten dem Prinzip minimaler Intervention verpflichtet sein, um keine Abhängigkeiten entstehen zu lassen. Damit verbunden ist die Aufgabe des Therapeuten, die Unabhängigkeit älterer Menschen so lange wie möglich zu erhalten. Da ältere Patienten oft sozial isoliert sind und aktive Unterstützung benötigen, besteht die Gefahr einer starken Abhängigkeit, indem der Therapeut wichtiger Teil des sozialen Netzwerks und Stützsystems wird. Eine Ausrichtung und Anbindung an die in der Gemeinde vorhandenen Möglichkeiten, mit dem Ziel, das individuell Passende zu finden, sollte hier leitend sein. Eng mit dem problemlöseorientierten Herangehen verbunden ist die Ausrichtung an notwendigen, für das Wohlbefinden und Problembewältigen gerade erforderlichen konkreten Zielen und Veränderungen. Es mag in vielen Fällen nicht sinnvoll sein, die seit Jahrzehnten bestehenden ehelichen Ungereimtheiten eines älteren Paares psychotherapeutisch angehen zu wollen, nur um die verstärkt notwendige Pflege oder Aufsicht des einen durch den anderen Partner zu ermöglichen.
5. Psychotherapeuten, die mit älteren Patienten arbeiten, sollten mögliche andere, notwendige Hilfen und Interventionen (z.B. anderer Institutionen bzw. Personen) zusammen mit dem Patienten planen, ermöglichen und koordinieren. Dieses Prinzip hängt eng mit der Multiplizität der Probleme älterer Patienten zusammen. Ebenso folgt dieses Verständnis (im Sinne eines „Case managers") aus der Problemlöseorientierung.
6. Der Psychotherapeut älterer Patienten ist für diese und deren Angehörige eine wichtige Informationsquelle. Die Informationen müssen patientengerecht vermittelt werden. Oft besteht die Intervention nur aus derartigen passenden Wissensvermittlungen, verbunden mit der Anleitung die Anregungen daraus in die Tat umzusetzen.
7. Die Arbeit mit den Angehörigen und dem sozialen Umfeld älterer Menschen ist wichtig und wesentlich. Auch wenn die ältere Person der identifizierte Patient (also Hauptperson) sein mag, so sind Kontakte zu den sozialen Bezugspersonen für viele Interventionen (z.B. bei Interaktionsformen, Aktivitätsplanung, Umweltgestaltung, Zukunftspläne, aber auch für Diäten, Schlafgewohnheiten, usw.) unerläßlich. Dabei eingeschlossen sind Hausbesuche und Interventionen in der unmittelbaren Lebensumwelt des älteren Patienten. Oft macht die Kenntnis der Wohnung, der Wohngegend, des Haushalts eine Problemlösung erst möglich.
8. Der psychologischen Arbeit mit älteren Patienten sollte immer eine ausführliche Diagnostik und funktionale Problemanalyse vorausgehen. Diese hat zur Folge, daß selbst bei älteren Patienten, die wegen Depressionen in psychotherapeutische Behandlung kommen, die kognitive Leistungsfähigkeit, die sozialen und alltäglichen Fertigkeiten der Lebensbewältigung und der Umgang mit Belastungen (Makro- und Mikrostressoren) neben den unmittelbar depressionsrelevanten Aspekten wesentlich sind. Problemlösende Interventionen zielen oft auf Aspekte der Umwelt bzw. des veränderten Umgangs mit der Umwelt. Gallagher und Thompson (3) nennen für eine derartige Diagnostik und Analyse folgende Bereiche: Physische Gesundheit, kognitive Funktionsfähigkeit, Persönlichkeit, Lebensereignisse, Repertoire an Bewältigungsfertigkeiten, soziales Netzwerk und Unterstützung, Erwartungshaltungen, Ziele, Hoffnungen, tägliche Aktivitäten, alltägliche Abläufe, soziale Anpassung (Rollenfunktion in verschiedenen Lebensbereichen) (siehe dazu auch 7, 8).

9. Psychotherapeutische Behandlungen älterer Menschen, auch längerfristige, sollten strukturiert und zeitlich begrenzt, wenngleich patientengerecht ausreichend, sein. Das Verhältnis zwischen älterem Patient und Therapeut ist geprägt durch Zusammenarbeit („Arbeitsbündnis") bei der Bearbeitung zentraler und den zuvor genannten Prinzipien nach angemessener Probleme. Der Fokus liegt meist in der Gegenwart und der Verbesserung zukünftiger Handlungen. Dabei wird die Vergangenheit nicht kategorisch ausgeschaltet, sondern nur in dem Maße berücksichtigt, wie sie für die Bearbeitung und Bewältigung gegenwärtiger Probleme notwendig ist. Typisch sind Übungen während, und Aufgaben zwischen den Therapiekontakten. Dadurch kommt der konkrete, problemlösende und offene, kooperative Charakter der Psychotherapie besonders mit älteren, depressiven Patienten zum Ausdruck.
10. Am Ende einer beratenden und psychotherapeutischen Intervention sollten idealerweise präventive, vorbeugende Maßnahmen stehen. Die offene und kooperativ angelegte Behandlung leitet dazu an, die gemeinsam mit dem Therapeuten erarbeiteten Lösungsstrategien auch für spätere Belastungen parat zu haben. Hinzu kommt das explizite Ziel seitens des Therapeuten, einige Selbstkontrollfertigkeiten für diese zukünftige Bewältigung zu vermitteln. Dies reicht von der frühzeitigen Wahrnehmung depressiver Entwicklung, der Beachtung einer gewissen Ausgeglichenheit von negativen und positiven Alltagserfahrungen und dem Umgang mit Belastungen durch rechtzeitigen Rückgriff auf einen „Krisenplan" in Form einer Liste von Maßnahmen in kritischen Situationen, die von Selbstbeobachtungen, Wiederanwendung des in der Therapie Erlernten bis hin zu erneuten Kontakten zum Therapeuten bzw. anderen Hilfsagenturen reicht.

Komponenten psychologischer Behandlung

Psychotherapie mit älteren depressiven Patienten ist sinnvollerweise als ein systematischer Versuch zu verstehen, durch Einsatz einer Reihe von therapeutischen Techniken und Strategien menschliches Verhalten (im weitesten Sinn verstanden) mit einer konkret formulierten Zielsetzung zu verändern. In einer Sequenz von diagnostischen Schritten werden, je nach individuellem Problem, die zu verändernden Verhaltensmuster, die internen (Gedanken, Einstellungen, Erinnerungen, Verarbeitungsweisen) und die externen (Lebenseinflüsse, soziales Netz) Reaktoren, sowie die anderen, multiplen Einflüsse (Gesundheit, Gebrechen, Finanzen, Wohnbedingungen, usw.) herausgearbeitet. Geleitet von den zuvor genannten Prinzipien läßt sich dann psychologische Therapie bei Depressionen (nicht nur im Alter) in zwei, nicht immer klar getrennte Abschnitte einteilen: In einem ersten, am Behandlungsanfang stehenden Abschnitt werden Ziele mehr kurzfristiger Natur angestrebt. Es geht darum das subjektive Leiden des Patienten zu lindern, den Patienten über das Kommende zu informieren, und zu motivieren an einer Psychotherapie mitzuarbeiten, sowie eventuellen Selbstmordabsichten unmittelbar entgegenzuwirken.

Folgende Aspekte haben sich dabei wiederholt als hilfreich erwiesen:
1. Der Therapeut informiert über die beginnende Therapie in patientengerechter, konkreter und kompetenter Weise. Dafür bieten sich neben mündlichen Darstellungen, gerade bei älteren Patienten die Verwendung von Schaubildern und Broschüren an (siehe 5).

2. Drängende Probleme des Patienten werden rasch einer (Teil-)Lösung zugeführt. Dies erfordert, daß der Therapeut komplexe Sachverhalte in handhabbare, konkrete Probleme zerteilt, um durch diese (Um-)Strukturierung sowohl Erleichterung, als auch Veränderungen zu erreichen. Die Aufgliederung eines Problems in Teilaspekte erlaubt meist, das eine oder andere drängende Problem unmittelbar anzugehen. So kann z.B. eine ganz konkrete Aufgabe in der Therapiestunde angegangen werden, wie ein Telefongespräch mit dem Sozialamt oder mit dem Vermietungsunternehmen. Durch dieses unmittelbare Angehen erlebt der Patient einen Erfolg und schöpft Mut für weitere Schritte. Dies erfordert zwangsläufig einen aktiven Therapeuten, der u.U. den Patienten in der Anfangsphase stark unterstützt.
3. Beruhigende Versicherungen seitens des Therapeuten greifen an den positiven, lebenserhaltenden Alternativen der depressiven Verzweifelung an. Diese Methode setzt voraus, daß der Patient den Therapeuten für kompetent hält, daß dessen Äußerungen glaubhaft wirken und überzeugend dargestellt werden. Sie wirken nur dann beruhigend auf den Patienten, wenn er merkt, daß seine Schwierigkeiten anerkannt werden, aber wenn ihm auch gleichzeitig deutlich gemacht wird, wie man ihm heraushelfen kann, ohne unrealistisch zu übertreiben. Kaum beruhigend wirken oberflächliche Ratschläge, wie „Es wird schon wieder werden", oder „Jetzt ruhen Sie sich mal ein paar Tage aus, dann ist alles wieder anders", usw. Im Gegensatz dazu muß spezifisch und konkret die Möglichkeit der Verbesserung aufgezeigt werden.

Dazu sind vor allem folgende Typen beruhigender Versicherung geeignet (siehe dazu 10):

a) Der Patient ist kein Einzelfall: Der für den Patienten ungewöhnliche und schmerzhafte depressive Zustand mag ihm den Gedanken nahe legen, sich als extremen Einzelfall zu betrachten. Wird dem Patienten verdeutlicht, daß auch andere Leute unter ähnlichen Gefühlen und Gedanken wie er leiden, steigt die Hoffnung auf den Therapieerfolg.

b) Die Genese der Probleme und Verhaltensstörungen ist bekannt: Erklärungen in der Richtung wirken an sich schon angstreduzierend. Weiß der Patient, daß die Genese seiner Probleme bekannt ist, legt dies auch nahe, eher an einen Behandlungserfolg zu glauben.

c) Die Störung ist zwar unangenehm, aber nicht gefährlich: Oft meinen, besonders ältere Patienten, daß ihre Depression in völliger geistiger Umnachtung endet. Dies führt zu noch größerer Angst und Depressivität und erhöht schließlich das Risiko eines Selbstmords. Versichert man ihm, daß dies nicht so ist, baut man die wahrgenommene Ausweglosigkeit ab.

d) Man kann die Störung beseitigen: Dem Patienten muß versichert werden, daß schon vor ihm Fälle ähnlicher Art geheilt werden konnten und dies ebenfalls bei ihm gelingen wird, auch wenn dies einige Mühen kosten sollte. Hier spielt vor allem die Kompetenz des Therapeuten in den Augen des Patienten eine große Rolle, die sich hauptsächlich äußert, indem man bereits am Anfang in Umrissen erläutert, wie man vorzugehen gedenkt.

e) Verschlechterungen des Zustands werden in der Therapie aufgefangen: Der Patient sollte wissen, daß etwaige Rückschläge nicht bedeuten, daß die Therapie gescheitert sei und der Therapeut daraufhin aufgeben werde, sondern daß die Rückschläge aufgefangen werden können. Der Therapeut kann im Gegenteil versichern, Tag und Nacht zur Verfügung zu stehen, falls der Zustand des Patienten es erfordert. Dies gibt dem Patienten die Sicherheit, Verschlechterungen in seiner Gefühlslage auch mitteilen zu können und an der Therapie trotz solcher Rückschläge weiter teilzunehmen.

f) Der Patient erfährt unkonditionale Verstärkung: In der ersten Phase ist die Beziehung zum Therapeuten essentiell. Dies wird u. a. durch massive unkonditionale Verstärkung verbessert. Sie ist ein Hauptverstärker, der den Patienten veranlaßt, in der therapeutischen Situation zu bleiben.

4. Durch vorsichtige Aktivierung soll der depressive Patient erste Erfolge erleben. Dazu ist es notwendig, daß Ziele etappenweise bestimmt und schrittweise angegangen werden. Man knüpft an die Erfahrungen des Patienten an und bespricht mit dem Patienten bestimmte Erfahrungen, die dieser in der positiven Veränderung seines Verhaltens schon gemacht hat. Dadurch werden auch zukünftige Verbesserungen eher glaubhaft und einsichtig. Haben die depressiven Patienten schon früher Verstimmungen oder depressive Phasen erlebt, kann man daran anknüpfen und verdeutlichen, daß und wie sie früher solche Perioden überwunden haben, wobei man die entsprechend wirksamen Mechanismen und die theoretischen Hintergründe erklären kann. Positive Zukunftsperspektiven lassen sich durch Zeitprojektion vermitteln. Lazarus (siehe 9) hat diese Methode vorgeschlagen, um Depressiven kurzfristig wieder die Perspektive auf angenehmere, hoffnungsvollere Zeiten zu vermitteln und aktuelle depressionsfördernde Ereignisse zu relativieren.

Erreicht der Therapeut in der ersten Phase der Therapie, daß sich eine gute Beziehung zwischen dem Patienten und ihm entwickelt, der Patient motiviert ist, in der Therapie mitzuarbeiten und nun auf den Erfolg der Behandlung baut, dann kann man in der zweiten Phase mit den längerfristigen Zielen und Therapieverfahren beginnen. Die Behandlung hat dabei folgende Schwerpunkte:

a) Es ist notwendig, dem Patienten-kontingent auf aktives, nichtdepressives Verhalten ein Höchstmaß an positiver Verstärkung zu verschaffen. Dieses Ziel impliziert einmal, daß aktives, die Umwelt kontrollierendes Verhalten wiederaufgebaut wird, zum anderen, daß eine eventuelle positive Verstärkung von depressivem Verhalten allmählich abgebaut wird.

b) Depressionsfördernde Bedingungen in der Umwelt des Patienten (wie soziale Isolation, wenige Verstärkung bietende soziale Beziehungen, Situationen, die chronisch aversive Stimulation bedeuten) müssen möglichst beseitigt werden.

c) Verhaltensweisen des Patienten, die im Sinne von mangelnden sozialen Fertigkeiten depressionsfördernd sind, werden korrigiert und durch situationsadäquateres Verhalten ersetzt

d) Kognitive und einstellungsmäßige depressive Idiosynkrasien des Patienten müssen abgebaut werden.

Schon im Abschnitt über die erste Phase der Therapie wurde geschrieben, daß es oft nötig ist, in den Anfangssitzungen den Patienten dazu anzuleiten, ganz einfache Aktivitäten auszuführen. Dadurch gelangt er oft zu großen Erfolgserlebnissen, sei es daß irgendeine Kleinigkeit längst hätte erledigt werden müssen, und der Patient sich subjektiv dadurch stark belastet fühlte, sei es daß dadurch zum ersten Mal der Zirkel von subjektiver Hilflosigkeit und sich daran anschließenden Schuldgefühlen und Selbstanklagen durchbrochen wird.

Allmählich wird man dann im Laufe der Behandlung dazu übergehen müssen, bei Patienten, entsprechend den noch erhaltenen Möglichkeiten, wieder ein Aktivitätsniveau herzustellen, das von den durch die Aktivitäten erzielten positiven Effekten her, ein mit Depression inkompatibles Agieren in seiner Umgebung garantiert.

Es fehlt in der psychiatrischen Literatur nicht an Warnungen vor einer Überforderung des depressiven Patienten, vor Leistungsanforderungen, die der Therapeut oder Angehörige an ihn stellen können, und die der Patient nicht erfüllen kann. Warnungen vor gutgemeinten bis aggressiven Aufforderungen, „er möge sich zusammenreißen", u.ä. können nicht ernst genug genommen werden. Jede Überforderung des depressiven Patienten ist in der Tat zu vermeiden. Manche gehen jedoch einen Schritt weiter und entheben den Patienten mit ihrer ganzen therapeutischen Autorität aller Verpflichtungen und Anforderungen und verbieten welche zu übernehmen. Diese Maßnahmen sind dann gerechtfertigt, wenn der Patient dazu neigt sich ständig zu überfordern und zu hohe Anforderungen an sich zustellen, oder wenn Angehörige durch „gutgemeinte" Ratschläge oder ärgerliche Aktivierungsversuche den Patienten überfordern. Nicht gerechtfertigt scheint jedoch, von diesen Überlegungen ausgehend, den Standpunkt zu vertreten, jede Aktivität sei schädlich und verzögere die Besserungsprozesse. Es wurde verschiedentlich gezeigt, daß bei Depressiven ein statistisch bedeutsamer Zusammenhang besteht zwischen Aktivitäten und Stimmung. Dies in dem Sinne, daß je höher das Aktivitätsniveau, desto geringer die Depressivität, ohne daß damit eine Kausalitätsaussage bereits impliziert ist (vgl. 4). Die Grundelemente eines *Aktivitätsaufbaus* zur Steigerung von positiven Erfahrungen sind (vgl. 12, 15) Selbstbeobachtung tagtäglicher Aktivitäten, Liste zur Erfassung angenehmer Aktivitäten, Gestufte Planung von Aktivitäten dieser Aktivitäten, Abbau depressionsfördernder, aversiver Aktivitäten, Selbstverstärkung. Jedes dieser therapeutischen Elemente findet sich bei Linden und Hautzinger (16) detailliert beschrieben.

Die starke Passivität und Zurückgezogenheit depressiver Patienten, aber auch Tendenzen zur Selbstabwertung und Gefühle der Wertlosigkeit gehen oft einher mit mehr oder weniger gravierenden sozialen Defiziten dieser Patienten. Schwierigkeiten, Gespräche mit anderen Menschen anzufangen oder aufrechtzuerhalten, positive oder negative Gefühle offen zu äußern oder eigene Wünsche in sozialen Situationen adäquat durchzusetzen, werden oft von depressiven Patienten beklagt und führen dazu, daß positive Erfahrungen im Kontakt mit anderen Menschen kaum gemacht werden können und so ein Verlust von sozialen Verstärkern entsteht. Die Vermittlung *sozialer Fertigkeiten* ist daher ein wesentlicher Bestandteil der Psychotherapie bei Depressionen im Alter, um einen Aufbau positiver Aktivitäten im sozialen Bereich und einer Veränderung kognitiver Wahrnehmungsmuster und Strukturen zu ermöglichen.

Soziale Kompetenz ist die Fähigkeit einer Person, ihre alltäglichen Beziehungen zu anderen Personen so zu gestalten, daß sie ein hohes Maß an positiven und angenehmen Konsequenzen erfahren kan. Dazu gehört sowohl die Wahrnehmung und Verwirklichung eigener Ansprüche und Wünsche, als auch die Berücksichtigung von Wünschen und Ansprüchen von Sozialpartnern, gesellschaftlichen Normen und ähnlichem. Damit definiert „soziale Kompetenz" die Fähigkeit, jeweils in angemessener Weise einen Kompromiß zwischen Selbstverwirklichung und Anpassung zu finden und die Rate belastender Ereignisse niedrig zu halten, sind folgende Fertigkeiten notwendig: Eine Person muß ihre eigenen Wünsche und Ansprüche in Bezug auf die Umwelt und die Anforderungen der sozialen Umwelt in Bezug auf sich selbst wahrnehmen und verarbeiten können (Soziale Wahrnehmung). Sie muß sowohl im verbalen als auch im nonverbalen Bereich in adäquater Weise auf ihre Sozialpartner zugehen oder auf sie reagieren können. Sie muß in der Lage sein, unterschiedliche, auch belastende soziale Situationen angemessen einzuschätzen und zu bewältigen. Sie muß schließlich sich der Ressourcen und Hilfen ihrer Umwelt zur Bewältigung von Situationen in adäquater Weise bedienen können. Es gibt jedoch kein richtiges sozial kompetentes Verhalten, das man lernen könnte wie die richtige Grammatik einer Sprache. Soziale Kompetenz hängt immer von der Wahrnehmung der eigenen Person ab und der Einschätzung, die andere Personen von einem gewinnen und rückmelden.

Therapeutische Erfahrungen mit depressiven Patienten und vielen anderen psychologischen Untersuchungen haben ergeben, daß Menschen mit depressiven Problemen häufig auch Störungen im Bereich sozialer Interaktionen haben. So nehmen depressive Menschen nur selten aktiv und von sich aus Kontakt zu anderen Menschen auf, sie äußern weniger positive Eindrücke und Gefühle anderen Menschen gegenüber und sie erhalten (dadurch) weniger positive Rückmeldungen als andere. Depressive sind in sozialen Situationen weniger umgänglich und reagieren besonders empfindlich, wenn man sie ignoriert und zurückweist. Meist sind sie selbstunsicher und haben wenig Durchsetzungsvermögen. Es gelingt ihnen selten, sich für die eigene Sache adäquat einzusetzen und ihre eigene Meinung zu vertreten. Werden Menschen mit depressiven Störungen von anderen Sozialpartnern in sozialen Situationen beobachtet, so werden sie häufig als sozial ungeschickt oder weniger geschickt eingestuft.

Die Ursache für diese fehlende soziale Kompetenz kann unterschiedlicher Natur sein: Die Fähigkeit mit anderen in sozialen Situationen in richtiger Weise umzugehen, kann nie gelernt worden sein. Der Patient kann aufgrund seiner depressiven Störung (Stimmung, Selbstabwertung) nicht mehr in der Lage sein, soziale Kontakte in angemessener Weise aufzunehmen oder aufrechtzuerhalten. Soziale Kompetenz ist also in doppelter Weise mit depressiven Störungen verbunden: 1. Ausreichende soziale Fertigkeiten stellen eine Voraussetzung dafür dar, daß das Individuum in ausreichendem Maße positive Rückmeldungen aus seiner Umwelt erfährt und somit ein positives Selbstwertgefühl aufbauen kann. 2. Es ist ihm dadurch möglich, verschiedenartige Situationen seines sozialen Alltags zu bewältigen und zu gestalten. Soziale Defizite und damit fehlende positive Verstärker führen in der Regel zu erhöhter Angst, die wiederum Zurückgezogenheit und Passivität auslösen und so zur Entstehung und Aufrechterhaltung von depressiven Stimmungen beitragen kann.

Ziel des Behandlungselements „Verbesserung sozialer Fertigkeiten" ist es nicht, dem Patienten eine Vielzahl richtiger oder passender Verhaltensweisen in verschiedenen sozialen Situationen beizubringen. Dies wäre schon allein deshalb unmöglich, da es zum einen unendlich viele Verhaltensweisen und Situationen gibt, die verständlicherweise nicht einzeln trainiert werden können. Außerdem hat jeder Mensch seinen eigenen und persönlichen Stil, der durch solch ein Training nicht in eine allgemeine Norm gepreßt werden soll. Daher wird angestrebt, dem depressiven Patienten allgemeine Handlungsstrategien für sozial kompetentes Verhalten zu vermitteln. Dies wird dann in den persönlich relevanten Situationen und der persönlichen Art und Weise anzuwenden gelernt. Diese Handlungsstrategien sollen während der Behandlung, am besten in einer Gruppe, in konkreten Modellsituationen durch Rollenspiele, Modellernen, Verhaltensübungen und Rückmeldung (u.U. mit Video) praktisch eingeübt werden. Die Patienten sollen damit die Fähigkeit erwerben, verschiedenartige soziale Situationen selbständig bewältigen zu können, und somit eine möglichst weitgehende Kontrolle über ihr eigenes Verhalten und ihr Leben zu erhalten.

Probleme im Bereich sozialer Kompetenz bei Depressiven ergeben sich nicht nur durch die mangelnde Fähigkeit, Kontakte aufzunehmen und aufrechtzuerhalten, sondern auch häufig durch Schwierigkeiten im Umgang mit Bekannten, engeren Freunden, Familienmitgliedern und Partnern. So sind Menschen mit schweren depressiven Störungen im Umgang mit engen Bezugspersonen häufig verbittert, reizbar und feindselig, ablehnend. Sie klagen viel und äußern negative Erwartungen. Sie ziehen sich extrem zurück, sind interesselos und reagieren auf Kontaktversuche mit Äußerungen der eigenen Unfähigkeit. Diese Verhaltensweisen führen oft zu einer Entfremdung des Patienten von Familie und Freunden, die sich aufgrund solcher Reaktionen oft kaum mehr zu helfen wissen. Die Arbeit mit den Angehörigen und Kontaktpersonen der älteren depressiven Patienten ist daher eine notwendige Ergänzung der Therapie der sozialen Fertigkeiten des Patienten.

Kognitive Behandlungselemente haben zum Ziel (vgl. 5):
a) Erkennen unpassender, fehlerhafter und unlogischer gedanklicher Interpretationen externaler und internaler Ereignisse;
b) Einleitung von schrittweisen Korrekturen dieser fehlerhaften Denkweisen;
c) Ersetzen der fehlerhaften Denkweisen durch korrektere, situationsangemessenere Kognitionen;
d) Veränderung grundlegender kognitiver Idiosynkrasien (sogenannter Grundannahmen), um damit eine dauerhaftere Vorbeugung depressiver Reaktionen bei erneuten Belastungen zu erreichen;
e) Erlernen und selbständige Anwendung der kognitiven Techniken, um so dem Patienten ein Mehr an Selbstkontrolle über sein emotionales Erleben zu vermitteln.

Für Emotionen verantwortliche, sogenannte „automatische Gedanken" beruhen häufig auf Schlußfolgerungen aus bestimmten Ereignissen und Erfahrungen, die jedoch z.B. durch das „Alles-oder-Nichtsdenken" (Dichotomisierung) oder die „Übergeneralisierung" mit Fehlern behaftet sind. Ziel ist es daher zu prüfen, inwieweit die automatischen Gedanken mit den tatsächlichen, situativen Gegebenheiten kongruent sind. Stellt sich heraus, daß wesentliche Aspekte der Realität außer acht gelassen werden, dann zielt diese Behandlung darauf ab, die kognitiven Verzerrungen und falschen Schlußfolgerungen zu korrigieren. Häufig gelingt es dem Patienten nicht, durch einfaches Aufdecken realitätsinadäquater Kognitionen diese sofort und für immer zu beseitigen (zu korrigieren), da die Patienten ihre Gedanken, Bewertungen und Annahmen als Tatsachen betrachten. Wiederholtes, durch den Therapeuten mitgeplantes Realitätstesten verschiedener Themen und Denkinhalte ist daher nötig. Kognitives Neubenennen setzt voraus, daß emotionsbezogene, situativ gebundene, automatische Gedanken identifiziert werden. Dabei spielen katastrophisierende, verzerrte, einseitige, überinterpretierende und irrationale Inhalte eine Rolle, die sich in einer Blockierung und Fixierung von Denkmustern des Betroffenen niederschlagen. Durch die Technik des kognitiven Neubenennens können die mit den negativen Gedanken verbundenen Gefühle und somit die Verhaltensweisen verändert werden.

Drei Aspekte sind im kognitiven Neubenennen zu unterscheiden (vgl. 6):
1. Die Prüfung des Realitätsgehalts von Kognitionen,
2. Disattributionen, Reattribuierungen,
3. reduzieren von Verantwortung, suchen alternativer Erklärungen.

All diese genannten kognitiven Verfahren haben zum Ziel, die Aufmerksamkeit des Patienten auf weitere, positivere Aspekte der Realität zu lenken, um seine Verzerrungen und falschen Folgerungen korrigieren zu können. Grundsätzlich gilt, je größer die Diskrepanz zwischen ursprünglichen Interpretationen und den tatsächlich zu beobachteten Erfahrungen ist, desto mehr wird die ursprüngliche Auffassung des Patienten in Frage gestellt und desto eher werden die inadäquaten Kognitionen verändert.

Die Fähigkeit zum Problemlösen ist ein wesentlicher Bestandteil sozialer Kompetenz. Diese Fähigkeit ist dann gefragt, wenn im Leben des Patienten Situationen auftreten, in denen der Patient reagieren muß, ihm jedoch keine automatisierten Verhaltensweisen bzw. Verhaltensalternativen zur Verfügung stehen. Dies kann der Fall sein, wenn die Situation sehr komplex und mehrdeutig ist, neue, die Situation verändernde Aspekte plötzlich auftauchen, oder wenn verschiedene Anforderungen in der Situation miteinander in Konflikt stehen. Problemlösen ist nun eine Methode, die zur Bewältigung von Problemen in sehr verschiedenen Situationen verwendet werden kann, und die den Anforderungen der jeweiligen Situation anzupassen ist. Damit ermöglicht man es dem Patienten, auch in schwierigen Situationen die Kontrolle über die Lage und sein eigenes Verhalten zu erlangen bzw. zu behalten.

Dem Prozeß des Problemlösens liegen fünf Stufen zugrunde, die nacheinander mit einem Patienten trainiert werden sollten: 1. Es fällt depressiven Patienten oft schwer die eigentlichen Probleme zu erkennen. Vieles wird mehr oder weniger erfolgreich vermieden, anderes wird in der eigenen Beurteilung heruntergespielt oder man sieht bestenfalls erst später die Folgen des eigenen „Tuns". In der ersten Stufe geht es daher darum, daß der Patient lernt, seine Probleme überhaupt richtig wahrnehmen zu lernen. Der Therapeut sollte daher mit dem Patienten persönliche Schwierigkeiten oder Unzufriedenheiten diskutieren und sich Situationen, die für den Patienten belastend sind, auf die er ärgerlich, gereizt oder unsicher reagiert, vor denen er Angst hat, die er meidet, usw. beschreiben lassen. Wichtig sind hier auch die Reaktionen des Patienten auf Problemsituationen. Manche Patienten reagieren auf Probleme überstürzt und unüberlegt, andere versuchen überhaupt nichts zu tun, also das Problem gewissermaßen zu verleugnen. 2. In einem zweiten Schritt sollen gefundene Probleme definiert und formuliert werden. Diese Phase der Definition und Formulierung des Problems ist besonders wichtig, da es oft ausreicht für die Lösung eines Problems den Kern herauszuarbeiten, d.h. die Situation durchschaubar zu machen. Hierzu beginnt man zunächst mit der Situationsanalyse, in der die Situation möglichst umfassend beschrieben wird und alle Aspekte berücksichtigt werden sollen. Dies gilt sowohl für äußere Gegebenheiten, als auch für die Gefühle und Gedanken des Patienten. In der Zielanalyse werden durch eine positive Bestimmung des erwünschten Zustandes die relevanten und für den Patienten bedeutsamen Zielsetzungen möglichst konkret und umfassend herausgearbeitet (siehe dazu auch den Abschnitt zum Aufbau von Aktivitäten). In der Konfliktanalyse wird durch den Vergleich gegebener Situationen und den Zielen deutlich, worin die Diskrepanzen bestehen. Gefragt ist nun, wieso diese Diskrepanzen existieren? Warum sind das Ziel bzw. die Ziele nicht gegeben? Was fehlt dazu? Was ist störend und hinderlich? Worin liegt das Hindernis oder die Grenzen? 3. In der Problemstrukturierung werden die Informationen über den gegebenen Zustand, das Ziel und über die sich trennenden Barrieren geordnet, damit Zusammenhänge und restliche Informationslücken erkennbar werden. 4. In der vierten Stufe des Problemlöseprozesses sollen nun neue Lösungswege und Alternativen zum bisherigen gesammelt werden, die sich aus der Formulierung und der Analyse des Problems unter Umständen bereits schon ergeben haben. Mit Hilfe eines Art „Brainstorming" sollen möglichst alle Ideen gesammelt und aufgeschrieben werden. Dabei sind folgende Grundregeln wichtig: Ideen zur Lösung werden weder kritisiert noch irgendwie bewertet. Frühzeitige Kritik hindert Kreativität und verhindert die Entwicklung möglicher, noch vager Lösungsansätze. Auch „verrückte" Ideen und ungewöhnliche Einfälle äußern lassen und zulassen, denn dahinter verbergen sich oft bessere Lösungsmöglichkeiten als in den von vornherein als machbar angesehenen Alternativen. Möglichst viele Lösungswege sammeln, da die Wahrscheinlichkeit durch eine große Anzahl an Alternativen, zu einer guten oder machbaren Lösung zu kommen, vergrößert wird. Möglichst versuchen verschiedene Lösungswege zu kombinieren und dadurch zu einer Lösungsverbesserung beizutragen. 5. Bei der Entscheidung für eine bestimmte Lösungsstrategie sind zunächst all die Lösungsvorschläge auszusondern, die aus offensichtlichen Gründen nicht in Frage kommen. Für alle anderen Lösungsalternativen sind die Folgen jeweils herauszuarbeiten und die Wahrscheinlichkeit jeder identifizierten Folge zu bestimmen. Jede Folge sollte auch nach der subjektiven Bedeutung beurteilt werden. Es ist dabei ferner immer hilfreich, diesen Vorgang auf einer Art Tabelle festzuhalten. Hat sich der Patient, zusammen mit dem Therapeuten für eine Lösungsstrategie entschieden, dann sind möglichst viele konkrete Maßnahmen zu ihrer Verwirklichung zu überlegen, die Lösungsschritte zu planen und nach und nach durchzuführen.

Der ältere Patient sollte durch die Therapie auch für die Zukunft selbst in die Lage versetzt werden, erste Anzeichen einer erneut auftretenden depressiven Verstimmung frühzeitig zu erkennen, und so etwaige Rückfälle, die mit verminderter Aktivität, negativen Gedanken oder anderen vorhersehbaren Belastungen zusammenhängen, zu vermeiden bzw. ihnen entgegenzuwirken. Um diese Fertigkeit zur Eigensteuerung zu erreichen, sollte dem Patienten mit diesem Element folgendes ermöglicht werden:
1. Die Fähigkeit, erneute depressive Zustände frühzeitig zu erkennen,
2. die Kenntnis der Mittel, die in Zukunft möglicherweise starke depressive Verstimmungen verhindern können bzw. aus solchen Tiefpunkten wieder herauszuführen vermögen,
3. die Fähigkeit, solche Methoden oder Techniken bei Bedarf einzusetzen und den Erfolg zu bewerten,
4. die Fähigkeit, Ereignisse oder Belastungen frühzeitig vorauszusehen, das Risiko besser einschätzen zu können und diesen Ereignissen vorbeugend zu begegnen.

Alle Fachleute stimmen darin überein, daß es wesentlich einfacher ist, gegen Probleme und Depression vorbeugend etwas zu tun, als erst dann, wenn die Probleme massiv werden, und die psychische Beeinrächtigung bereits schwer ist. Es fällt erfahrungsgemäß vielen Menschen (und besonders den älteren) schwer präventiv zu denken bzw. zu handeln. Oft achtet man erst dann auf sein Befinden, wenn es massiv beeinträchtigt ist. Deshalb ist es für die Aufrechterhaltung des einmal erreichten Therapieerfolgs wünschenswert, diesen Erfolg regelmäßig zu überwachen und zu kontrollieren. Der Therapeut sollte den Patienten dazu anregen, auch weiterhin sich selbst, seine Aktivitäten, seine automatischen Gedanken und seine sozialen Verhaltensweisen zu beobachten. Dies muß nicht mehr täglich und immer geschehen, sondern kann in wöchentliche oder monatliche Kontrollen übergehen. Wichtig dabei ist jedoch, daß noch während der Behandlung depressionsrelevante, individuelle Hinweisreize erarbeitet und zusammengetragen werden, die später signalisieren sollen, daß ein wünschenswertes Aktivitätsniveau absinkt, sich alte, negative Denkgewohnheiten wieder einschleichen oder der soziale Rückzug und die Isolation wieder überhand nehmen.

Therapieerfolgsuntersuchungen

Systematische Therapiestudien bei der Gruppe älterer depressiver Patienten sind noch selten. Erste Ergebnisse einer größeren Studie wurden von Gallagher und Thompson (3) berichtet. Insgesamt 30 ältere (über 65 Jahre, Durchschnitt lag bei 68 Jahren) Patienten, die nach den Forschungsdiagnosekriterien an einer „Major Depressive Disorder" litten und aufgrund entsprechender Untersuchungen keinerlei kognitive Beeinträchtigungen zeigten, beendeten erfolgreich eine über 12 Wochen sich erstreckende kognitive Verhaltenstherapie. Nach sechs Wochen und drei Monaten fanden Nachkontrolluntersuchungen statt. Die Abbildung 2 zeigt die Veränderungskurven dieser Behandlungsgruppe im Vergleich zu einer analytisch orientierten Kurztherapie. Die, zu der hier geschilderten Depressionsbehandlung vergleichbaren kognitiven Verhaltenstherapie, erweist sich zu allen Zeitpunkten der Kontrollbedingungen bedeutsam überlegen. Selbst bei der getrennten Auswertung derjenigen 15 Patienten, die die Kriterien einer endogenen Depression erfüllten, waren die Veränderungen durch kognitive Verhaltenstherapa-

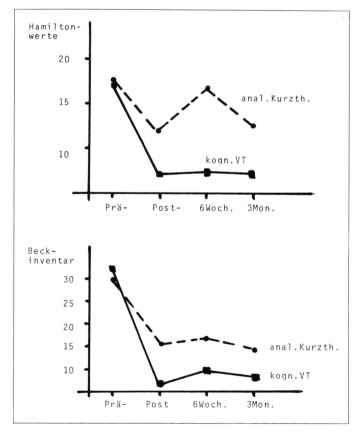

Abb. 2. Mittelwerte der Hamilton- und der Beckskala der Untersuchung von Gallagher und Thompson (1983) für die analytische Kurztherapie und die kognitive Verhaltenstherapie bei älteren, depressiven Patienten.

pie statistisch signifikant. Dennoch wiesen die nichtendogenen depressiven Patienten bedeutsamere Veränderungen auf, als die endogenen Patienten (Abb. 3).

Eine neuere Untersuchung von Steuer et al. (18) verglich ebenfalls eine psychodynamische Gruppentherapie mit einer kognitiven Verhaltenstherapie bei 20 depressiven Geriatriepatienten. Die Behandlung erstreckte sich über 46 Sitzungen in 9 Monaten. Beide Behandlungsformen bewirkten eine statistische und klinisch bedeutsame Reduktion der depressiven Symptomatik (siehe Abb. 4). Eine statistische Überlegenheit der kognitiven Verhaltenstherapie konnte dabei jedoch bei den Selbsturteilen der Patienten auf dem Beck-Depressionsinventar gefunden werden.

Eine endgültige Bewertung des hier vorgestellten psychologischen Behandlungsansatzes steht trotz dieses positiven Beginns natürlich noch aus. Die klinischen Erfahrungen, zwangsläufig an Einzelfällen, weisen jedoch in dieselbe Richtung. Diese Form der Depressionsbehandlung erlaubt dem Praktiker durch vielfältig denkbare Ergänzungen und Erweiterungen (z.B. auch durch pharmakologische Unterstützung) eine adäquate Therapie eines älteren depressiven Patienten.

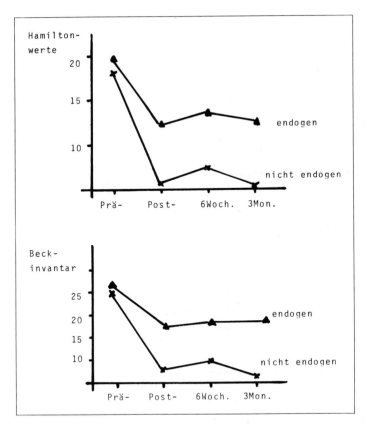

Abb. 3. Mittelwert im Hamilton- und Beckinventar der 15 endogen und der 15 nicht endogen diagnostizierten depressiven Patienten in der Arbeit von Gallagher und Thompson (1983).

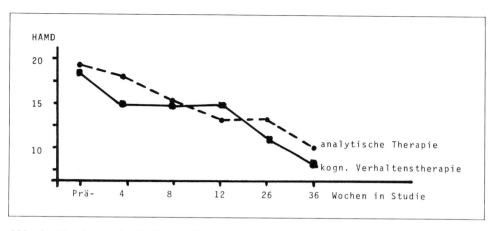

Abb. 4. Ergebnisse der Studie von Steuer et al. (1984). Analytische Gruppentherapie im Vergleich mit kognitiver Verhaltenstherapie.

Literatur

1. Blazer D (1983) The epidemiology of depression in late life. In: Breslau und Haug (Eds) Depression and aging. Springer Publisher, New York
2. Breslau LD, Haug MR (Eds) (1983) Depression and aging. Springer Publisher, New York
3. Gallagher D, Thompson LW (1983) Cognitive Therapy for depression in the elderly. In: Breslau und Haug (Eds) Depression and aging. Springer Publisher, New York
4. Hautzinger M (1979) Depressive Reaktionen im höheren Lebensalter. In: Hautzinger M, Hoffmann N (Hrsg) Depression und Umwelt. Otto Müller, Salzburg
5. Hautzinger M (1980) Kognitive Pschotherapie. Pfeiffer, München
6. Hautzinger M (1981) Kognitives Neubenennen. In: Linden und Hautzinger (Hrsg) Psychotherapie Manual. Springer, Heidelberg Berlin
7. Hautzinger M (1984) Depression im Alter. In: Schütz R.M (Hrsg) Praktische Geriatrie, Vol. 4. Medizinische Hochschule, Lübeck
8. Hautzinger M (1984a) Ein Fragebogen zur Erfassung psychischer und somatischer Beschwerden älterer Menschen. Zeitschrift für Gerontologie 17: 223–226
9. Hoffmann N (1981) Zeitprojektion. In: Linden und Hautzinger (Hrsg) Psychotherapie Manual. Springer, Heidelberg Berlin
10. Hoffmann N, Frese M, Hartmann-Zeilberger J (1976) Psychologische Therapie der Depression. In: Hoffmann N (Hrsg) Depressives Verhalten. Otto Müller, Salzburg
11. Hollister LE (1983) Pharmacological treatment of depression in aged persons. In: Breslau und Haug (Eds) Depression and aging. Springer Publisher, New York
12. de Jong R (1981) Hierarchiebildung. In: Linden und Hautzinger (Hrsg) Psychotherapie Manual. Springer, Heidelberg Berlin
13. Klerman GL (1983) Problems in the definition and diagnosis of depression in the elderly. In: Breslau und Haug (Eds) Depression and aging. Springer Publisher, New York
14. Lewinsohn PM, Youngren MA, Grosscup SJ (1979) Reinforcement and depression. In: Depue RA (Ed) The psychobiology of depressive disorder. Academic Press, New York
15. Lewinsohn PM, Teri L, Hautzinger M (1984) Training clinical psychologists for work with older adults. Professional Psychology 15: 187–202
16. Linden M, Hautzinger M (1981) Psychotherapie Manual. Springer, Heidelberg Berlin
17. Oesterreich K (1978) Psychiatrie des Alterns. Quelle und Meyer, Heidelberg, UTB

18. Steuer JL, Mintz J, Hammen CL, Hill MA, Jarvik LF, McCarley T, Motoike P, Rosen R (1984) Cognitive-behavioral and psychodynamic group psychotherapy in treatment of geriatric depression. Journal of Consulting and Clinical Psychology 52: 180–189
19. Weyerer S (1983) Mental disorders among the elderly. True prevalence and use of medical services. Archives of Gerontology and Geriatry 2: 11–22

Autogenes Training und ältere Menschen

R.D. Hirsch

Einführung

Vor fast 60 Jahren stellte J.H. Schultz erstmals das Konzept des „Autogenen Trainings" in der medizinischen Öffentlichkeit in Berlin vor (19). Es ist heute die am häufigsten angewandte Methode in der Psychotherapie (22).

Das Schwergewicht beim Autogenen Training liegt auf dem „Autogenen", d.h., daß der Übende selbst jenen Entspannungszustand herstellt, in dem er Autosuggestionen zugänglich ist. „Das Prinzip der Methode ist darin gegeben, durch bestimmte physiologisch-rationale Übungen eine allgemeine Umschaltung der Versuchsperson herbeizuführen, die in Analogie zu den älteren fremdhypnotischen Feststellungen alle Leistungen erlaubt, die den echten suggestiven Zuständen eigentümlich sind" (21). Ziel des Autogenen Trainings ist, durch konzentrative Selbstentspannung mit Hilfe der verschiedenen, genau vorgeschriebenen, Übungen, „sich immer mehr innerlich zu lösen und zu versenken und so eine von innen kommende Umschaltung des gesamten Organismus zu erreichen" (20). In zahlreichen Untersuchungen wurden die Wirkungen des Autogenen Trainings nachgewiesen. Erinnern möchte ich hier nur an Langens (12) Zusammenstellung „Der Weg des Autogenen Trainings", an Luthes (14) Arbeiten zur Therapie mit dem Autogenen Training und natürlich an das auch heute noch als Standardwerk des Autogenen Trainings geltende Werk von Schultz (22).

Heute wird das Autogene Training nicht nur in der Psychotherapie eingesetzt, sondern auch im Rahmen der allgemeinen Gesundheitsvorsorge. Es ist daher nicht erstaunlich, wenn Kurse im Autogenen Training an der Volkshochschule angeboten werden (8). Wird dieses Angebot auch allgemein begrüßt und genützt, so fällt auf, daß zu diesen Kursen selten ältere Menschen kommen. In der Fachliteratur gibt es nur wenige Angaben über Erfahrungen mit dem Autogenen Training bei Älteren. Diese beziehen sich meist auf Schilderungen über Einzelfälle (1, 2, 5, 10, 17, 21, 23). Deutlich zeigt sich eine allgemeine Zurückhaltung, Senioren das Autogene Training zu lehren. Kritisch setzt sich Langen (15) mit diesem Problemkreis auseinander. Er berichtet über einige immer wiederkehrende Auffälligkeiten: „Den meisten von ihnen fällt es von vorneherein schwer, sich rein auf konzentrativem Wege die Veränderungen des Muskeltonus vorzustellen. Daß die Vorstellung „rechter Arm schwer" zu einer Verringerung der Muskelspannung führen soll, ist ihnen oft nicht recht begreiflich zu machen." Ähnliches schreibt er auch zur Wärmeübung. Daher verzichtet er oft auf die Vermittlung dieser Übungen und betont wesentlich mehr das Ruheerlebnis. Insgesamt hält er es für sehr schwierig und mühevoll, Älteren einen Zugang zum Autogenen Training zu verschaffen. Barolin (2, 3) ist dagegen nicht so pessimistisch. Er berichtet über positive Erfahrungen. Allerdings verknüpft er das Autogene Training mit analytisch orientierten Gruppengesprächen.

Im folgenden möchte ich über meine Untersuchungsergebnisse zum Thema „Autogenes Training und ältere Menschen" berichten und meine Schlußfolgerungen Ihnen zur Diskussion vorstellen.

Vermittlung des Autogenen Trainings und Methode

Insgesamt wurden 151 Personen im Alter zwischen 16 und 83 Jahren untersucht. Ein Teil (N = 82) nahm im Rahmen eines Kurses an der Volkshochschule teil. Ältere (N = 69) wurde durch den „Sozialpsychiatrischen Beratungsdienst für ältere Menschen", ein Projekt des Landes Baden-Württemberg im Rahmen des Modellprogramms zur Verbesserung der außerstationären Versorgung von psychisch Kranken (9), die Möglichkeit gegeben, das Autogene Training zu erlernen.

Zunächst wurde in beiden Einrichtungen ein Kurzreferat mit anschließender Diskussion für alle, die sich über das Autogene Training (AT) informieren wollten, gehalten. Angesprochen wurde auch, inwieweit eine ärztliche Untersuchung vor Beginn des Kurses notwendig ist. Vermittelt wurde das AT in wöchentlichen Abständen von 7 Sitzungen mit je einer Doppelstunde. An der Volkshochschule wurden die Kurse am Abend (18.00 oder 20.00 Uhr), beim Sozialpsychiatrischen Beratungsdienst für ältere Menschen am Vormittag (10.00 Uhr) oder am Nachmittag (15.00 Uhr) durchgeführt.

In der von Schultz (21) empfohlenen Weise wurde das AT gelehrt. Lediglich die Atemübung wurde vor der Herzübung vermittelt, wie dies z.B. Krapf (10) empfiehlt. Die Gruppensitzungen begannen meist mit der Übung der alten Formel. Es folgte der Erfahrungsaustausch über das häusliche Üben und das Eingehen auf aufgetretene Schwierigkeiten. Anschließend wurde die neue Übung besprochen, dann geübt und kurz auf die ersten Eindrücke eingegangen. Besonders wurde darauf geachtet, die einzelnen Übungen möglichst plastisch zu erklären. Nach dem Motto, „Es gibt keine dummen Fragen, nur dumme Antworten", wurden die Teilnehmer immer wieder ermuntert, möglichst viel zu fragen. Geübt wurde im Sitzen und schweigend. Lediglich bei einem Teil der Gruppen, mit den Älteren, wurde am ersten Kurstag die Übung einmal vorgesprochen. Traten bei der Realisierung der ersten vier Übungen (Schwere, Wärme, Atmung, Herz) Schwierigkeiten auf, wurde empfohlen, auf das Wort „ganz" zu verzichten und dafür das Wort „angenehm" in die Formel einzufügen, z.B. „Der Arm ist angenehm schwer".

Am Anfang und am Ende des Kurses wurde allen Teilnehmern ein Fragebogen mit zum Großteil vorstrukturierten Antworten zum Ausfüllen gegeben. Die meisten benötigten hierzu ca. 10 Minuten.

Zur Auswertung wurden alle Probanden in zwei Gruppen unterteilt:
1. Die „jüngere" Gruppe: Sie besteht aus 82 Probanden im Alter zwischen 16 und 58 Jahren, im Mittel 36 Jahre (Tabelle 1). Ca. 2/3 von ihnen sind Frauen (Tabelle 2). In 6 Einzelgruppen von jeweils ca. 12–15 Teilnehmern wurde das AT im Rahmen der Volkshochschule vermittelt.
2. Die „ältere" Gruppe: Sie besteht aus 69 Probanden im Alter zwischen 58 und 83 Jahren, im Mittel 66 Jahre (Tabelle 1). Knapp 2/3 von ihnen sind Frauen. In 7 Einzel-

gruppen von jeweils ca. 10 Teilnehmern wurde das AT im Rahmen des Sozialpsychiatrischen Beratungsdienstes für ältere Menschen durchgeführt. (Die gegenüber der „jüngeren" Gruppe je Kurs geringere Teilnehmerzahl liegt an der Anzahl von Interessenten je angebotener Zeiteinheit.)

Tabelle 1. Alter der Probanden

Alter	„jüngere" Gruppe Anzahl:	Prozent:	„ältere" Gruppe Anzahl:	Prozent:
−20 Jahre	10	12,3	0	0
21−30 Jahre	21	25,9	0	0
31−40 Jahre	11	13,6	0	0
41−50 Jahre	29	35,8	0	0
51−60 Jahre	9	11,1	6	8,7
61−70 Jahre	1	1,2	53	76,8
71−80 Jahre	0	0	9	13,0
81−90 Jahre	0	0	1	1,5
Gesamt:*	81	100	69	100

* bei einem Probanden der „jüngeren" Gruppe fehlt die Altersangabe.

Tabelle 2. Geschlechtsverteilung der Probanden

Geschlecht:	„jüngere" Gruppe Anzahl:	Prozent:	„ältere" Gruppe Anzahl:	Prozent:	Gesamt:
männlich	27	32,9	20	29,0	47
weiblich	55	67,1	49	71,0	104
Gesamt:	82	100	69	100	

Ca. 1/4 der „jüngeren" Gruppe brachen das AT ab oder blieben dem letzten Übungstag fern. Dagegen beendeten vorzeitig nur ca. 1/10 der „älteren" Gruppe den Kurs. Sie gaben hierfür ihre Gründe an, z.B. Klinikeinweisung, Krankheit des Ehepartners u.ä. Da manche Fragen nicht allen untersuchten Gruppen vorgelegt wurden oder unbeantwortet blieben (z.T. wegen Kursabbruch), beziehen sich die Ergebnisse nur zum Teil auf alle Probanden (dies ist bei den einzelnen Untersuchungen jeweils vermerkt).
Als „signifikante" Ergebnisse werden im folgenden nur die bezeichnet, die mindestens auf dem 5% Niveau signifikant sind.

Können Ältere das AT schlechter erlernen als Jüngere?

Zunächst möchte ich die allgemeinen Lebenslage der Kursteilnehmer kurz skizzieren: Von der „älteren" Gruppe („Ältere" oder „Senioren") leben 28% allein, von der „jüngeren" Gruppe („Jüngere") dagegen nur 9%. Von beiden Gruppen sind ca. 2/3 verheiratet, 21% der Älteren verwitwet, 9% ledig und 2% geschieden. Von den Jüngeren dagegen ist keiner verwitwet, 21% ledig, 7% geschieden und 5% leben mit einem Partner zusammen. Senioren sind signifikant häufiger krank, in der Klinik oder in ärztlicher Behandlung als Jüngere.

An z. Z. bestehenden Schwierigkeiten oder Problemen nennen Jüngere besonders Selbstunsicherheit, berufliche Überbelastung und allgemeine Nervosität. Ältere dagegen klagen mehr über Schlafstörungen, Vergeßlichkeit und allgemeine psychovegetative Beschwerden. Vom AT erhofft sich der Großteil aller Kursteilnehmer (60%) einen beruhigenden und entspannenden Effekt. Viele Jüngere erwarten auch eine Streßverminderung und eine Verringerung der Selbstunsicherheit. Ein Teil der Älteren erhofft sich eine Besserung des körperlichen Wohlbefindens, Ausgeglichenheit und eine Verringerung von Schlafstörungen.

Das Vorsprechen der Formel am ersten Übungstag wünschen sich fast alle Senioren (95%), dagegen nur 2/5 der Jüngeren. Ältere möchten zudem, daß in jeder Kurssitzung die Formel vom Übungsleiter vorgesprochen wird. Diese können besser im Rahmen der Gruppe entspannen als zuhause, Jüngere eher zuhause. Ca. 2/3 der Jüngeren übt lieber im Sitzen, dagegen nur 2/5 der Älteren. Über die Häfte der Älteren hat die feste Absicht, das AT nach Beendigung des Kurses „für immer" weiterzuüben, knapp 1/4 der Jüngeren. Den meisten Älteren (91%) ist es lieber, das AT im Rahmen ihrer Altersgruppe vermittelt zu bekommen („Jüngere machen sich über mich lustig", „hier traue ich mich was zu sagen", „hier finde ich Kontakte"). Die Hälfte der Jüngeren ist der Meinung, daß Ältere einen AT-Kurs im Kreis Ihrer Altersgruppe erlernen sollten („Ältere haben eine andere Einstellung, „Ältere begreifen langsamer"). Die andere Hälfte würde es begrüßen, wenn Ältere in ihrer Gruppe wären („Ältere könnten Jüngeren Anregungen geben", „Man könnte so ältere Menschen besser verstehen lernen").

Tabelle 3. Mittelwerte der Beurteilungen der Empfindungen der AT-Übungen (N = 87)

Übungen:	„jüngere" Gruppe (N = 44)		„ältere" Gruppe (N = 43)		Gesamt		signifikant:
	Mittelwert:	s	Mittelwert:	s	Mittelwert:	s	F:
Empfindung der[1] Schwere	3,7	0,6	3,4	0,8	3,6	0,7	2,4
Empfindung der Wärme	3,8	0,7	3,4	0,8	3,6	0,7	8,1**
Empfindung der Ruhe der Atemübung	3,5	0,8	3,7	0,5	3,6	0,7	1,5
Emfindung der Ruhe des Herzens	3,1	0,8	3,6	0,5	3,3	0,8	12,0***
Empfindung der Wärme des Sonnengeflechts	3,0	0,9	3,0	0,9	3,0	0,9	0,1
Empfindung der Kühle der Stirn	2,4	1,0	2,5	1,0	2,5	1,0	0,3

[1] Die Skalierung der Fragen ist vierstufig (1 = nein; 2 = eher nein; 3 = eher ja; 4 = ja)
**: $p < 0,01$; ***: $p < 0,001$ (Signifikanzniveau)

Gegen Ende des Kurses beherrschen ca. 80% aller Teilnehmer das AT ausreichend. Doch empfinden in beiden Gruppen ca. 1/4 das Sonnengeflecht und fast die Hälfte die Kühle der Stirn nicht. Signifikant unterscheiden sich die Gruppen nur in den Ergebnissen zur Wärme- und Herzübung. Die Realisierung der Wärme gelingt Jüngeren leichter, die der Ruhe des Herzens Älteren (Tabelle 3). Ältere geben signifikant häufiger

(95%) als Jüngere (83%) an, mit Hilfe des AT ruhiger und ausgeglichener geworden zu sein. Fast alle, Ältere (96%) und Jüngere (94%), haben mit Hilfe des AT gelernt, abschalten zu können. Insgesamt hat das AT fast allen „etwas gebracht" (Senioren: 98%; Jüngeren: 93%). Ca. 85% in beiden Gruppen geben an, daß ihre zu Anfang gestellten Erwartungen an das AT erfüllt worden sind.

Tabelle 4. Häufigkeiten in den Gruppen zur Gesamtbeurteilung des AT-Übungserfolges

a) Frage: Sind Sie durch das AT ruhiger und ausgeglichener geworden?

Gruppe:	nein	eher nein	eher ja	ja	Chi^2	Signifikanz:
jüngere Gruppe	3	8	35	20	8,7	0,03 (*)
ältere Gruppe	0	3	28	32		

b) Frage: Können Sie mit Hilfe des AT abschalten?

Gruppe:	nein	eher nein	eher ja	ja	Chi^2	Signifikanz:
jüngere Gruppe	0	4	24	38	0,3	n. s.
ältere Gruppe	0	2	18	31		

c) Frage: Hat Ihnen das AT insgesamt etwas gebracht?

Gruppe:	nein	eher nein	eher ja	ja	Chi^2	Signifikanz:
jüngere Gruppe	0	5	18	43	4,7	n. s.
ältere Gruppe	0	1	8	42		

(*): $p < 0,03$ (Signifikanz)

Keine Mißempfindungen (z.B. Herzjagen, Kopfschmerzen, Schwindelgefühle) oder andere Nebenwirkungen (z.B. innere Unruhe, Ängstlichkeit) haben von jeder Gruppe ca. 73%. Von den restlichen 27% jeder Gruppe hat mit den ersten beiden Übungen niemand Schwierigkeiten. Bei der Atemübung wird nur anfangs über Mißempfindungen geklagt. Jüngere Kursteilnehmer, die bei dieser Übung unangenehme Nebenwirkungen angeben, äußern auch Beschwerden bei der Herz- und Stirnübung, Ältere dagegen nicht. Fast jeder 7. von beiden Gruppen klagt über unangenehme Gefühle oder Ängste bei der Herzübung. Die Jüngeren lassen daraufhin diese Formel meist weg. Bei den Älteren verschwinden diese Nebenerscheinungen beim weiteren Üben. Ein Teil der Älteren, die Beschwerden bei der Herzübung angeben, haben anfangs auch Mißempfindungen bei der Sonnengeflechts- und Stirnübung. Nur Ältere geben Mißempfindungen bei der Sonnengeflechtsübung an. An Nebenwirkungen beim Training der Stirnübung klagen Jüngere wie Ältere ähnlich häufig, besonders nach dem ersten Üben dieser Formel.
Mit der Anzahl der Erkrankungen oder der Klinikaufenthalte stehen keine der AT-Übungsergebnisse von beiden Gruppen in signifikantem Zusammenhang.
Im Gegensatz zu den AT-Kursen für Jüngere fällt bei den Kursen für Ältere auf, daß Senioren nach anfänglicher Zurückhaltung deutlich offener werden. So berichten sie sehr anschaulich und offen über ihre Erlebnisse mit dem AT. Spürbar ist das im Laufe des Kurses emotionale Geborgenheitsgefühl der Kursteilnehmer in der Gruppe. So werden auch Probleme mit der Familie, Bewältigung des Altwerdens, körperliche Beschwerden und Schlafstörungen angesprochen und diskutiert. Nach den Gruppensitzungen unternahmen manche Teilnehmer zusammen etwas (z.B. gemeinsames Kaffee-

trinken, Spazierengehen u.ä.). Besonders Alleinstehende fühlen sich durch den Gruppenprozeß ermuntert, sich anderen anzuschließen. Häufig vereinbaren Ältere weitere Treffs, die auch nach Beendigung des Kurses selten abbrechen.

Es hat sich gezeigt, daß Ältere eine andere Einstellung zum AT haben als Jüngere. Ältere nehmen das AT ernster und versuchen dieses in ihr Leben einzubauen. Ältere sind, wie auch Radebold u.a. (16) berichten, sehr daran interessiert, das AT vermittelt zu bekommen. Wird allgemein in der Literatur von einer Abbrechquote von ca. 1/3 der Kursteilnehmer ausgegangen (7, 25), so findet Barolin (3), daß Ältere erheblich seltener das AT abbrechen (20%). Das vorliegende Ergebnis kann dies voll bestätigen (Abbrechquote: 9%). Ein „einfach aufhören" kommt bei Älteren scheinbar nicht vor.

Eindeutig ist das Ergebnis, daß Ältere ebensogut in der Lage sind das AT zu erlernen wie Jüngere. Auch die Nebenwirkungen bei einigen Übungen sind bei Älteren nicht häufiger als bei Jüngeren. Älteren gelingt es sogar leichter als Jüngeren, die Mißempfindungen abzubauen und die zuvor eher als unangenehm eingestufte Formel weiter zu üben. Multimorbidität und vermehrte Behandlungsbedürftigkeit müssen kein Hinderungsgrund sein, das AT zu erlernen. Ein besonderes Vorgehen in der Vermittlung des AT ist bei Älteren nicht erforderlich. Äußern sie zwar häufiger als Jüngere den Wunsch, daß die AT-Formeln vorgesprochen werden sollen, so hat dies keinen Einfluß auf das Übungsergebnis. Die von der Literatur her bekannte Skepsis (13) sollte daher aufgegeben werden. Die Gruppensituation im AT kommt dem verstärkten Wunsch der Älteren nach Kontakten, gegenseitiger Stützung und Hilfeleistung sehr entgegen (15).

Läßt sich mit Hilfe des Autogenen Trainings die Medikamenteneinnahme bei Älteren verringern?

Ca. 80% der Älteren nehmen zu Anfang des Kurses täglich oder fast jeden Tag Medikamente ein, von den Jüngeren 49% (Tabelle 5). Männliche und weibliche Teilnehmer unerscheiden sich in beiden Gruppen hierbei nicht.

Tabelle 5. Häufigkeiten der Medikamenteneinnahme

Fragestellung:	„jüngere" Gruppe		„ältere" Gruppe		Chi^2
	ja	nein	ja	nein	
Nehmen Sie regelmäßig Medikamente ein (täglich)	40 (49%)	42 (51%)	55 (80%)	14 (20%)	14,1***
Nehmen Sie regelmäßig Beruhigungs- und/oder Schlafmedikamente ein?	5 (6%)	77 (94%)	21 (30%)	48 (70%)	14,0***

***: $p < 0,001$ (Signifikanzniveau)

Von den älteren Kursteilnehmern, die Medikamente einnehmen, nehmen täglich 1–3 Tabletten 49%, 4–6 Tabletten 39%, 7–10 Tabletten 9% und mehr als 10 Tabletten 3%. An Medikamenten werden Cardiaka, Tranquilizer und Hypnotika am häufigsten genannt. Ca. 30% aller Älteren nehmen Tranquilizer und/oder Hypnotika zur Beruhigung, 9% zum Schlafen.

Die Nichteinnahme oder bei Medikamenteneinnahme die Anzahl und die Art der Pharmaka stehen in keinem signifikanten Zusammenhang zu den einzelnen AT-Übungsergebnissen, auch nicht zur Beurteilung, ob man durch das AT ruhiger geworden ist oder besser abschalten gelernt hat.

Von den insgesamt 21 älteren Kursteilnehmern (30%), die Tranquilizer und/oder Hypnotika zu Beginn des Kurses einnehmen, können 17 nach Beendigung des Kurses noch einmal befragt werden. Von diesen nahmen am Schluß 8 keine dieser Medikamente mehr ein oder hatten die Dosierung um mindestens die Hälfte verringert. Zusätzlich können einzelne Ältere, die unter Hypertonie leiden, bei zunehmender Stabilisierung des Blutdrucks die Einnahme von Antihypertonika reduzieren, einzelne auch Betablocker.

Ist die Anzahl der zu diesem Problemkreis untersuchten Probanden auch nicht groß, so kann man aufgrund der Ergebnisse doch darauf schließen, daß mit Hilfe des AT bei Älteren die Einnahme von Medikamenten reduziert werden kann, besonders Tranquilizer und Hypnotika. Erinnert man sich an die Äußerung von Franke (6) „Gebrauche keine Medikamente, solange eine andere Therapiemöglichkeit besteht", an die Tatsache der so weit verbreiteten Non-Compliance bei der medikamentösen Therapie (26) und an die Nebenwirkungen von einem Großteil der verabreichten Medikamente, so könnte man das AT als wertvolle Ergänzung zur medikamentösen Therapie in der Geriatrie einsetzen, manchmal auch als Alternative.

Ist das Autogene Training eine Hilfe für Ältere mit depressiver Symptomatik?

Einem Teil der Jüngeren (N = 26) und der Älteren (N = 43) wurde die Depressivitätsskala von v. Zerssen (27, 28) vorgelegt. Diese Skala soll „subjektiv erlebbare und verbal mitteilbare Störungen" vom Typ „ängstlich-depressiver Gestimmtheit" objektivier- und quantifizierbar machen, ohne Anspruch auf eine differenzierte nosologische Diagnostik zu erheben.

Zwischen den untersuchten Jüngeren und Älteren unterscheiden sich die Summenwerte der Depressivitätsskala nicht signifikant. In beiden Gruppen sind die Depressivitätsscores der Frauen signifikant höher als die der Männer.

Im folgenden möchte ich nur auf die Ergebnisse von Älteren eingehen. Kein signifikanter Zusammenhang besteht zwischen dem Depressivitätsscore und der Einnahme/Nichteinnahme, der Anzahl und der Art der Medikamente. Bis auf die Beurteilung der Realisierung der Wärme korreliert kein AT-Übungsergebnis signifikant mit dem Depressivitätsscore. Zwischen der Wärmeübung und der Depressivität ist der Zusammenhang negativ ($r = -0{,}56$). Keine statistisch signifikanten Korrelationen bestehen zwischen der Depressivität und der Bewertung, ob man mit Hilfe des AT ruhiger geworden ist oder besser abschalten gelernt hat. Mißempfindungen bei einzelnen Übungen werden von Depressiven nicht häufiger geäußert als von anderen.

Zwischen den Depressivitätsscores am Anfang und am Ende des Kurses sind signifikante Unterschiede feststellbar. Bei 10% der Älteren hat sich dieser Wert verschlechtert (maximal 4 Punkte höher als zu Beginn), bei 35% ist er in etwa gleich geblieben (zwischen 2 Punkten höher und 2 Punkten niedriger als zu Beginn) und bei 55% hat er sich deutlich verbessert (3–19 Punkte niedriger als zu Beginn).

Unterteilt man die älteren Probanden nach dem Depressivitätsscore in „Nichtdepressive" (Rohsummenwert: 0–10) und in „Depressive" (Rohsummenwert: über 10), so sind von den 43 Probanden 19 (44%) als depressiv einzustufen. Diese Depressiven können bis auf die Wärmeübung alle anderen Übungen genauso gut realisieren wie die „Nichtdepressiven". Mit Hilfe des AT können sie abschalten und sind ruhiger geworden. Der Depressivitätsscore bei der Untersuchung am Ende des Kurses hat sich bei 8 (42%) um mehr als 5 Punkte reduziert.

Sicher ist das in dieser Untersuchung verwendete Depressivitätsmaß grob und läßt keine differenzierte Depressionsdiagnostik zu. Andererseits sind die einzelnen Fragen so konzipiert und validiert, daß dieser Test im Rahmen von klinischen Verlaufsuntersuchungen gerne verwendet wird, um auf ökonomische Weise depressive Symptome objektiv erfassen zu können. Dementsprechend soll auch die in dieser Untersuchung gemachte Gruppierung in „Nichtdepressive" und „Depressive" nur Probanden mit vielen und ausgeprägten depressiven Symptomen von den Übrigen trennen. Mögliche Einflüsse des AT auf die depressiven Symptome der Kursteilnehmer können so deutlicher erfaßt werden.

Die Anzahl der untersuchten Probanden ist zwar nicht sehr groß, doch lassen sich deutliche Hinweise dafür erkennen, daß Ältere mit depressiven Symptomen das AT ebenso gut erlernen können wie Jüngere. Nebenwirkungen treten bei ihnen auch nicht häufiger auf als bei den Übrigen. Auch in der Literatur wird beschrieben, daß das AT bei Patienten mit depressiven Symptomen, besonders bei reaktiven Erscheinungsbildern, gut einsetzbar ist (21). Völkel (24) erreicht bei Depressiven „über symptomatische Besserung hinaus schöne Erfolge", „reifere gelassenere Grundhaltung", „erhöhte psychische Resonanz". Diese Beobachtungen können durch die vorliegenden Untersuchungsergebnisse voll bestätigt werden.

Schlußüberlegungen

Die vorgestellten Untersuchungsergebnisse belegen, daß ältere Menschen ebenso in der Lage sind, das AT zu erlernen, wie Jüngere. Sinnvoll ist es, Älteren im Rahmen ihrer Altersgruppe das AT zu lehren. Nicht erforderlich ist es, die einzelnen Übungen den Älteren anders zu vermitteln als Jüngeren. Die Gruppendynamik ist allerdings erheblich lebendiger und intensiver. Sie verstärkt das „Sich-fallen-lassen" im autogenen Prozeß. Wird von Älteren vermehrt das Vorsprechen der Formeln gewünscht, so halte ich dies nicht für erforderlich und sinnvoll. Gerade das Grundprinzip des AT, wonach die „konzentrative Selbstentspannung in völligem Stillschweigen durchzuführen ist", worauf erst kürzlich Krapf (11) hingewiesen hat, sollte nicht aufgegeben werden. Dies würde das „Autogene", die Selbstgestaltung des eigenen Rhythmus, des eigenen Seins in der konzentrativen Selbstentspannung unmöglich machen und das zum Teil bei Älteren schon vorhandene allgemeine Insuffizienzgefühl verstärken. Ältere Menschen bauen das AT bewußter in ihren Tagesablauf und ihr Leben ein. Durch die regelmäßige Wiederholung der psychophysiologischen Umschaltung auf konzentrativem Wege können sich „alle die Leistungen, zu denen das AT befähigt, gerade im Alter als besonders günstig auswirken" (13). Da der alternde Organismus besonders „auf ein Gleichgewicht der vegetativen Regulationen angewiesen" ist (18), kann mit Hilfe des AT eine allgemeine vegetative Stabilisierung erreicht werden. Ist die Anzahl der untersuchten Probanden, die Tranquilizer oder Hypnotika einnehmen, nicht sehr hoch, so läßt sich doch sagen, daß mit Hilfe des AT eine Medikamentenreduzierung erreichbar ist. Dies in die allgemeinen Überlegungen bei der Therapie von Älteren miteinzubeziehen, ist wünschenswert. Beklagt Bergener (4), daß „in dem Bemühen, der Vielzahl und der Gleichzeitigkeit von Krankheitszuständen im Alter Rechnung zu tragen, allzu leichtfertig Fehler begangen" werden und „an sich verfügbare Therapiemöglichkeiten dann weitgehend ungenutzt" bleiben, so trifft dies meines Erachtens bisher auch auf das AT zu.

Sind die Ziele des AT nach Schultz (21) „Gesundes zu stärken, Ungesundes zu mindern oder abzustellen" so dürfte dem AT gerade in der Geriatrie eine wichtige Aufgabe im Rahmen der Prävention und Rehabilitation zukommen.

Mit einem kleinen Ausschnitt aus einem Gedicht, in dem ein älterer Kursteilnehmer die Wirkung des AT humorvoll formulierte, möchte ich enden:

> Da können Schmerzen oft verschwinden
> die wollten gar kein Ende finden,
> Probleme, die einst groß geschrieben
> ganz einfach auf der „Strecke" blieben.
> Worüber man einst traurig war
> und dachte nach das ganze Jahr,
> das konnt' man plötzlich überwinden
> und wieder seine „Ruhe" finden.
> Man wurd' sich schließlich d'rüber klar,
> daß Vieles, das da ist und war
> für's Leben nicht so wichtig ist
> und besser, wenn man es vergißt.
> Dann hat man plötzlich festgestellt,
> Sie ist doch wunderbar, die Welt.

Literatur

1. Bachmann A, Barolin GS (1975) Gruppenpsychotherapie im höheren Lebensalter. Journal für Autogenes Training und Allgemeine Psychotherapie 2, Heft 2–4: 75–83
2. Barolin GS (1977) Das Autogene Training. Referat auf dem II. Internationalen Kongreß für aktiv-klinische Psychotherapie Graz
3. Barolin GS (1984) Zur Psychotherapie mit Senioren. In: Bergener M, Kark B (Hrsg) Therapie im Alter. Steinkopff Darmstadt, S 253–258
4. Bergener M (1984) Schlußbemerkungen. In: Bergener M, Kark B (Hrsg) Therapie im Alter. Steinkopff Darmstadt, S 285–288
5. Hoffmann B (1977) Handbuch des autogenen Trainings. Deutscher Taschenbuch Verlag München
6. Franke H (1979) Geriatrie. Springer Berlin Heidelberg New York
7. Kleinsorge H, Klumbies G (1959) Psychotherapie in Klinik und Praxis. Urban Schwarzenberg München Berlin
8. Kluge P A (1977) Autogenes Training in Kursen an der Volkshochschule als psychotherapeutische Vorsorge. Psychotherapie Medizinische Psychologie 27: 64–66
9. Knoll G, Krauß B, Steinacker B, Hirsch RD (1985) Sozialpsychiatrischer Beratungsdienst für ältere Menschen, Konkurrenz oder Ergänzung für andere Institutionen? In: Radebold H (Hrsg) Gerontopsychiatrie Janssen-Symposium Bd 13 Kassel (im Druck)
10. Krapf G (1980) Autogenes Training in der Praxis. Springer Berlin Heidelberg New York
11. Krapf G (1985) Das „autogene Grundprinzip" beim Autogenen Training. Praxis der Psychotherapie und Psychosomatik 30: 269–270

12. Langen D (Hrsg) (1976) Der Weg des Autogenen Trainings. Wissenschaftliche Buchgesellschaft Darmstadt
13. Langen D (1980) Autogenes Training und Hypnose in der Behandlung alter Menschen. In: Petzold H, Bubolz E (Hrsg) Psychotherapie mit alten Menschen. Jungfermann Paderborn, S 427–435
14. Luthe W (1969–1973) Autogenic therapy. Grune Stratton New York London, Vol I–VI
15. Radebold H (1974) Psychische Erkrankungen im höheren und hohen Lebensalter und ihre Behandlungsmöglichkeiten. In: Reimann H, Reimann H (Hrsg) Das Alter. Goldmann München, S 143–158
16. Radebold H, Prinzing L, Schwarz E (1982) Altentreffpunkt Ulm/Neu-Ulm. Vincentz Hannover
17. Schaetzing E (1982) Autogene Hygiene in der Geriatrie. Heilkunst 95 Heft 12: 1–5
18. Schulte W (1971) Präventive Gerontopsychiatrie. In: Böhlau V (Hrsg) Alter und Psychotherapie. Schattauer Stuttgart New York
19. Schultz JH (1926) Über Narkolyse und autogene Organübungen. Zwei neue psychotherapeutische Methoden. In: Langen D (1976) (Hrsg) Der Weg des Autogenen Trainings. Wissenschaftliche Buchgesellschaft Darmstadt
20. Schultz JH (1967) Übungsheft für das Autogene Training. Thieme Stuttgart
21. Schultz JH (1982) Das Autogene Training. Thieme Stuttgart
22. Spoerri T (1971) Autogenes Training bei psychosomatischen Krankheiten. In: Langen D (Hrsg) Hypnose und autogenes Training in der psychosomatischen Medizin. Hippokrates Stuttgart, S 164–172
23. Steinfeld L (1974) Autogenes Training und katathymes Bilderleben. Psychotherapie Medizinische Psychologie 24: 104–106
24. Völkel H (1962) Klinische Psychotherapie bei Depressionen. Zeitschrift Psychotherapie Medizinische Psychologie 12: 154–167
25. Wallnöfer H (1968) Seele ohne Angst. Hoffmann Campe Hamburg
26. Weber E (1984) Zur Problematik der Compliance im Alter. In: Bergener M, Kark B (Hrsg) Therapie im ALter. Steinkopff Darmstadt, S 7–17
27. Zerssen D v (1976) Klinische Selbstbeurteilungsskalen (KSb-S) aus dem Münchner Psychiatrischen Informations-System (PSY-CHIS München) Allgemeiner Teil Manual. Beltz Weinheim
28. Zerssen D v (1976) Paranoid-Depressivitätsskala Depressivitätskala Manual. Beltz Weinheim

Anschriften der Autoren

Dr. Dr. Reiner Beck
Rheinische Landesklinik Köln
Wilhelm-Griesinger-Straße 23
5000 Köln 91

Prof. Dr. M. Bergener
Rheinische Landesklinik Köln
Wilhelm-Griesinger-Straße 23
5000 Köln 91

Dr. M. Blöink
Rheinische Landesklinik Köln
Wilhelm-Griesinger-Straße 23
5000 Köln 91

Prof. Dr. L. Blöschl
Abteilung für Pädagogische Psychologie
der Karl-Franzens-Universität Graz
Hans-Sachs-Gasse 3/2
A-8010 Graz

Dr. J. Bruder
Beratungsstelle f. ältere Bürger
und ihre Angehörige
Rüsternweg 26a
2000 Norderstedt

Dr. med. H. W. Ebeling
Rheinische Landesklinik Köln
Wilhelm-Griesinger-Straße 23
5000 Köln 91

Dr. C. J. Fowler
The Umeå Dementia Research Group
Department of Pathology and
Geriatric Medicine
University of Umeå
S-90185 Umeå

PD Dr. M. Gastpar
Psychiatrische Universitätsklinik
CH-4025 Basel

Dr. Antje Haag
II. Medizinische Universitätsklinik
Psychosomatische Abteilung
Martinistraße 52
2000 Hamburg 20

Dr. Martin Hautzinger
Fachgruppe Psychologie
Universität Konstanz
Postfach 55 60
7750 Konstanz 1

Dr. C. Hesse
Rheinische Landesklinik Köln
Wilhelm-Griesinger-Straße 23
5000 Köln 91

Dr. Dipl.-Psych. R. D. Hirsch
Martin-Luther-Straße 72
7000 Stuttgart 50

Prof. Dr. J. Hoffmann
Joh.-Wolfg.-Goethe-Universität
Fachbereich Religionswissenschaften
6000 Frankfurt

E. U. Kranzhoff
Rheinische Landesklinik Köln
Wilhelm-Griesinger-Straße 23
5000 Köln 91

Prof. Dr. H. Lechner
Psychiatrisch-Neurologische
Universitätsklink
A-8020 Graz

Joel Shanan, Ph. D.
Department of Psychology
The Hebrew University of Jerusalem
Mount Scopus
Jerusalem 91905, Israel

Vom gleichen Herausgeber liegt vor:

Zerebrale Gefäßkrankheiten im Alter
Diagnostik, Therapie, Rehabilitation

M. Bergener, Köln, B. Kark, Frankfurt (Hrsg.)
mit einem Vorwort von K. J. ZÜLCH, Köln
1985. 104 Seiten. Broschiert DM 22,–. ISBN 3-7985-0664-7

Hirndurchblutungsstörungen – „der Schlaganfall" – stehen in der Mortalitätsstatistik der Bundesrepublik bisher noch an dritter Stelle. Jedoch können inzwischen die Möglichkeiten einer neuen Diagnostik, Behandlung und Rehabilitation dieser Erkrankungen genützt werden. Die Wege dazu zeigt dieses Buch.

Psychosomatik in der Geriatrie

M. Bergener, Köln und B. Kark, Frankfurt (Hrsg.)
1985. 96 Seiten. Broschiert DM 22,–. ISBN 3-7985-0656-6

„... Als beispielhaft sei neben der Übersicht über die Psychiatrie des höheren Lebensalters von M. Bergener die Zusammenfassung der psychosomatischen Problematik des Schmerzes bei alten Menschen erwähnt. In dieser von fundiertem Wissen getragenen Studie wird deutlich gemacht, daß und welche seelisch bedingten Schmerzen es gibt. Ihr Zusammenhang mit der Depressivität und Angst wird klar gesehen und über Schmerzbewertung, Bewältigung und Angstbekämpfung die Brücke zur Neuropsychologie und Transmitterforschung geschlagen..."

(Aus einer Besprechung in ‚Der Internist')

Therapie im Alter
Grundlagen, medikamentöse und chirurgische Therapie, Psychotherapie

M. Bergener, Köln und B. Kark, Frankfurt (Hrsg.)
1984. 288 Seiten. 78 Abb. 116 Tab. Broschiert DM 38,–.
ISBN 3-7985-0642-6

Dieses Buch will jeden Mediziner – nicht nur den in der Geriatrie tätigen Arzt – über neue Wege in der Therapie alter Menschen informieren. Die hier vorgelegten Ergebnisse bestätigen, daß höheres Lebensalter kein Grund ist, dieser Patientengruppe die Fortschritte der modernen Medizin vorzuenthalten.

Erhältlich in Ihrer Buchhandlung!

Steinkopff
Dr. Dietrich Steinkopff Verlag
Postfach 111008, D-6100 Darmstadt